U0908748

# 2 Part 十月孕程，步步跟进

## 身体变化月月查



## 产前检查常识



## 分娩常识早知道



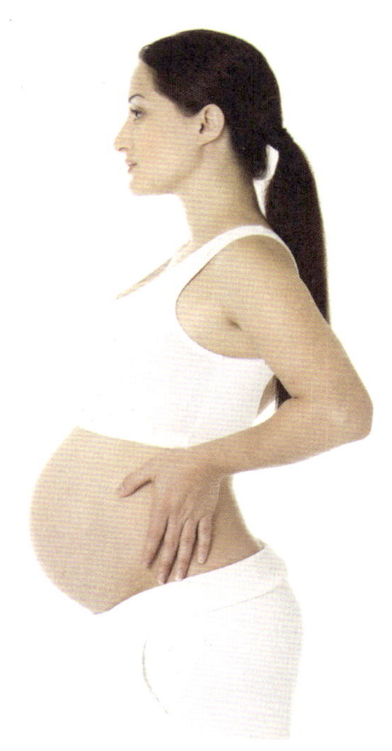

## 3 Part 期盼宝贝，健康第一

### 会调会养，赶走孕期不适



### 妊娠安全常识



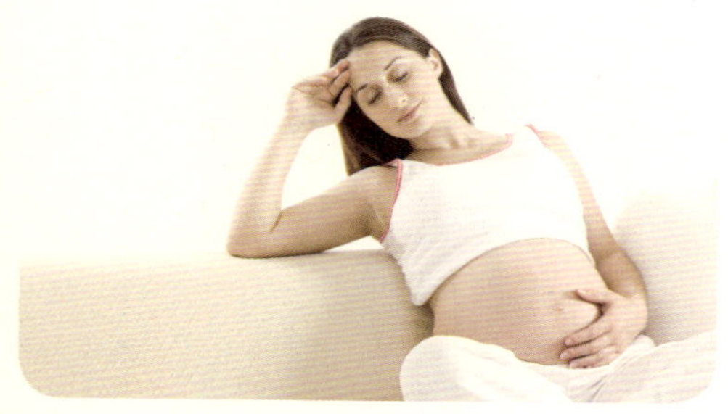



### 孕期疾病护理常识

# 不可不知的365个孕期保健常识

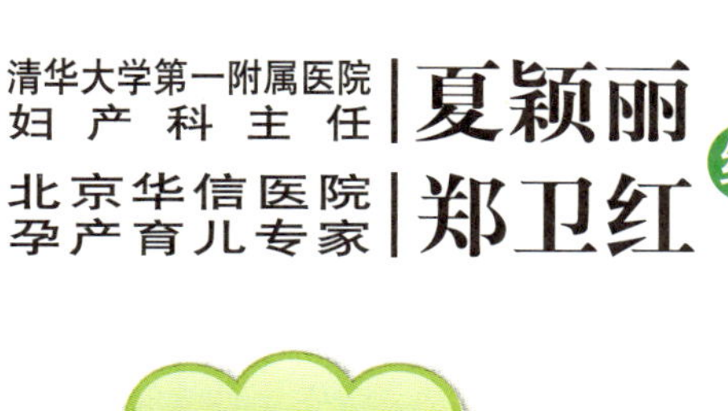


清华大学第一附属医院 妇产科主任 夏颖丽
北京华信医院 孕产育儿专家 郑卫红 编著

中国最具亲和力的
妇幼专家为您
精心打造

中国中医药出版社
·北京·

**图书在版编目(CIP)数据**

不可不知的365个孕期保健常识/夏颖丽，郑卫红编著.—北京：中国中医药出版社，2012.4

ISBN 978-7-5132-0785-0

Ⅰ. ①不… Ⅱ. ①夏… ②郑… Ⅲ. ①妊娠期-妇幼保健-基本知识 Ⅳ. ①R715.3

中国版本图书馆CIP数据核字（2012）第022082号

**不可不知的365个**

**孕期保健常识**

中国中医药出版社出版
北京市朝阳区北三环东路28号易亨大厦16层
邮政编码　100013
传真　010 64405750
北京新华印刷有限公司印刷
各地新华书店经销
*
开本 787×1092 1/16 印张 14 字数 251 千字
2012年4月第1版　2012年4月第1次印刷
书　号 ISBN 978-7-5132-0785-0
*
定价 22.80元
网址 www.cptcm.com



社长热线 010 64405720
购书电话 010 64065415 010 84042153
书店网址 csln.net/qksd/

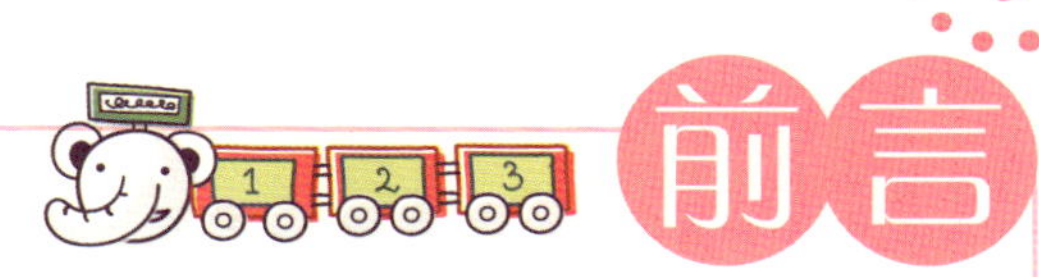

# 前言

你是否曾经想象过，一个如针尖大小的“种子”在你的腹中经过 10 个月的孕育，就长成了一个肉乎乎的会哭的“小人儿”，这个过程是多么奇妙。而这个奇妙过程中的许多因素都是不确定的，也就是说，你的饮食、运动、睡眠、情绪等行为都能够对胎宝宝的生长发育产生影响。而从准备怀孕直到生产的过程中，有太多的常识需要注意。

为帮助准备怀孕和已经怀孕的你方便快捷地了解孕期常识。我们在孕产专家的指导下，综合国内外的最新研究成果，特别编撰了这本《不可不知的 365 个孕期保健常识》。在编撰本书时，我们精心挑选你在孕育过程中最常见、最重要的基本孕期常识，注意回避过于专业化、理论化的阐释，力求简明扼要，开卷有益。

本书详细介绍了孕期生活的方方面面，包括怀孕各个时期的营养、护理、胎教、运动、心理、职场上可能遇到种种问题，并将这些重要的问题汇总解析，加上悉心的建议与叮咛，定能让你做足孕前准备，做好孕期护理，做好产后呵护，孕育最棒的一胎！

每一位准备孕育生命的女性都是值得赞美的，我们或许无法为你吟唱赞歌，但是我们将这本倾注了编者们全部心血和美好祝福的孕产指导书作为我们最好的礼物送给你。愿这本书能够为你苦乐参半的孕产期生活开启一扇智慧的心门，成为你和腹中小生命共同成长的见证！

编者

# 目录 CONTENTS

## Part 1 做好孕前准备，怀上最棒一胎

### 营养准备常识



### 健康准备常识



### 妊娠知识储备



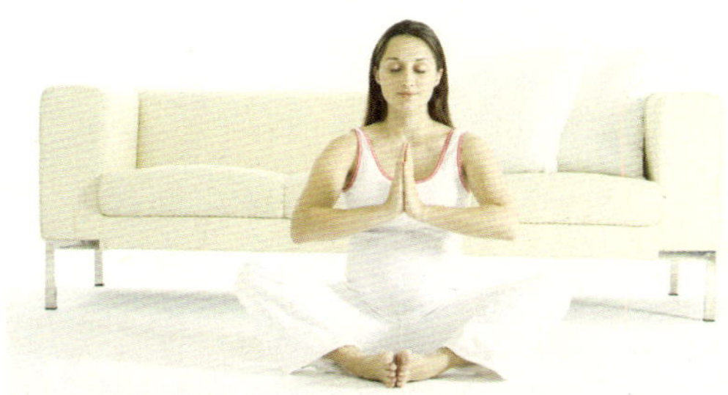

# 4 Part 准妈妈营养新知快递

## 孕期关键营养素



## 孕期饮食搭配黄金法则



## 食补食疗常识



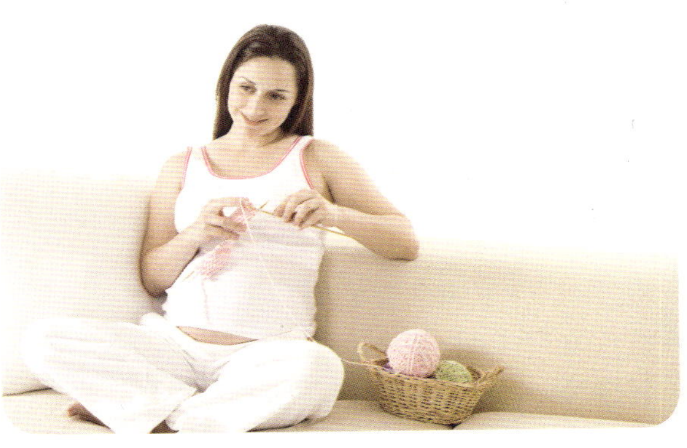

## 孕期食物宜忌常识



# 5 Part 细说准妈妈居家保健

## 家居布置常识



## 穿衣打扮常识



## 每日起居常识



## 日常用品常识

## 身体护理常识



# 6 Part 带“球”运动，“孕味”十足

## 运动安全常识



## 运动项目，因人而异



## 特殊运动，让分娩更顺利



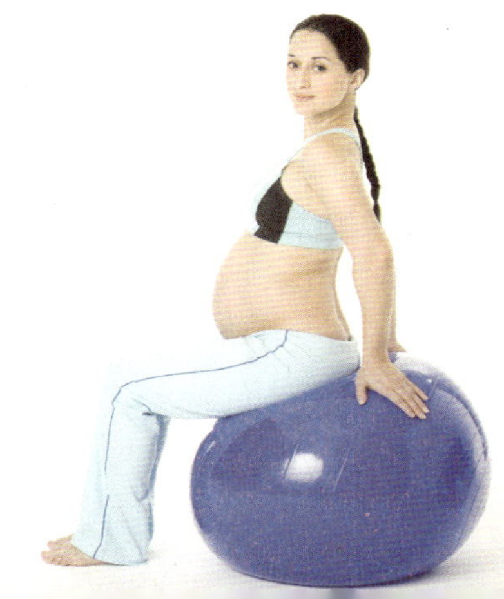

# 7 Part 幸“孕”40周，做快乐“老妈”

## 乐享甜蜜性事



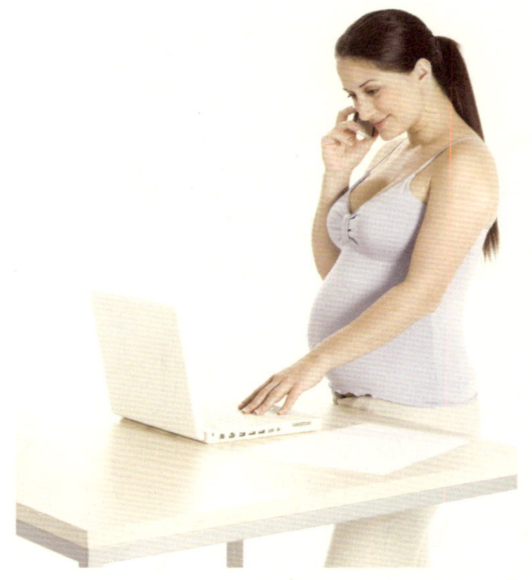

## 缓解情绪，摆脱孕期抑郁



## 职场妈妈好“孕”常识

# 8 Part 幸福三人行，准爸爸不缺席

## 妈妈怀孕，爸爸做“全陪”



## 参与胎教，小家庭和乐融融



## 当好后勤部长，做万全准备



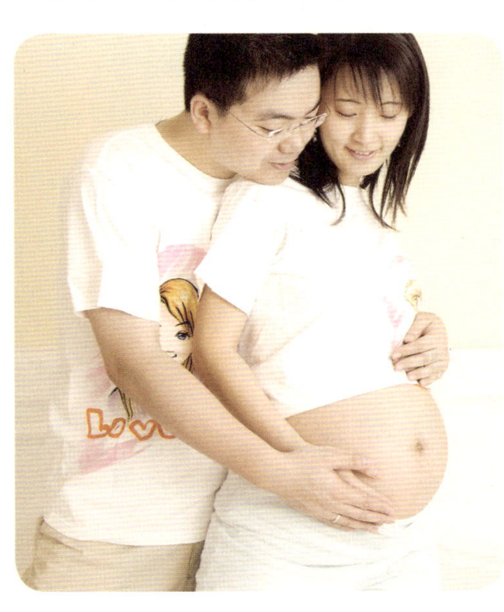

# 9 Part 产后恢复，做超级妈妈

## 产后饮食，恢复体型的保障



## 塑身复型，风姿依旧



## 心理重建，做快乐新妈妈



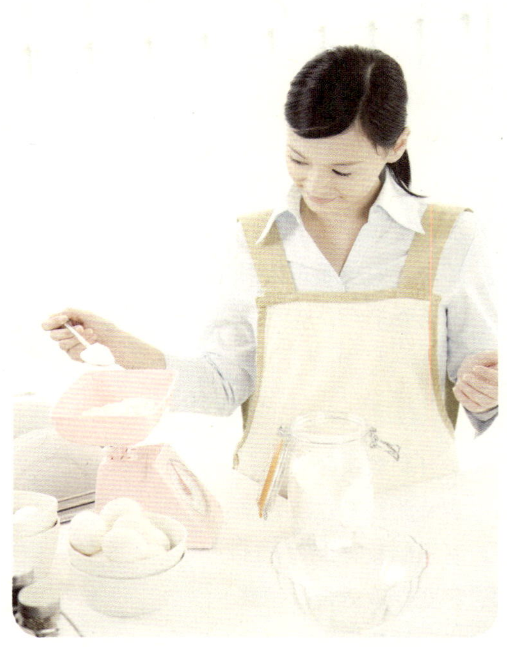

## 附 录

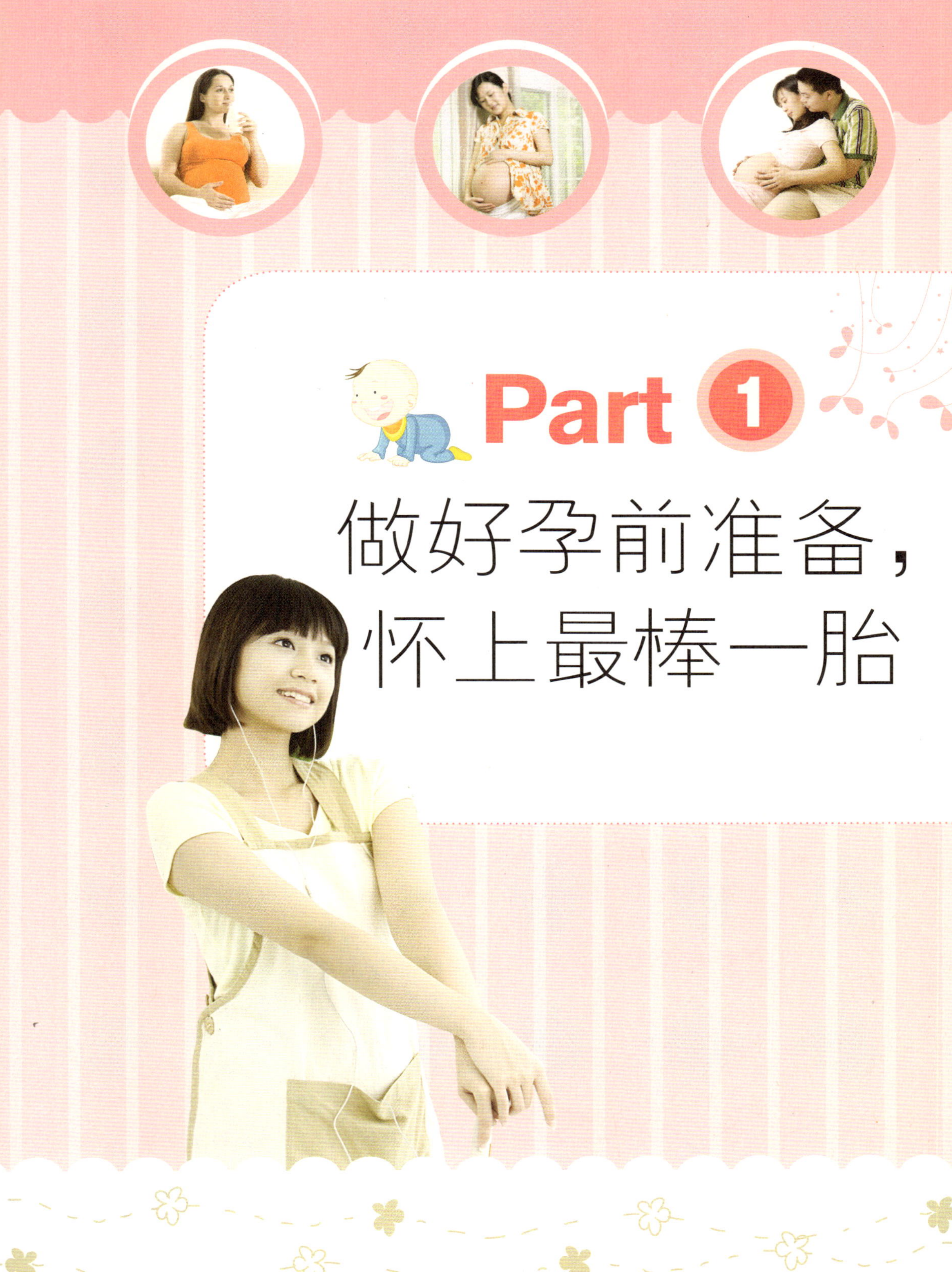

# Part 1

# 做好孕前准备，怀上最棒一胎

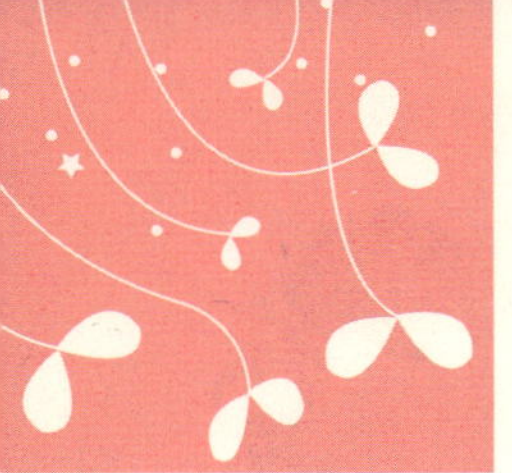

做好孕前准备 怀上最棒一胎

# 营养准备常识



## 001 维生素E能助孕吗

维生素E又名生育酚，能促进性激素分泌，增加女性卵巢机能，使卵泡数量增多，黄体细胞增大，增强孕酮的作用；能促进男性精子的生成及增强其活力，对防治男女不孕症及预防先兆流产具有很好的作用。可见，维生素E的确有助孕的效果。

补充维生素E的最好方法是从食物中摄取，但因为维生素E在人体中的吸收率不高，这时候就需要用维生素E制剂来进行补充，每日10～20毫克便基本足够，否则容易产生副作用。建议在医生的指导下选择维生素E制剂的品牌及用量，这样才能做到安全有效。

**幸“孕”链接**

富含维生素E的食物有：玉米、花生、芝麻、大豆、葵花子、糙米、植物油、乳类、蛋类、鱼类、瘦肉、动物肝脏、坚果、猕猴桃，以及莴笋、卷心菜、菠菜等绿叶蔬菜。

## 002 孕前补锌，精子质量有保证

锌对人体内新陈代谢活动有着重大影响。研究表明，男性缺锌可能是男性不育的一个原因。正常人的血浆中锌含量为0.6～1.33微克/毫升，而精液中锌含量比血液中锌含量要高很多。锌直接参与精子内的糖酵解和氧化过程，保持精子细胞膜的完整性和通透性，维持精子的活力。如果男性缺锌，二氢睾酮、睾酮（雄激素）减少，不利于精子生成。因此，建议备孕未准爸适当吃一些含锌食物，补补锌，提高精子的质与量。一般来讲，备孕未准爸每日应该摄取锌15毫克。如有必要，可以通过口服“锌硒宝”片来补锌。

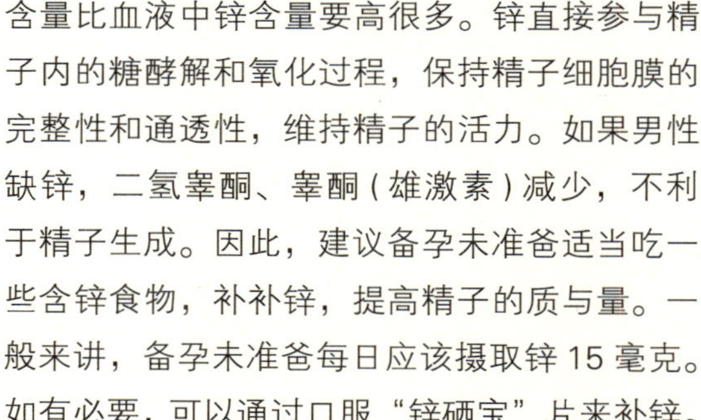

**Message**

含锌丰富的食物：牡蛎、蛤蜊、蚌、西瓜子、芝麻酱、松仁、黑芝麻、海米、猪肝、黑米、牛奶、螃蟹、鲫鱼、鸡肝、牛肉等。

## 003 备孕未准爸，要少吃杀精食物

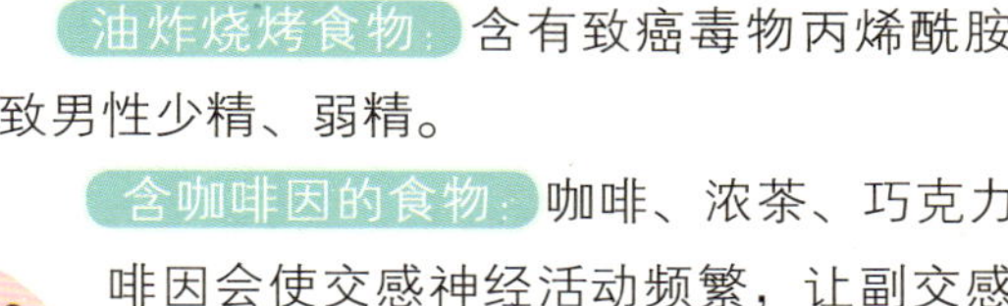

**油炸烧烤食物：**含有致癌毒物丙烯酰胺，可导致男性少精、弱精。

**含咖啡因的食物：**咖啡、浓茶、巧克力等。咖啡因会使交感神经活动频繁，让副交感神经受到压抑，临床表现为性欲减退。

**含反式脂肪酸的食物：**奶茶、饼干、巧克力、沙拉酱、奶油蛋糕等。反式脂肪酸会减少男性荷尔蒙的分泌，对精子的活跃性产生负面影响，中断精子在身体内的反应过程。

**大豆及其制品：**含有丰富的异黄酮类植物雌激素，若摄入过多，会影响男性体内雄性激素的水平，不利精子的生成。

**芹菜：**男性长期大量食用芹菜会抑制睾丸酮的生成，减少精子数量。

**Message**

有些生活习惯也会损害精子健康，如久坐、抽烟、蒸桑拿、穿紧身裤、把手机放在裤兜里等，备孕未准爸如果有上述习惯，一定要及时改正。

## 004 孕前3个月开始补叶酸

叶酸是一种水溶性B族维生素，对细胞分裂和生长有重要作用。备孕未准妈缺乏叶酸会影响胎儿大脑和神经系统的正常发育，严重时将造成胎宝宝神经管发育畸形，出现无脑儿、脑积水、脊柱裂等，也可造成因胎盘发育不良而引起流产、早产等，同时备孕未准妈自身健康也会受到影响，如出现贫血症状，严重时还会导致贫血性心脏病、妊娠期高血压症等。

由于体内缺乏叶酸的状况要经过4周的时间才能得以切实改善，所以备孕女性要在怀孕前3个月甚至是半年前就开始补充叶酸，使其维持在一定水平，以确保胎宝宝早期的叶酸营养环境。

**爱心提示**

药物及酒精易影响叶酸吸收，准备怀孕的女性应该戒酒，若是正在服药，也应咨询医生是否与补充叶酸相冲突，并在医生指导下进行调整。

## 005 哪些食物含叶酸丰富

**富含叶酸的蔬菜**：莴笋、菠菜、西红柿、胡萝卜、龙须菜、花椰菜、油菜、小白菜、扁豆、豆荚、蘑菇等。

**富含叶酸的水果**：橘子、草莓、樱桃、香蕉、柠檬、桃、李、杏、杨梅、海棠、酸枣、山楂、石榴、葡萄、猕猴桃、草莓、梨、胡桃等。

**富含叶酸的动物食品**：动物的肝脏、肾脏、禽肉及蛋类、牛肉、羊肉等。

**富含叶酸的谷物**：大麦、米糠、小麦胚芽、糙米等。

**富含叶酸的豆类**：食品黄豆、豆制品等。

**富含叶酸的坚果**：核桃、腰果、栗子、杏仁、松子等。

### 幸“孕”链接

叶酸容易流失。蔬菜贮藏 2 ~ 3 天后叶酸损失 50% ~ 70%；煲汤等烹饪方法会使食物中的叶酸损失 50% ~ 95%；盐水浸泡过的蔬菜，损失的叶酸也很多。

## 006 补充叶酸，并非越多越好

虽然孕前补充叶酸非常重要，但并不是越多越好。因为叶酸并非完全是保健品，它是一种药物，只是相对来说副作用小一些而已。

长期大剂量服用叶酸会影响备孕未准妈体内锌的代谢而造成锌缺乏，致使胎儿发育迟缓；同时还会掩盖维生素 $B_{12}$ 缺乏的早期表现，导致严重的神经系统损伤以及增加今后罹患乳腺癌的几率。

推荐剂量为每日 0.4 毫克，但因备孕未准妈个人体质和生活习惯的差异，还需在医生的指导下进行增补。

### Message

选购叶酸增补剂时，一定要挑选专门用于孕前、孕期的配方，因为准妈妈所需的配方及剂量和针对普通人群的有很大不同。

## 007 备孕未准爸也要适当补叶酸

补充叶酸不仅仅是备孕未准妈的专利，对备孕未准爸同样具有重要意义。

备孕未准爸缺乏叶酸，会导致精液浓度降低、精子活力减弱，而且精液中携带的染色体数量也会发生异常，出现过多或过少的情况，这不仅会增加备孕未准妈流产的几率，而且会引起新生儿出生缺陷，如唐氏综合征，还会使新生儿长大后患癌症的危险性增加。

备孕未准爸要多吃动物肝、红苋菜、菠菜、生菜、芦笋、豆类、苹果、柑橘等食物，来增加叶酸的摄入量。

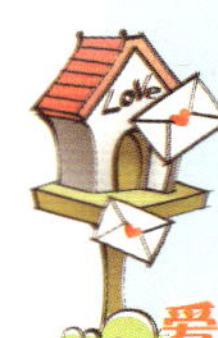

仅靠日常饮食获得足够的叶酸非常困难，这时就需要通过叶酸增补剂来进行补充。补充叶酸的最佳时间为上午 10 点左右。

爱心提示

## 008 哪些食物能让备孕未准爸“精力十足”

**海产品：** 如鳝鱼、鱿鱼、带鱼、鳗鱼、海参、墨鱼、章鱼等海鱼中含有丰富的精氨酸，有利于精子量增加，促进生殖功能。

**水果：** 番茄、西瓜、葡萄等水果中含有的番茄红素可以增加精子数量，提高精子运动能力。

**鸡蛋：** 鸡蛋属于入肾填精的食物，可以消除性生活后的疲劳感，成为恢复元气的“还原剂”；且在体内还可转化为精氨酸，提高精子质量，增强精子活力。

**韭菜：** 据《本草纲目》记载，韭菜有补肝、肾，暖腰膝，壮阳固精的功效。

备孕未准爸要从日常饮食抓起，改正不良饮食习惯，不挑食、偏食，多吃新鲜蔬菜水果，做到营养全面均衡，用“食补”来为健康宝宝打下基础。

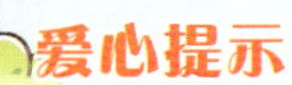


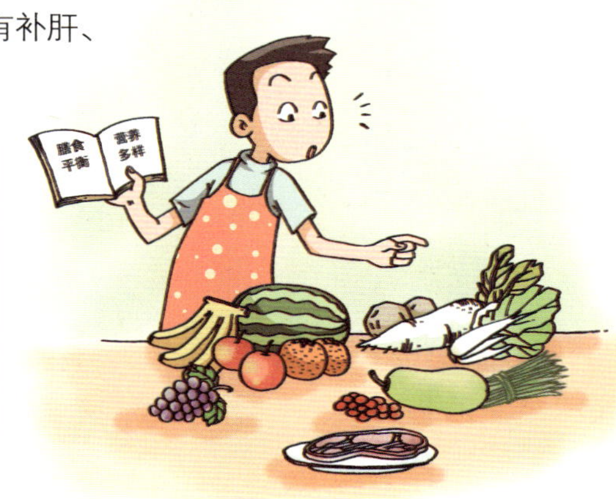

## 009 备孕未准爸妈，少喝咖啡和可乐

咖啡和可乐中都含有较高成分的咖啡因，长期大量饮用咖啡、可乐，会改变备孕未准妈体内雌、孕激素的比例，影响雌激素转变为黄体酮的水平，从而间接抑制受精卵在子宫内的着床和发育。而对备孕未准爸来说，咖啡因会影响精子的数量与质量，使精子畸形率升高，从而导致不育。

平时喝惯了咖啡的备孕未准爸妈，如果一时戒不了，就尽量减少咖啡的饮用量，且进餐后不宜马上饮用，最好在进餐结束 1 小时之后再饮，因为咖啡因可干扰食物中蛋白质、铁与钙元素的消化吸收，容易诱发营养不良、贫血和骨质疏松等疾患。

**Message**

咖啡因是一种中枢神经兴奋物质，如果长期过量饮用，不仅容易影响睡眠，而且还会增加胰腺癌的发病率，同时还具有诱发心脏病、高血压的可能性。

## 010 怎样判断自己是否缺乏营养

如果备孕未准爸妈发现自己有以下症状，则表示身体可能正缺乏某种营养。建议备孕未准爸妈去医院进一步确诊，然后遵医嘱补充营养。

1 头发干燥、变细、易断、脱发，可能缺乏蛋白质、能量、必需脂肪酸、微量元素锌。

2 夜晚视力降低，可能缺乏维生素 A。

3 舌炎、舌裂、舌水肿，可能缺乏 B 族维生素。

4 牙龈出血，可能缺乏维生素 C。

5 味觉减退，可能缺乏锌。

6 嘴角干裂，可能缺乏核黄素（维生素 $B_1$）和烟酸。

7 经常便秘，可能缺乏膳食纤维。

8 下蹲后起来会头晕，可能缺乏铁（缺铁性贫血）。

# 健康准备常识

## 011 口服避孕药，停服半年再怀孕

避孕药中的雌激素和孕激素可能会引起胎儿生殖器异常，出现男性胎宝宝女性化或女性胎宝宝男性化，并可发生腭裂及脊椎、肛门和心脏畸形等。而且，由于体内存留的避孕药成分在停服6个月后才能完全排出体外，因此，长期服用避孕药的备孕未准妈在怀孕半年前就应该停止服用避孕药。在停药后的半年之内可采取其他避孕措施。

### 幸“孕”链接

停服避孕药之后，建议使用避孕套避孕。准爸爸使用避孕套时，要从性生活开始前阴茎勃起后就戴上，射精后在阴茎未软之前用手捏住避孕套口边缘，与阴茎一起退出阴道，以防精液从阴茎根部溢出。

## 012 备孕未准妈的孕前体检项目表

| 检查项目 | 检查时间 | 检查内容 | 检查目的 | 检查方法 |
|---|---|---|---|---|
| 生殖系统 | 孕前任何时间 | 通过白带常规筛查滴虫、霉菌、支原体衣原体感染、阴道炎症，以及淋病、梅毒等性传播疾病 | 是否有妇科疾病，如患有性传播疾病，最好先彻底治疗，然后再怀孕，否则会引起流产、早产等危险 | 检查阴道分泌物 |
| 肝功能 | 孕前3个月 | 肝功能检查目前有大小功能两种，大肝功能除了乙肝全套外，还包括血糖、胆质酸等项目 | 如果母亲是肝炎患者，怀孕后会造成胎儿早产等后果，肝炎病毒还可直接传播给孩子 | 静脉抽血 |
| 尿常规 | 孕前3个月 | 尿色、透明度、酸碱度、细胞、管型、蛋白质、比重、尿糖定性 | 有助于肾脏疾患的早期诊断。长达10个月的孕期对母亲的肾脏系统是一个巨大的考验，身体的代谢增加，会使肾脏的负担加重 | 查尿 |
| 口腔检查 | 孕前6个月 | 牙周病、龋齿 | 预防孕期治疗牙齿疾病对胎儿的影响 | 检查口腔 |
| 妇科内分泌 | 孕前3个月 | 包括卵泡促激素、黄体生存激素等6个项目 | 月经不调等卵巢疾病的诊断 | 静脉抽血 |
| ABO溶血 | 孕前3个月 | 包括血型和ABO溶血滴度 | 避免婴儿发生溶血症 | 静脉抽血 |

## 013 孕前检查牙齿，解除后顾之忧

备孕未准妈在做孕前体检时千万不要忽视了口腔检查，因为许多口腔疾病易在孕期发生或加重，孕期进行治疗、服药、摄X光片都会对胎儿造成影响，所以在怀孕前6个月就应该做全面的口腔检查，及时治疗好口腔疾患。

一般来说，孕前口腔检查包括以下几项：

**Message**

即使牙齿健康，备孕未准妈平时也要注意口腔卫生，早晚都使用正确方法刷牙，进食后也要及时漱口。

**1 龋齿**

孕期会加重龋齿，不及时治疗可引起牙髓炎或根尖炎，影响进食。同时，龋齿病菌可能会传播给胎儿，其日后患龋齿的概率会增大。

**2 牙龈炎 & 牙周炎**

孕前有此炎症者孕后会加重病情，牙龈会出现增生、肿胀、出血，个别的牙龈还会增生至肿瘤状，且易生出早产儿和低体重儿。

**3 智齿冠周炎**

由阻生智齿引起，严重时会造成面部肿胀、呼吸困难、吞咽困难等。

## 014 备孕未准爸孕前需做哪些体检

为了孕育一个健康宝宝，备孕未准爸要做如下检查：

**精液分析：**检查精液量、颜色、黏稠度、PH值及精子密度、活动率、形态等，从而了解精液的受孕能力，预知精液是否有活力及是否少精、弱精。

**内分泌激素：**了解体内性激素水平。

**体格检查：**了解是否有生殖器官、阴茎、附睾、睾丸、前列腺、精索及精索静脉等疾病。

**血常规18项：**了解有无病毒感染、白血病、组织坏死、败血症、营养不良、贫血、血型等。

**血糖：**了解是否患有糖尿病等。

**肝功能：**了解肝功能是否受损，是否有闭

**幸“孕”链接**

备孕未准爸做精液分析前需要禁欲3～7天。采集精液时最好不用避孕套收集，因为其中的滑石粉会影响精子活力。

塞性黄疸、急（慢）性肝炎、肝癌等肝脏疾病的初期症状。

**肾功能：**了解肾脏是否有受损、是否有急（慢）性肾炎、尿毒症等疾病。

**血脂：**了解是否有高血脂。

**尿常规：**了解泌尿系统是否有感染及其他泌尿系统疾病。

**便常规：**检验粪便中有无红细胞、白细胞及虫卵等。

## 015 预防针，为孕期保驾护航

专家建议有两种疫苗备孕未准妈最好能够接种：

1. 风疹疫苗：风疹病毒可导致胎儿先天性心脏病、先天性眼病、肝脾肿大、耳聋、痴呆等。有三分之二的风疹是隐性感染，即准妈妈虽然已经受到感染，但却没有任何症状，而胎儿已经受到严重损害。

2. 乙肝疫苗：乙肝病毒可以通过胎盘直接传染给胎儿，使多数胎儿一出生就成为乙肝病毒携带者。

**爱心提示**

备孕未准妈还可选择性地接种甲肝疫苗、水痘疫苗、流感疫苗、破伤风疫苗等。一般情况下，疫苗接种须在孕前3～6个月进行，但究竟该不该接种还是要听医生的才更安全可靠。

## 016 为了宝宝优生，请戒烟戒酒

香烟中有20多种可导致染色体和基因发生变化的有害成分。主要成分尼古丁会降低备孕未准爸的性激素分泌、引起精子发育畸形、数量减少，同时会影响备孕未准妈的卵子质量；其中的氰化物还可导致胎儿唇、腭裂，神经管畸形、弱智等。

而酒会损害睾丸的间质细胞，导致性欲减退、精子畸形和阳痿。长期酗酒者，其后代大多发育迟缓、智力低下。

如果备孕未准爸妈想拥有一个健康聪明的宝宝，无论如何要戒除烟酒。

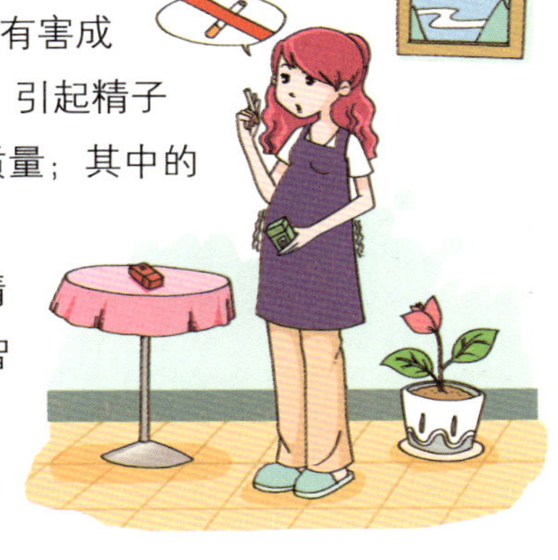

## 017 体育锻炼，备孕未准爸妈一起来

体重超标不但会给生活带来诸多不便，还会对优生不利。因此，体重超标的备孕未准爸妈，孕前要多参加体育锻炼，制定好周密的减肥计划，并严格执行。

即使备孕未准爸妈体重不超标，若能在孕前进行适宜而有规律的体育锻炼与运动，不仅可以促进备孕未准爸妈体内激素的合理调配，确保受孕时体内激素的平衡与精子的顺利着床，避免怀孕早期发生流产，而且可以促进胎儿的发育和日后宝宝身体的灵活程度，更可减轻分娩时的难度和痛苦。同时，适当的体育锻炼还可帮助备孕未准爸提高身体素质，确保精子的质量。

**Message**

适合孕前进行的体育锻炼有：慢跑、柔软体操、游泳、太极拳等。备孕未准爸妈应尽量选择合适的时间一起进行锻炼，既可增强体质，又可增加彼此之间的感情。

## 018 随时随地都可以做运动

由于每天都要花大量的时间在工作上，备孕未准妈很可能没有专门的时间来做运动。其实，运动不只是在健身房才可以做，随时随地都是运动的好场所、好时机。

家里是不错的运动场所。早晨醒来后，不要急于起床，先伸伸懒腰或做些其他的动作，比如高举双腿做“骑车”运动，或是弯腰抱膝在床上做翻滚运动等。

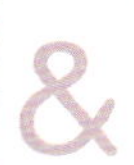

如果工作单位不是很远，可以步行或骑自行车去上班，即使乘车，也可以提前一站下车，步行一站。而上楼的时候，如果楼层不是很高，最好不乘电梯，可爬楼梯。

晚饭后到户外适当地散散步，有很好的健身作用。

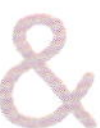

回家后不要急于吃饭，先干些家务，或找爱人、邻居、朋友打打羽毛球调节一下神经。

## 019 调整体重，让身体做好受孕准备

从优生学的角度来讲，太胖或太瘦都不利于怀孕。

太胖的备孕未准妈容易患有高胰岛素血症，它可以刺激卵巢分泌过多的雄性激素，从而影响排卵，导致不孕；而且在怀孕后极易出现孕期糖尿病及妊娠高血压综合征，不仅危害准妈妈自身，而且还会造成胎儿发育或代谢障碍，出现巨大儿、胎盘早剥、难产等。而太瘦则由于皮下脂肪太少致使荷尔蒙含量降低，导致月经紊乱甚至闭经，从而影响生殖能力；研究发现，身体越瘦，体内一种称为“性激素失效球蛋白”的含量就越高，这种蛋白能使雌性激素失效，导致女性失去怀孕能力。

**爱心提示**

用体重指数（BMI）可以计算怀孕时的最佳身体指标，方法如下：

BMI=体重(kg)÷身高（m）的平方

BMI指数在18～25之间是正常体重；如果低于18就应该在准备怀孕时增加体重；如果高于25则应该在准备怀孕时适当减肥。

## 020 远离弓形虫，和宠物暂时说再见

弓形虫是依附在动物体内的一种寄生虫，由它导致的弓形虫病可引起人畜共患。几乎所有的哺乳动物和鸟类都是弓形虫病的传染源，尤其是猫，是弓形虫病的主要传染源。准妈妈感染弓形虫病后，可通过胎盘传给胎宝宝，造成胎宝宝先天性感染，从而引起流产、早产、死胎等；胎宝宝出生后表现为小头畸形、神经管畸形、脑积水、脑膜炎、脑钙化、癫痫发作从而造成智力落后，部分宝宝会发生脉络膜视网膜炎而导致失明。建议备孕未准妈暂时离开宠物。

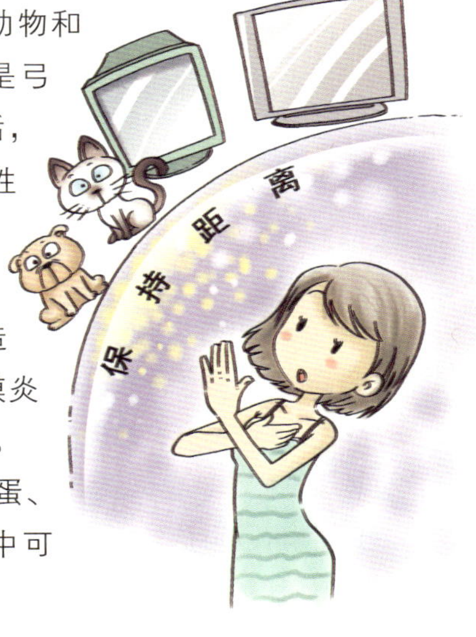


另外，食用的肉类（特别是羊肉和猪肉）、蛋、奶制品等要充分煮熟，以免摄入这些食物中可能含有的弓形虫。

## 021 调整作息时间，保持充沛精力

有些备孕未准妈，由于工作或娱乐的缘故，经常在半夜才上床睡觉，这种习惯对怀孕非常不利。因为这样会打乱人体生物钟的节律，使怀孕前长久形成的习惯很难一时改掉，导致只有在夜间才分泌生长激素的脑垂体前叶功能紊乱，使胎宝宝的生长发育受到影响，严重时会出现发育迟缓。同时，大脑如果得不到充分休息，脑血管就会长时间处于紧张状态，从而导致、头痛、失眠、烦躁等，甚至还会诱发妊娠高血压综合征。

因此，备孕未准妈应在每晚 10 点左右就准备上床睡觉，逐渐改掉不良入睡习惯，建立正常的生物钟规律。

**Message**

为了保证睡眠质量，建议备孕未准妈不困不要待在床上，避免在床上工作、看书、看电视等，以免大脑形成条件反射，使入睡更加困难。

## 022 即将为人父母，要调整心理状态

受孕时的良好心理状态与优生关系密切。精神状态良好时，人的精力、体力、智力、性功能都处于高潮，精子和卵子的质量也高，此时受孕，受精卵易于着床，胎宝宝素质也会很好。相反，情绪不好时很可能导致内分泌发生改变，使身体机能受到不良影响，从而使精子和卵子的质量受到损害，影响受孕几率。因此，生活、经济方面较稳定，夫妻感情和睦、性生活和谐、双方都想要孩子的状态比较有利于怀孕。

## 023 这些情况下，不能怀宝宝

① 备孕未准妈若患有心、肝、肾、肺等慢性病，尤其在这些器官的功能不正常时不宜受孕。应根据医生建议，积极治疗后再诊断是否可以怀孕。

② 患有急性传染病，如流感、风疹、传染性肝炎、病毒性脑炎等，易造成胎儿畸形，暂时不宜怀孕，需彻底治愈后再怀孕。

③ 患有梅毒、淋病等性病的备孕未准妈不宜怀孕。

④ 患糖尿病的备孕未准妈暂时不宜怀孕。因为糖尿病并发症多，进入妊娠期

容易出现各种并发症，且遗传几率较大。

5 如果备孕未准妈长期服用某种药物，也不宜立即受孕。需在医生指导下怀孕。

6 施行了生殖器官手术的备孕未准妈，要在术后 6 个月才能怀孕。

7 患有妇科炎症的女性暂时不宜怀孕，需治愈后再遵医嘱怀孕。

**爱心提示**

备孕准爸妈也许会为暂时不能怀宝宝而感到遗憾，但千万不要沮丧，要保持健康积极的心态。换个角度来想，这些困难反而为做好充分的受孕准备提供了充足的时间。

## 024 备孕未准爸应改掉这些小习惯

桑拿浴及过频的热水浴。睾丸产生精子需要比正常体温 37℃低 1 ~ 1.5℃的环境。备孕未准爸要少蒸桑拿，减少热水浴时间和次数，以保证精子的数量和质量。

穿紧身牛仔裤。尤其是透气性差、散热不好的化纤类紧身裤，会让阴囊处于密闭状态，空气不流通，使细菌滋生，引起生殖道的炎症。同时也阻碍阴囊皮肤散热降温，限制血液循环，妨碍精索静脉回流，对精子很不利。

开车久坐。长期开车或者久坐不动会压迫盆腔，使供血量不足，能量、营养物质减少，造成精子能力下降。备孕未准爸每天应活动 30 分钟。

手机放裤兜。手机放在裤兜或者别在腰间，容易使睾丸受到电磁波的辐射，影响精子的数量和活力。最好把手机放在桌上或者拿在手中。

## 025 备孕未准妈该怎样提高卵子质量

1. 调整月经：月经的正常与否是子宫环境和内分泌正常与否的信号。痛经、经期提前或推后、排卵期出血、月经血块多、经量过多或过少，可能都是备孕女性的孕育能力受到伤害的表现。因此，一旦有月经异常，应该积极治疗、调理，然后再考虑受孕计划。

**2. 调整体重** 太瘦或太胖都会降低怀孕的几率。

**3. 保持身体健康** 备孕未准妈身体越健康，卵子发生染色体变异的几率越低，不仅会如愿受孕，将来流产的可能也小。还要在卵子质量最高的年轻岁月中受孕。

**Message**

如果备孕未准妈在服药期间意外怀孕，应立即告知医生详情，从而根据用药的种类（性质）、用药量、用药时胚胎发育阶段等来综合分析是否有终止妊娠的必要。

## 026 备孕未准妈用药注意事项

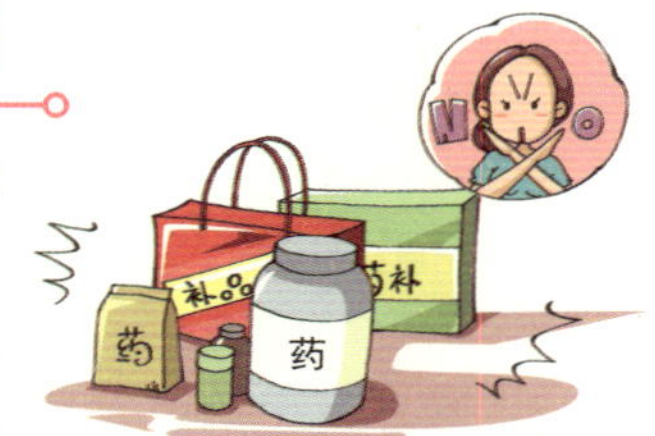


由于卵子成熟到排卵约需 14 天，在此期间卵子最易受药物的影响，如一些激素类药物、某些抗生素、止吐药、抗癫痫药、抗癌药、安眠药、治疗精神病药物等，都会对生殖细胞产生不同程度的不利影响。所以，长期服药后不要急于怀孕，最好还是去妇产科咨询一下，确定安全怀孕时间后，再进行受孕。一般情况下，备孕未准妈在停服药物 3 个月后受孕，对胎宝宝的影响较小，比较安全。但由于各种药物的药理作用不同，所以不能一概而论。

建议备孕未准妈最好在计划受孕前 6 个月就咨询医生，按医嘱慎重地服药。如果因患有慢性疾病而长期服用某种药物，停药前需要征得医生的同意。

## 027 备孕未准爸用药注意事项

备孕未准爸如果有长期用药史，一定要等病愈或停药半年以上再让备孕未准妈受孕。备孕未准爸必须谨慎服用的药物如下：

**中药** 一些草药、中成药不能随便服。如：石竹科满天星、肥皂草、象耳草、朱槿花、吊灯花等植物成分对睾丸、附睾、精囊等都会产生不利影响，而且这些影响不容易被觉察。

**免疫调节剂** 如环磷酰胺、氮芥、长春新碱、顺铂等药物，其毒性作用强，可直接扰乱精子 DNA 的合成，包括使遗传物质成分改变，染色体异常和精子畸形。

此外，吗啡、氯丙嗪、红霉素、利福平、解热止痛药、环丙沙星（人工抗菌素），酮康唑（抗霉菌药）也会通过干扰雄激素的合成而影响精子的能力。

# 妊娠知识储备

## 028 精子与卵子是怎么产生的

精子是由男性睾丸中曲细精管内包含睾丸支持细胞和生精细胞的生精上皮产生，在雄性激素的刺激与维持下，原始生精细胞演变成精原细胞、初级精母细胞、次级精母细胞直至发育成精子细胞，形似蝌蚪的精子这时还不具备授精能力，它还得在附睾停留 2 至 3 周，才能发育成具有运动能力和授精能力的成熟精子。这一过程大约需要 90 天左右。

卵子是由女性性腺——卵巢产生的，每个卵巢有几万个原始卵泡，卵母细胞包裹在原始卵泡中，在脑垂体卵泡刺激素的刺激下，卵泡开始发育，不断增大，卵泡中卵液增多，把卵挤到卵泡的一侧。随着卵泡液增多，内部压力增大，卵泡破裂，成熟的卵子排出卵巢。一个卵泡发育成熟约需 14 天。

**Message**

备孕未准爸可多吃一些有助生精的海产品，而备孕未准妈要多吃促卵暖宫的食物，如黑豆、红糖、鸡蛋、豆浆等，让精、卵在最好的状态下完美相遇。

## 029 什么是排卵期

排卵期一般出现在两次月经之间，从月经来潮的第一天算起，倒数 14±2 天就是排卵期。

推算排卵期的最简单方法就是公式推算法。在利用公式之前，应先连续 8 次观察并记录自己的月经周期，得出自己月经周期的最长天数和最短天数。具体的推算公式如下：

排卵期第 1 天 = 最短 1 次月经周期天数 –18 天

排卵期最后 1 天 = 最长 1 次月经周期天数 –11 天

月经周期是指从此次月经来潮的第 1 天到下次月经来潮的第 1 天。

**爱心提示**

在排卵期过性生活可以提高受孕的几率；而那些暂时不想怀孕的夫妇，在没有其他避孕措施的情况下，可以错过排卵期过性生活，以防止受孕。

## 030 通过基础体温找出排卵期

基础体温是指在清晨没有发生饮食、运动、情感波动等情况下测量的体温。

女性的体温会随着月经周期发生微妙的变化，一般月经期和月经后的 7 天内是持续的低温期，中途过渡到高温期后，又再度返回到低温期，然后到下次月经开始。从低温期过渡到高温期而成为分界点的那一天，基础体温会特别低。以这一天为中心，前 2 天和后 3 天即为排卵日。

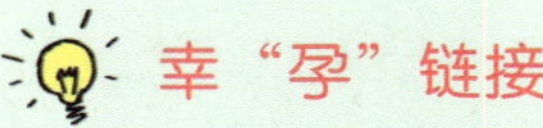


这种方法尤其适合月经周期不稳定的备孕未准妈。但至少应综合三个月的基础体温测量表才能准确得出自己的排卵期。

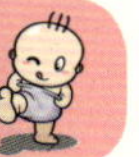


## 031 怎样测量基础体温

备孕未准妈在测量基础体温时要注意以下要点：

1 到药店购买女性专用的基础体温计，它的刻度很细，能测量出较精确的体温。睡前把基础体温计放在枕边随手可以拿到的地方。

2 第二天睡醒后，一睁开眼睛，不起床，不说话，将体温计放在舌头下，闭紧嘴巴，测量 3 ~ 5 分钟，并记录在基础体温表上。

3 每天固定时间测量，如果与上一次测量的时间差了 2 ~ 3 个小时，体温可能已经升高，会使测量记录失去意义。

4 记录基础体温的同时，最好把日常生活的变化也附记下来，像月经来的日子、性生活的日子、每天起床的时间等等。感冒、头痛、腹泻、发烧、饮酒过度、晚睡晚起之类的情况，会影响体温的状况，都应该特别注记，作为判断的参考。

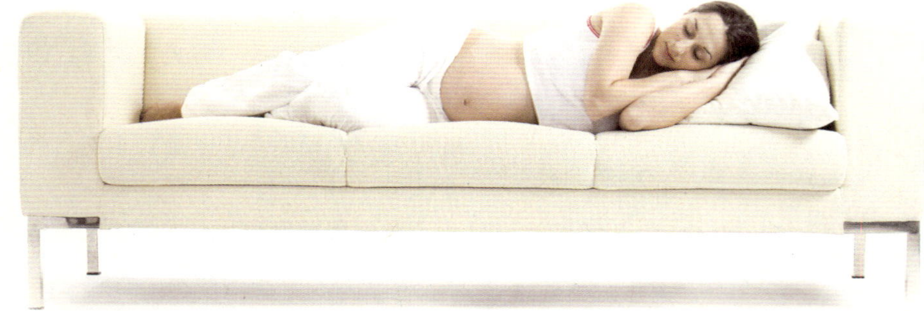

## 032 通过宫颈黏液推算排卵期

月经周期前半期，白带量由少增多，当卵泡成熟将排出时，白带越来越稀薄、透亮。排卵期，体内的雌激素分泌达到高峰，宫颈黏液（白带）量最多，常有细带状的白带流出，有时可拉长达十几厘米（即拉丝度），像鸡蛋清似的，此时准妈妈下身最潮湿。排卵期宫颈黏液大量分泌可持续约 2 ~ 3 天，有的准妈妈在排卵期还伴有小腹痛、腰酸、白带中带血丝等排卵痛的现象。

观察宫颈黏液每天需要数次，备孕未准妈可利用起床后、洗澡前或小便前的机会检查黏液，观察黏液外观、黏稠程度以及用做拉丝反应等几方面检查。这样经过 3 个以上月经周期的观察，就可以掌握自身的宫颈黏液分泌规律和排卵期。

**Message**

通过 B 超测定排卵期会更准确。在月经干净后第 5 天开始每两天到医院进行一次检查，当观察到卵泡直径在 20 毫米时即可开始受孕。

## 033 备孕未准妈的最佳生育年龄

备孕未准妈在 24~34 岁之间生育是最佳的。因为女性在 24 岁以后，身体的发育才完全成熟。另外，24 岁以上的女性生活经验也相对丰富，有利于对婴儿的哺育。若过早生育，女性的子宫和骨盆还没有发育成熟，容易发生难产。而女性在 35 岁以后，骨盆和韧带会变得松弛，盆底和会阴的弹性变小，子宫的收缩力减弱，分娩时容易发生难产，增加生产时的痛苦，新生儿也可能发生窒息、感染、产伤，甚至死亡。另外，35 岁以后，女性卵巢功能开始衰退，卵子容易畸变，使胎儿畸形。

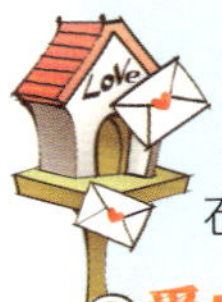


男性的最佳生育年龄为30~35岁，这是因为男性精子质量在30岁时达到高峰，然后能持续5年左右的高质量。

**爱心提示**

## 034 怎样提高性生活的受孕几率

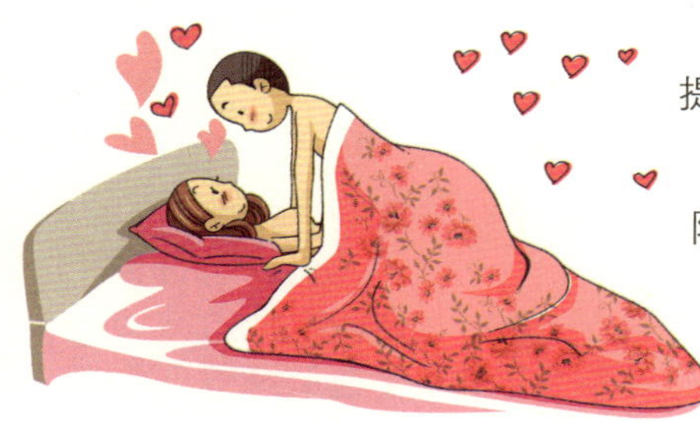

通过调整性生活，备孕未准爸妈可以有效地提高受孕几率：

采用男上女下的性爱姿势：这种姿势可以使阴茎插入最深，因此能使精子比较接近子宫颈，为了达到更好的效果，备孕未准妈可以两条腿伸直仰向肩部。此外，为了进一步增加受孕几率，备孕未准妈可以用枕头把臀部抬高，使子宫颈可以最大程度接触精子。

采用后位式性爱姿势：有些备孕准妈妈的子宫呈后倾后屈式，影响精子进入子宫而导致不育。同房时，可以采取男后位女方跪趴式的姿势进行性生活，这样有利于射入阴道的精液在穹隆处储留，进而进入子宫和卵子相会，提高受孕几率。

**Message**

备孕未准爸射精后，应尽快抽身，让备孕未准妈赶快平躺下来，这样不但可以防止精液外流，还可以借助地球引力的力量帮助精子游动，加大受孕几率。

## 035 精卵相遇的生命奇迹

排卵后，卵子会进入输卵管最粗的壶腹部等待精子。精子被射入阴道后，就会借助尾部的摆动呈螺旋式向输卵管方向游动，经过大约 3 天，数亿个精子中只有 200 个左右到达了输卵管壶腹部，但最终的“胜利者”只能有 1 个。

运动到壶腹部的精子们将卵子包围，头部朝向卵子，当一个精子穿过卵子外面的透明带进入细胞内部后，卵子透明带及细胞膜会发生一系列变化，形成阻止其他精子进入的屏障。然后，这位“胜利者”头部很快水化、膨胀，成为圆形的精原核。同时，卵子也分裂变为成熟的卵细胞——卵原核。精原核与卵原核在卵细胞中央相遇，将各有的 23 条染色体合并为 46 条，这标志着受精完成，新的生命从此开始。

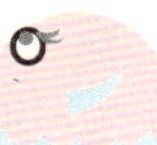
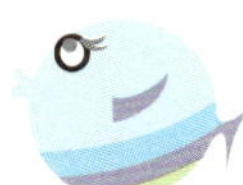

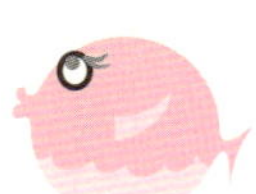

## 036 哪个季节受孕，准妈妈的孕期最舒适

受孕的最佳季节，应该在 8 月前后，7 月下旬至 9 月上旬近 2 个月的时间。

这一时间受孕，到 40 ~ 60 天时，准妈妈处于妊娠反应期，大多胃口差、爱挑食，而此时正好是夏末秋初，蔬菜水果品种繁多，有利于准妈妈增进食欲，保证胎宝宝的营养需求。

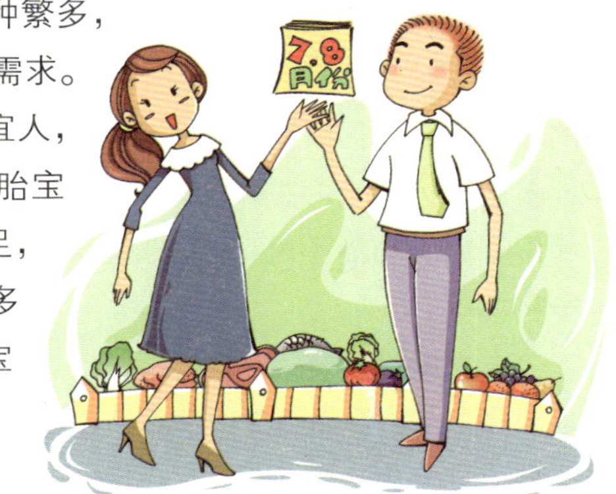


受孕 2 ~ 3 个月后又正值晚秋，气候宜人，瓜果成熟，可促进准妈妈的食欲，有利于胎宝宝的生长发育；且此时气候凉爽、光照充足，准妈妈可以经常晒晒太阳，使体内产生更多维生素 D，促进钙、磷吸收，有助于胎宝宝的骨骼生长。

## 037 避开“黑色”受孕期

建议备孕未准爸妈应避免在以下“黑色”受孕时间受孕：

1. 人体生理节律低潮期时：夫妻都处于低潮期或低潮与高潮期临界日时，易生出体弱、智力有问题的孩子。
2. 身心不佳或同房次数不恰当时：夫妻双方或一方身体疲惫或心情欠佳，都会影响精子或卵子的活力，不利于形成优良的受精卵。
3. 自然环境不良时：自然环境的变化如太阳风暴、雷电交加、山崩地震、日食月食等，都会影响人体的生殖细胞。
4. 备孕未准妈经期时：在经期同房，很容易损害备孕未准妈的生育能力。

人体生理节律周期的计算，是从出生那天起到受孕那天止的总天数（需加上闰年所增加的天数）分别除以 23、28、33，所得余数等于临界日的天数为临界日，余数小于临界日为高潮期，余数大于临界日为低潮期。

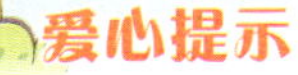

## 038 超过2年怀不上，建议看医生

结婚 2 年以上，有正常性生活且未采取避孕措施而未能怀孕者，可怀疑为不孕症，应该及时就医。

不孕症分原发性和继发性两种，从未受孕者称原发性不孕，曾有生育或流产又连续 2 年以上不孕者，为继发性不孕。不孕的原因有男方因素（性功能障碍、精液异常等），但多以女方因素为主，如排卵障碍或不排卵；输卵管不通，功能不良；宫颈黏液或血清存在抗精子抗体等。

心理障碍同样可以导致不孕。对于不孕症心理障碍患者，要靠医生、家人和自己的共同努力，保持心理健康，减少疑虑、紧张，以提高自然受孕率。

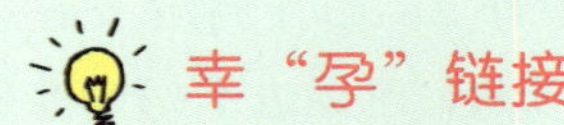


建议暂时不准备怀孕的女性，一定要做好避孕工作，以免造成多次人工流产，致使生殖系统受损，从而导致不孕。

## 039 人流手术后多久能再次怀孕

一般情况下，人工流产后最好等 1 年后再怀孕，如有特殊情况，至少也要等待半年。因为人流手术要进行吸宫或刮宫，以便将宫腔内胚胎组织清除干净。手术过程中，子宫内膜会受到不同程度的损伤，术后需要有一个恢复过程，如过早地再次怀孕，这时子宫内膜尚未彻底恢复，将会影响受精卵着床和发育，很容易引起流产。

另外，人工流产后，备孕未准妈的身体比较虚弱，如果过早怀孕，往往因体力不足、营养欠佳而使胎宝宝发育不良，或造成自然流产。

## 040 善用验孕纸，提前知道好消息

使用验孕纸验孕，简便快捷，如果使用方法正确的话，准确率可以达到 95% ~ 98%。验孕纸的使用方法如下：

用洁净、干燥的容器收集尿液（最好为早晨第一次尿液），将验孕纸标有箭头的一端浸入装有尿液的容器中，3 ~ 5 秒后取出平放，在 30 秒到 5 分钟内观察结果。

只显示一条红线是阴性，说明没有怀孕；显示一深一浅两条红线，表示可能怀孕或刚怀孕不久，需要隔天用晨尿再测一次；显示两条很明显的红线是阳性，说明已经怀孕了。

需要注意的是，有些肿瘤细胞如葡萄胎、支气管癌和肾癌等也可使测试结果呈阳性。因此，最安全可靠的方法还是到医院去做全面的检查。

验孕纸一般在药店或成人用品店都可以买到，价格从1元到20元不等。验孕纸并不是越贵越好，价格贵的主要是卖品牌和包装，便宜的验孕纸测试结果也同样准确。

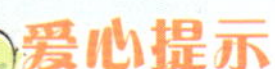


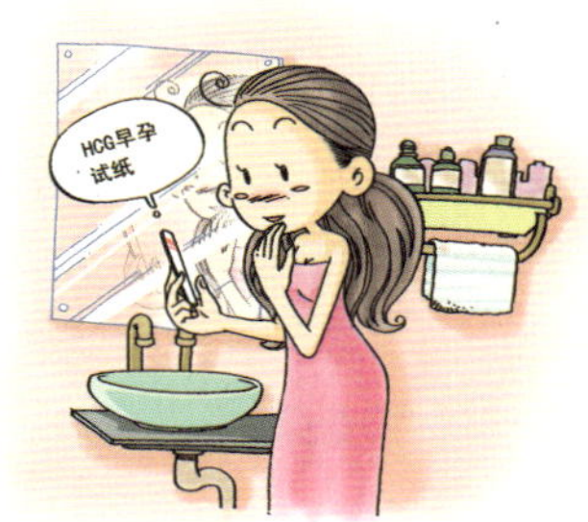


## 041 哪种方法验孕最靠谱

常用的验孕方法有 3 种，用验孕纸或验孕棒验孕、基础体温测定法验孕以及 B 超诊断法。

验孕纸（验孕棒）验孕和基础体温测定法验孕可以检测早期妊娠，且操作方便，自己在家里就可完成，但是由于受到饮食、睡眠、精神状态等个人身体因素的影响，检测结果可能会出现一些误差，只能作为参考，不能最终确定妊娠。

如要确定妊娠与否，最好的办法是进行 B 超诊断。如果受孕成功，最早在妊娠第 5 周，也就是月经过期一周，在超声波屏上就可显示出子宫内有圆形的光环，又称妊娠环，环内的暗区为羊水。因此，B 超诊断早孕是最正确可靠的方法。

**Message**

B 超诊断还可以检查出是否宫外孕，提高安全系数，这是验孕纸（棒）和基础体温测定法所做不到的。

## 042 宝宝的性别由精子的染色体决定

决定胎宝宝性别的是准爸爸精子中的染色体。

人体细胞的染色体有 23 对，其中 22 对为常染色体，一对为性染色体。性染色体又分 X 染色体和 Y 染色体两种。女性的性染色体是 XX，只能形成含一条 X 染色体的卵子；男性的性染色体是 XY，可分别形成含 X 染色体或含 Y 染色体的两种精子。如果与卵子结合的是含 X 染色体的精子，这一受精卵就会发育成女孩；相反，含 Y 染色体的精子与卵子结合，则发育成男孩。

含Y染色体的精子比含X染色体的精子游动速度快，能够抢先与卵子结合，因此男孩出生率要高于女孩。虽不明原因，但男婴更易夭折，使男女比例可以基本保持平衡。

爱心提示

## 043 生男生女可以自己定吗

### 想生女孩可以尝试这么做

❶在排卵期后同房：X 精子动作慢但寿命长，过了排卵期后两天同房容易生女孩。

❷改变阴道酸碱度：用 30% 或 50% 的食醋或 1% 的乳酸钠冲洗阴道后同房，可以增加生女孩的机会。

❸房事重细节：男方射精后女方才达到性高潮，或无明显性快感，易得女孩。还有短期内性交频繁，每次射精时的精子量少，生女孩的可能性大，另外想要女孩子在阴道浅处射精，反之则在临近子宫口的地方射精。

### 想生男孩可以尝试这么做

❶接近排卵日时同房：一般带 Y 染色体的精子活动力强，但耐力差，易受外界不良因素伤害，存活时间短；而带 X 染色体的精子活动力较差，对不良环境耐力好，存活和保持授精能力的时间较长，所以越接近排卵期同房，生男孩的可能性越大。

❷改变阴道酸碱度：采用配制 2% ~ 2.5% 的苏打水冲洗阴道后同房，可以增加男孩的出生机会。

❸注意选择房事体位：深插入的性交体位较容易生男孩，这样可以将大量有活力的精子快速送入阴道内；性交结束后，女性先不要移动身体，可夹紧双腿、抬高臀部静躺 20 分钟。

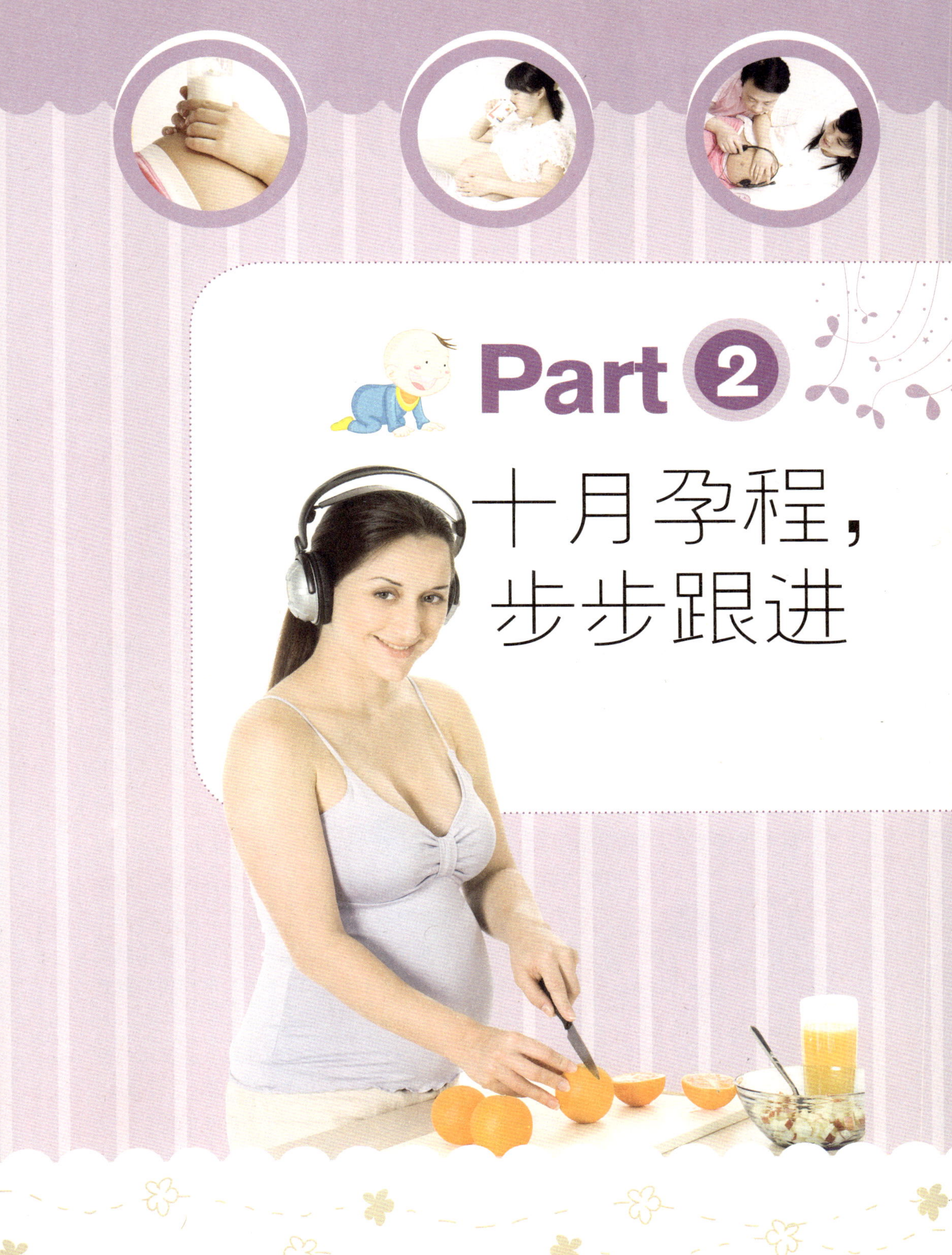

# Part 2

# 十月孕程，步步跟进

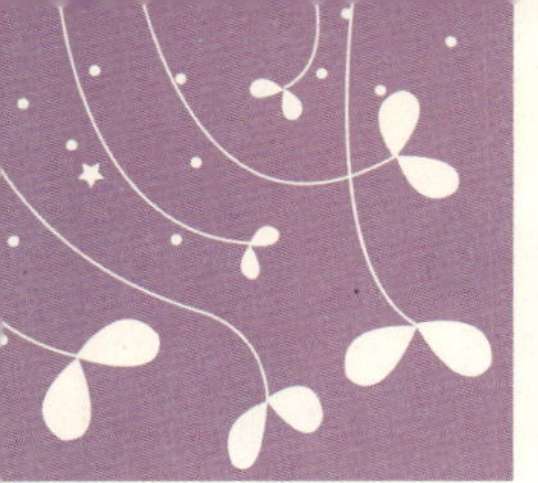



# 身体变化月月查

## 044 孕1月：小种子开始“发芽”

经过艰辛的历程，精子和卵子终于结合成受精卵。大约 7 ~ 10 天后，受精卵便在子宫内膜着床，开始发育。前 8 周称为胚芽。胚芽发育到第 3 周末时，就可以用肉眼看见了，长约 0.5 ~ 1 厘米，重约 1 克，头部非常大，占了身长的一半，并长有腮和尾巴，形状像个小海马，和其他动物的胚胎发育没什么区别。胚芽的表面覆盖着绒毛组织，这种组织不久将要形成胎盘。

受精卵形成的一周之内，准妈妈不会有特别的感觉，不过有些人会有发寒、发热、慵懒困倦及难以成眠的症状，不过因为没有呈现怀孕的迹象，会被误以为是感冒了。

**Message**

孕 1 月时的胚胎很脆弱，很容易受到伤害，因此准妈妈要在生活细节上多加注意，不要随意服药、照 X 光，不要做剧烈运动或长途远游，以免造成意外流产。

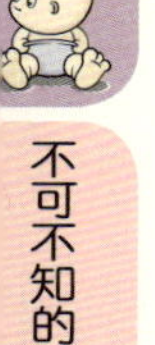



## 045 孕2月：妊娠反应来了

胚芽继续发育，到第 7 周末时，重量达到 4 克左右，长约 2.5 厘米；心、胃、肠、肝等内脏及脑部开始分化；嘴巴、眼睛、耳朵、手、脚都已形成，尾巴逐渐变短，大体有了人的轮廓；内外生殖器的原基已经形成，但还无法分清性别；绒毛膜更发达，胎盘形成、脐带出现，胎宝宝与准妈妈的联系进一步加强。

这一时期，准妈妈开始出现妊娠反应。由于体内性腺激素分泌量增加，使胃酸显著减少，消化酶的活性降低，使准妈妈产生头晕、恶心、呕吐、食欲不振、肢体乏力等妊娠反应，又称“孕吐”。此外还伴有乳房发胀、乳晕颜色变深等现象。此时的子宫如鹅卵一般大小，但准妈妈腹部表面还没有明显增大的变化。

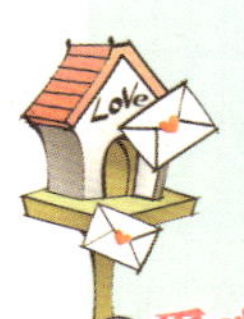


**爱心提示**

干的淀粉类食品可以减轻孕吐。清晨起床前准妈妈可先吃些烤面包干、馒头干、饼干等，然后躺半小时左右，再慢慢起床。

## 046 孕3月：小胎儿“人模人样”

发育到这一时期的胚芽，可以真正称为胎宝宝了。此时的胎宝宝发育很快，身长约为7～9厘米，重量约为20克；尾巴完全消失，上下肢开始形成；皮肤是透明的，可以看到里面的血管和内脏；下颌和两颊开始发育，变得更像人脸了；肾脏开始发育，排泄系统逐渐形成，外生殖器初步形成。此时胎宝宝从外形上看已经是个“微雕婴儿”了，对刺激也开始有反应，可以在羊水中自由活动了。

孕3月的准妈妈，孕吐现象还是很严重，同时也会有胸闷的情况出现。子宫如拳头般大小，会直接压迫膀胱，造成尿频。而且腿、足浮肿，阴道分泌物增加；乳房也更加胀大，乳晕颜色更深。

**幸“孕”链接**

此时和怀孕两个月时相同，也容易流产。注意不要劳累，避免搬重物；注意下腹保暖，不可受寒。此外，饮食中适当增加盐的摄取量，以防孕吐造成低钠现象。

## 047 孕4月：身体一下轻松起来

此时的胎宝宝已经像个“小人”了，身长约16厘米，重量约120克。全身皮肤微红，厚度略有增加，和上个月相比颜色也加深了。大脑的部分构造已经形成，各内脏器官的成形期基本结束。头上开始长出头发，眼睛逐渐靠拢，眼皮可以完全盖住眼睛，开始出现齿根，声带也开始形成，并开始出现手指和脚趾纹印。胎宝宝的性器官此时已完全可区分出男女。胎宝宝的胳膊、腿也长长了，在羊水中的活动更频繁，敏感的准妈妈可以感觉到轻微的胎动。

孕吐现象此时基本结束，准妈妈食欲开始增加。胎盘发育基本完成，流产的可能性降低，进入相对安定期。子宫如小孩的头般大小，从外表看已有微微的凸起。

## 048 孕5月：身心稳定，正好出行

到孕 5 月结束时，胎宝宝的身长将达到约 25 厘米，重量在 250 ~ 300 克之间，口、鼻的外形逐渐明显，全身被胎毛覆盖，皮下脂肪也开始形成，皮肤呈不透明的红色。感觉器官开始按区域发育。心脏脉动增强，力量加大。肺也开始工作，能够不断地吸入和呼出羊水。肾脏已能够制造尿液。骨骼、肌肉进一步发育，手、足运动更活泼，准妈妈可以感觉到有规律的胎动。

准妈妈的孕吐现象已完全消失，但会感到口干舌燥、耳鸣。皮下脂肪增厚，乳房胀大，有些准妈妈会有少许乳汁泌出，臀围增大，体重增加，全身出现浮肿现象。准妈妈的子宫已经如成人的头般大小，肚子明显隆起。

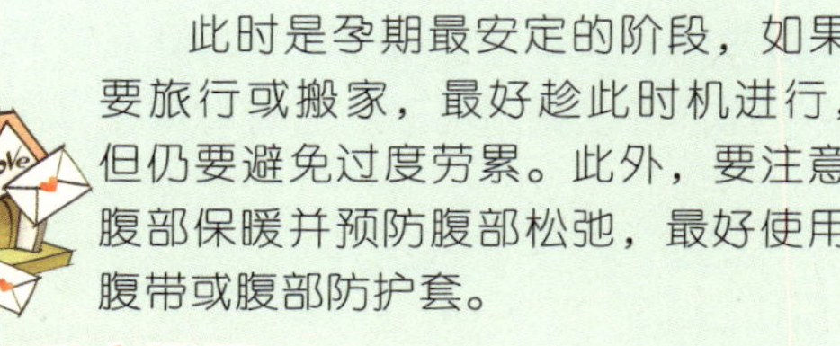

爱心提示

此时是孕期最安定的阶段，如果要旅行或搬家，最好趁此时机进行，但仍要避免过度劳累。此外，要注意腹部保暖并预防腹部松弛，最好使用腹带或腹部防护套。

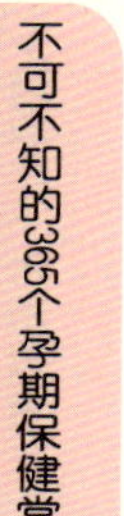



## 049 孕6月：小腹隆起，“孕”味十足

胎宝宝身体发育速度显著，身长达到 30 厘米，重量约 600 ~ 750 克。毛发增多，头发、眉毛、睫毛基本形成，皮肤褶皱较多，皮脂腺开始具有分泌功能，皮肤表面覆盖着白色的胎脂。内生殖器已经成形，并开始分泌荷尔蒙。活动越来越多，准妈妈可以感觉到强烈的胎动。

部分准妈妈的乳房还会有少量初乳溢出。子宫变得更大，肚子凸出明显，已经非常有准妈妈的味道。随着肚子的增大，准妈妈的身体重心也发生了改变，走路变得不平稳，容易倾倒。由于体重大增，准妈妈的腰部和背部变得沉重，容易疲劳，动作也更吃力、迟缓。

## 050 孕7月：听到妈妈的声音了吗

胎宝宝的身长达到了36～40厘米，重量约1000～1200克。鼻孔开通，上下眼睑也已形成，容貌清晰可辨，皮肤暗红且皱纹多，脸部酷似沧桑的老人。胎宝宝的脑组织的褶皱开始出现，大脑皮层已很发达。这个小小的胎宝宝已经有了听力，能够分辨准妈妈的声音，听到准妈妈胃肠蠕动、血液流动的声音；感觉光线的视网膜也已经形成。

准妈妈体重迅速增加，从肚脐到下腹部的竖向条纹越加明显，肚子上、乳房上会出现暗红色的妊娠纹。胎宝宝的增大使准妈妈的心脏负担逐渐增加，血压升高，容易出现相对性贫血。由于耗氧量增加，准妈妈的呼吸会变得急促。有些准妈妈眼睛还会怕光、发干、发涩。随着上腹部明显凸出增大，准妈妈常会有腰酸背痛的感觉。

**Message**

由于肚子太大，准妈妈走路时身体后仰，眼睛无法看到脚部，所以走路时要注意保持平稳，上下楼梯时尤其要小心。

## 051 孕8月：带“球”运动的日子

此时胎宝宝的身长约为41～44厘米，重量约1600～2000克，身体发育已基本完成。皮肤红润，但脸部仍然布满皱纹。手指甲、脚趾甲已很清晰，身体和四肢还在继续长大。胃肠功能已接近成熟，能够开始分泌胃液。神经系统开始发达，对外界强烈的声音开始有所反应。

子宫的不断增大使准妈妈的心、肺、胃、肠、膀胱等内脏器官受到压迫，导致呼吸困难、食欲不振、烧心以及便秘等并发症状。而且，准妈妈的腰部及关节会出现酸痛，浮肿和静脉曲张也会更加明显。妊娠纹和妊娠斑也在增多，且乳头周围、下腹及外阴部的皮肤颜色变得更深。这一时期可谓是早期孕吐之后的又一妊娠反应强烈期。

## 052 孕9月：小家伙胖起来了，可爱透顶

胎宝宝越来越大，已长到约46～50厘米，重量约2200～2800克。皮下脂肪丰富起来，身体圆滚滚的，甚是可爱。现阶段的胎宝宝，皮肤呈淡红色，皱纹、胎毛逐渐消失，指甲也长到指尖处；肺部发育基本完成，可适应宫外生活。这一阶段的胎动仍较激烈且力量大。到本月底，胎宝宝的身体会转为头位，头部进入骨盆中，开始为出生做准备。

准妈妈的膀胱因遭胎宝宝头部的压迫，尿频现象再次加重；胃肠蠕动也相对减弱，导致便秘甚至痔疮。胀大的子宫挤压心肺，让准妈妈常感到胸闷，气喘加剧。不少准妈妈的手、脚、腿的水肿现象会较严重；腹部有时会发硬、紧张。随着体力的减弱，准妈妈变得容易疲倦。

**爱心提示**

由于此期间准妈妈的胃部仍会受到压迫，所以要少吃多餐，并保证高营养、易消化。控制食盐及水的摄取量，以减轻水肿。同时要保证充分的休息与睡眠，为分娩储备体力。

## 053 孕10月：嘿，我们终于要见面了

胎宝宝的生长发育达到高峰，身长约为50厘米，重量约2900～3400克。胎宝宝皮下脂肪继续增厚，体态圆润，皮肤皱纹消失，呈现光泽的淡红色；感觉器官和神经系统发达，能够对外界的各种刺激做出反应；手脚肌肉发达，骨骼变硬，头发长出3～4厘米。最重要的是，胎宝宝的头部已经固定在骨盆中，胎动减弱，跟准妈妈一起安静等待分娩时刻的到来。

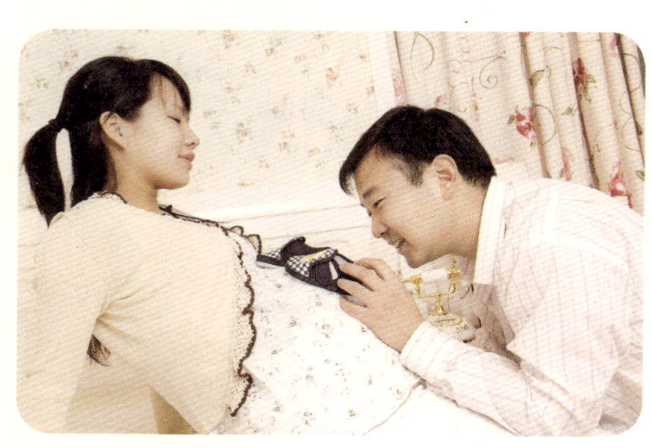

随着胎宝宝入盆，准妈妈胃、心脏的压迫感顿时减轻，食欲逐渐恢复，呼吸变轻松，但尿频和便秘现象会更加严重。阴道的分泌物会增加，且有更多的乳汁从乳头溢出，并且开始出现不规则的宫缩现象。

## 054 什么时候去医院做第一次产检

严格意义上来讲，第一次产检要在准妈妈确认自己怀孕的时候就进行。但一般情况下，是在怀孕 6 ~ 12 周的时候到医院做第一次产检，因为一些非正常妊娠，如宫外孕等，也在此相同出现症状。

第一次产检时医生可能会询问准妈妈的年龄、职业、月经史、妊娠史、病史、手术史等，还会进行身体检查及产科检查，如测量身高、体重、血压等，还有验血、验尿、查白带、肝功能、肾功能等常规检查，还会检查骨盆及生殖器官的情况，以便对怀孕进程及分娩做出评估。另外还可以选择做 B 超检查，可以检查是否宫外孕，孕 13 周左右还可以听到胎宝宝的心跳。

## 055 产检前要做好哪些准备

产检前，准妈妈可以提前做好以下准备，让产检过程更顺利：

产检的前一天晚上一定要休息好，因为第二天需要早起，而且在医院还要经过长时间排队等待，所以体力很重要。

提前把想要向医生咨询的问题列在纸上，这样到检查时就不会出现遗忘的情况。

很多检查项目需要抽血，因此早晨要空腹，不要进食及饮水。

内诊后可能会有出血的情况，最好带上卫生纸、卫生巾或护垫。

最好带上一点牛奶、饼干之类的小点心，需要时以便补充体力。

带上一本杂志，好打发漫长而无聊的等待时间。

产检时穿衣的基本要点就是：宽松、肥大、容易穿脱。衣服穿得合适，不但可以节省时间，还可以避免因穿脱不便造成的紧张。

带个包或者手提袋，用来装各种检查报告单。

带上足够的钱，各项检查需要一笔不小的开支。

## 056 整个孕期一共要做几次产检

整个孕期大概要做 14 次产检，以检测准妈妈和胎宝宝各自的情况。

怀孕 3 个月（12 周）之前做第一次产检，以确定早期妊娠，并及早开始保健；孕中期 (13 ~ 28 周 ) 每月检查 1 次，这时的产检可以及时筛选高危妊娠，如糖尿病等，如果有高危因素应酌情增加检查次数，并给予必要的纠正治疗；孕晚期 (28 ~ 36 周 ) 每半月检查 1 次，筛查影响正常分娩的各种因素及妊娠期并发症、合并症，以便及时治疗；孕 36 周以后至足月妊娠时，每周检查 1 次，以密切观察准妈妈和胎儿的情况，并安排分娩的相关事宜，以便做好分娩准备。

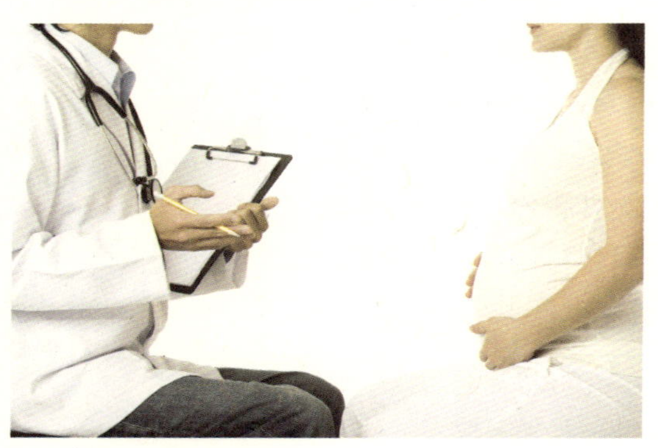

准妈妈应根据产检项目和时间制作一张表，做好自己的产检计划。

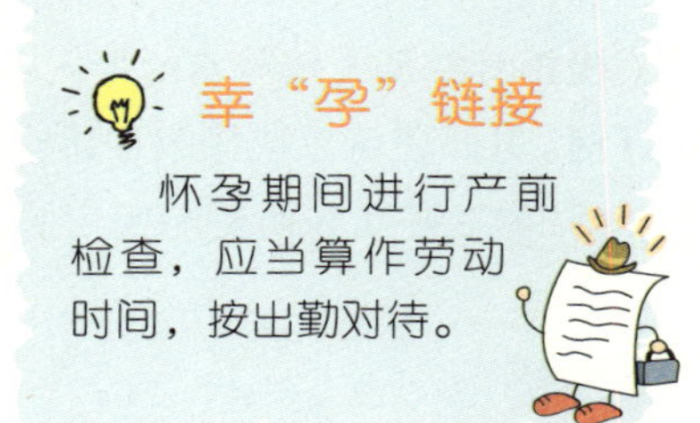

**幸"孕"链接**

怀孕期间进行产前检查，应当算作劳动时间，按出勤对待。

## 057 孕期尿常规与血液常规检查

### 尿液常规检查

**检查项目：** 尿液中蛋白、糖及酮体，镜检红细胞和白细胞等。

正常情况下，上述指标均为阴性。

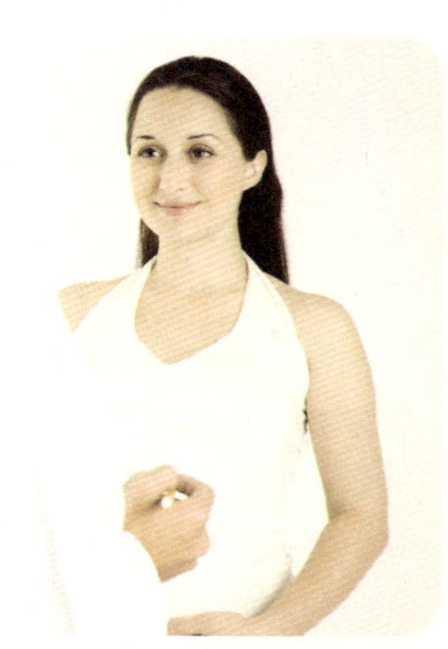

**看懂检查报告：**

- 如果蛋白阳性，提示有妊娠高血压、肾脏疾病的可能。
- 如果糖或酮体阳性，说明有糖尿病的可能，需进一步检查。
- 如果发现有红细胞和白细胞，则提示有尿路感染的可能，需引起重视，如伴有尿频、尿急等症状，需及时治疗。

### 血液常规检查

**检查项目：** 血红蛋白、血小板、白细胞等。

主要是判断准妈妈是否贫血，正常值是 100g/L ~ 160g/L。轻度贫血对准妈妈及分娩的影响不大，重度贫血可引起早产、低体重儿等不良后果。

**看懂检查报告：**

- 白细胞在机体内起着消灭病原体，保卫健康的作用，正常值是 $4\times10^9$/L ~ $10\times10^9$/L，超过这个范围说明有感染的可能，但孕期可以轻度升高。
- 血小板在止血过程中起重要作用，正常值为 $100\times10^{12}$/L ~ $300\times10^{12}$/L，如果血小板低于 $100\times10^{12}$/L，则会影响准妈妈的凝血功能。

**Message**

进行需要用仪器检查的项目时，不要携带手机，以免手机电磁波辐射影响机器的正常工作。

## 058 什么是优生四项检查

优生四项（TORCH）检查包括风疹病毒、巨细胞病毒、弓形体和单纯疱疹病毒，准妈妈可自主选择接受抽血化验筛查。

优生四项可早期发现准妈妈感染后，胎儿是否感染，并有针对性接受治疗或终止妊娠。若胎儿未感染，可通过让准妈妈接受治疗，避免胎儿感染；若胎儿已感染，并且引起了内脏器官异常，医生通常建议准妈妈终止妊娠；若胎儿虽已感染，但未查出内脏异常，一种情况是准妈妈到优生门诊接受规范治疗，有可能会产下健康的婴儿，另一种情况是宝宝出生后，可能会出现神经和心血管系统等先天性“隐形”疾病，这些疾病极难治愈，只能采用康复训练等早期干预手段，缓解患儿症状。

**爱心提示**

优生四项检查的最佳时间：一是计划怀孕前，如不幸感染的话，可以暂时取消怀孕计划；二是怀孕早期（三个月内），如确诊感染应及时采取措施，避免发生不良后果。

## 059 孕期乙型肝炎（HBV）病毒学检查

孕期乙型肝炎病毒学检查是空腹静脉抽血，除了皮肤上多一个小针眼以及疼一下，没有别的损害。主要检查以下几项:

HBsAg: HBsAg 阳性为乙型肝炎感染的标志，见于乙型肝炎患者或携带者。

HBsAb: HBsAb 阳性表明以前感染过乙肝病毒，现已经痊愈，并且对乙肝病毒具有免疫力。

HBeAg: HBeAg 阳性表明现在血中有大量的乙型肝炎病毒，传染性较强。

HBeAb: HBeAb-IgM 阳性表明乙型肝炎复制阶段，出现于肝炎早期。

HBcAb: HBeAb-IgG 阳性表明慢性持续性肝炎或既往感染。

大三阳是指 HBsAg( 表面抗原 )、HBeAg( E 抗原 )和 HBcAb( 核心抗体 )全阳性，其余阴性。

小三阳是指 HBsAg( 表面抗原 )、HBeAg( E 抗体 ) 和 HBcAb（核心抗体）全阳性。

**幸“孕”链接**

乙型肝炎是经血液传播的。如果为大、小三阳，在孕晚期要注射 3 次免疫球蛋白以免传染给胎宝宝。

## 060 孕期B超检查

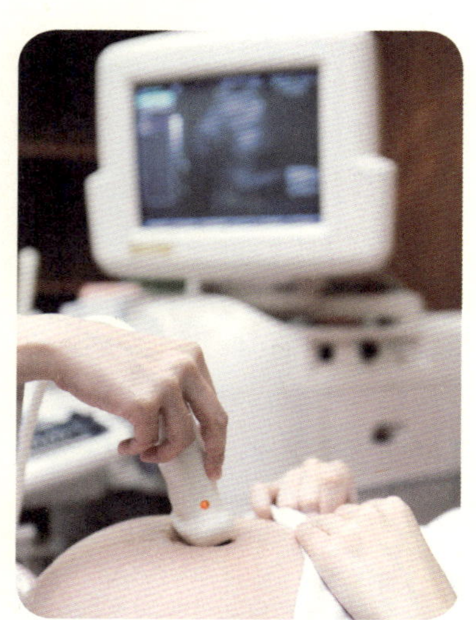

**B 超检查主要检查以下几项:**

**APTD**

腹部前后径，即腹部前后间的厚度。用于检查胎儿腹部的发育状况及推定胎儿体重。

**BPD**

胎头双顶径。一般在孕 5 个月以后与怀孕月份相同，如孕 32 周（8 个月）应约为 8.0 厘米。怀孕足月时应达到 9.3 厘米或以上。

FL

胎宝宝大腿骨的长度，其正常值与相应的怀孕月份的 BPD 值差 2 ~ 3 厘米。如 BPD 为 8.7 厘米，股骨长度应为 6.7 厘米。

AFI

羊水指数。正常深度在 3 ~ 7 厘米，小于 3 厘米为羊水过少，大于 7 厘米为羊水过多。

胎心

正常频率为每分钟 120 ~ 160 次。

Message

一般情况下，产检报告是由医院统一归档，不会让准妈妈带走，如果准妈妈想要留底或自己研究，可以在去产检时带上相机，把报告拍下来。

## 061 超声波检查对胎宝宝有害吗

超声波检查是一种物理检查方式：孕早期医生会通过超声波检查来明确是否宫内正常妊娠、是否葡萄胎以及单胎还是多胎等；孕中期用于了解胎宝宝发育情况及是否畸形；孕晚期进行临产前的最后评估，确定胎位、胎儿大小、胎盘成熟程度及有无脐带缠颈等情况。

超声波检查对胎宝宝有害还是无害，关键在于超声波的剂量，当达到一定剂量时，受检者体内的局部细胞就会受到损害。如果在正规的医院接受 B 超检查，且医生或操作师是经过严格专业训练的，超声仪器的功率又小于 10 毫瓦 / 平方厘米，则不至于对胎宝宝造成伤害。

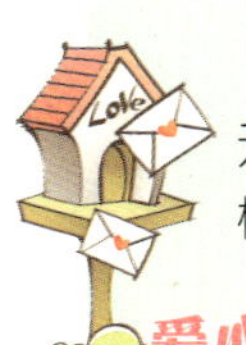


不要频繁使用超声波检查，如无特殊情况，整个孕期做 3 次 B 超检查即可。

爱心提示

## 062 什么是唐氏筛查

唐氏综合征又叫做21三体综合征，即患者的第21对染色体为3条，比正常人多出1条。患有这种疾病的人具有严重的智力障碍，并伴有复杂的心血管疾病，生活不能自理。这是一种偶发性疾病，也就是说每一个准妈妈都有可能生出“唐氏儿”，因此孕期进行唐氏筛查非常必要。

唐氏筛查是唐氏综合征产前筛选检查的简称。是通过化验准妈妈的血液来检测母体血清中甲型胎儿蛋白和绒毛促性腺激素的浓度，并结合准妈妈的年龄、体重和采血时的孕周等判断胎宝宝患有唐氏综合征的危险系数。筛查的最佳时间是怀孕的第15～20周，一般抽血后一周内即可拿到筛查结果。

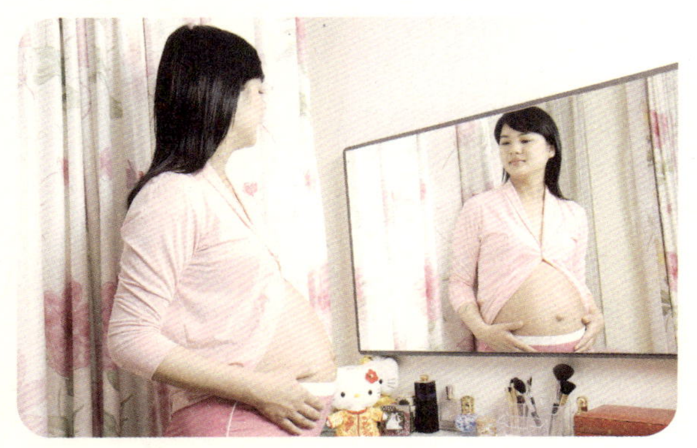

**幸“孕”链接**

准妈妈年龄较大或者怀孕后感染过病毒，如风疹、流感等，以及长期在辐射或污染严重的环境下工作，生出“唐氏儿”的几率会增加。

## 063 高龄准妈妈需要做羊膜穿刺吗

羊膜腔穿刺是目前最常用的一种有创产前诊断技术。穿刺时，医生在超声波探头的引导下，用一根细长的穿刺针穿过腹壁、子宫肌层及羊膜进入羊膜腔，抽取20～30毫升羊水，通过检查其中胎宝宝细胞的染色体、DNA、生化成分等，以确诊胎宝宝是否有染色体异常、神经管缺陷以及某些能在羊水中反映出来的遗传性代

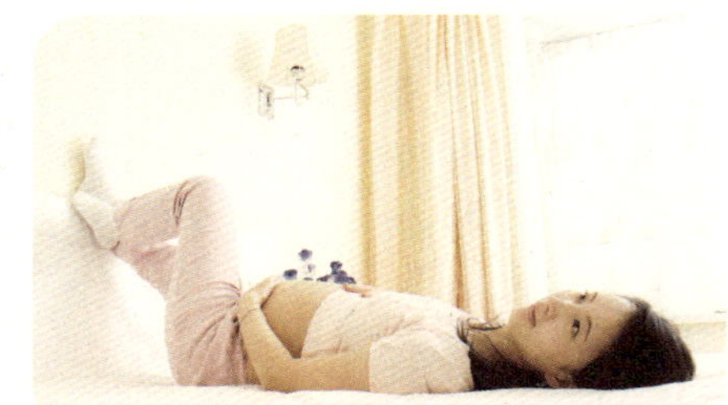

谢疾病。

高龄妊娠是发生染色体异常的重要因素，也就是说准妈妈年龄越大，发生染色体异常的几率也就越大。因此，为了避免生下有缺陷的宝宝，高龄准妈妈最好在怀孕 16 ~ 18 周时做羊膜穿刺。

**Message**

羊膜腔穿刺后可能会出现阴道少量出血、羊水溢出或子宫轻微收缩的现象，这不会给怀孕过程造成影响，不需特别治疗。

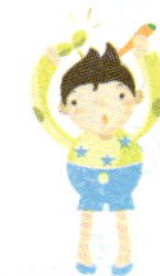

## 064 妊娠糖尿病筛查的注意事项

准妈妈如果患上妊娠期糖尿病，对自身及胎宝宝都有很多危害，还可诱发肾盂肾炎、妊娠高血压综合征等并发症。因此，准妈妈在怀孕 24 ~ 28 周时要进行妊娠期糖尿病筛查试验。筛查的注意事项如下：

1. 筛查前 3 天要正常进食，不需要节食，饮食宜选择高蛋白、低脂肪、粗纤维的食物，不能吃糖果、巧克力、蛋糕等高糖食品，水果也要吃含糖量少的，以免影响检查结果。

2. 筛查当天早晨空腹到达医院，遵医嘱将 50 克葡萄糖溶于 250 毫升温水中，在 5 分钟之内全部喝完，1 小时之后进行静脉抽血。

3. 被怀疑有妊娠期糖尿病的准妈妈，需要在怀孕 30 周后再进行一次检查。

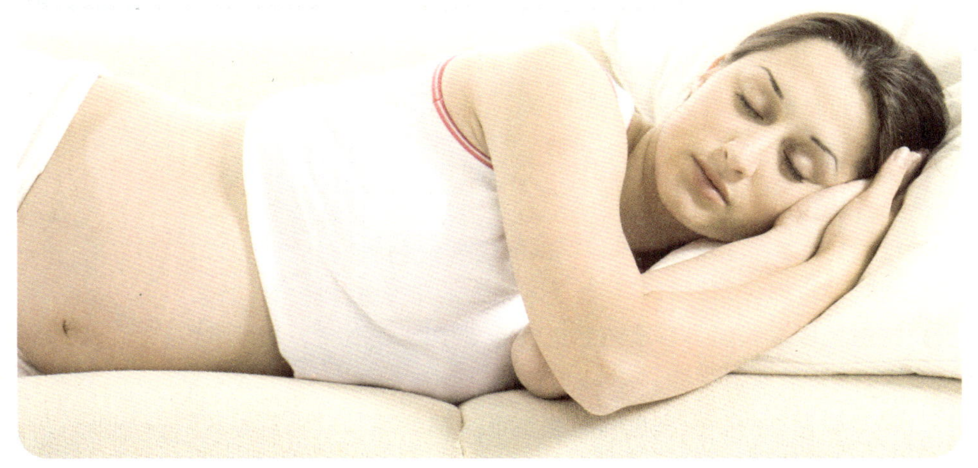

# 分娩常识早知道

## 065 学会判断异常宫缩

以下是准妈妈判断宫缩是否正常的小方法：

1 一般情况下，孕37周之前每小时宫缩次数在6次左右就属于比较频繁的，应及时去医院，在医生指导下使用一些抑制宫缩的药物，以防早产。

2 到了怀孕后期，宫缩变得频繁，甚至10～20分钟就收缩一次，部分还呈现规律性，有时伴有阵痛。这时候的宫缩，很难与进入待产的真正阵痛区分，必须进一步观察或到医院检查。

3 早产宫缩。当准妈妈发生早产时，子宫收缩压力增加，准妈妈不但下腹部酸痛，还会痛到腹股沟甚至有持续性腰部酸痛，严重的还会伴随阴道分泌物增加及阴道出血。

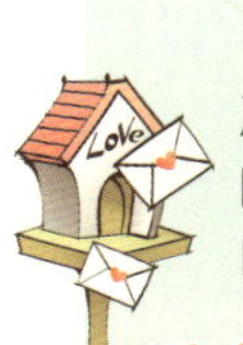

**爱心提示**

宫缩是判断准妈妈是否临产的重要标志，因此准妈妈要时常注意观察记录宫缩情况，以便及时发现异常情况。

## 066 避免外力引起异常宫缩

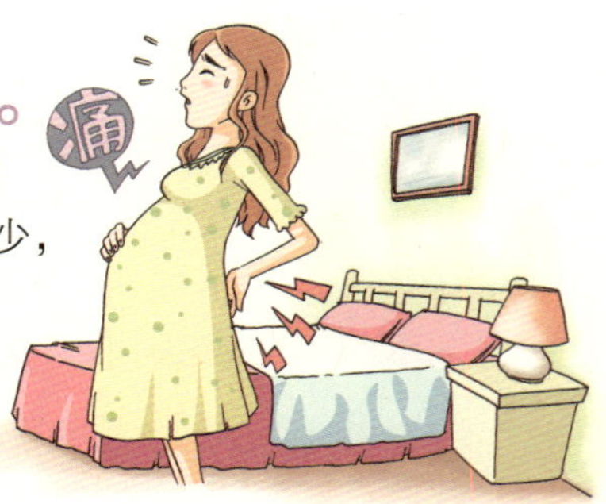


①避免外力撞击腹部。准妈妈跌倒或腹部不慎受到撞击时，会因疼痛、惊吓导致子宫内血液供给变少，引起宫缩，严重的撞击甚至还会造成胎盘早剥，危及准妈妈与胎宝宝的生命。

②不要提重物。提拿重物时腰及下腹部会用

力，引起腹部的压力增加及子宫的充血，引起宫缩。这时，准妈妈要及时躺下休息，保持安静。

③避免过于疲劳。身体处于长期的摇晃状态或从事激烈的运动，常会不自觉出现宫缩。

④放松心情。准妈妈精神压抑也会导致频密的宫缩，最好能做到不要积存压力，身心放松。

⑤谨慎性生活。剧烈的性交动作及射精，容易引发子宫收缩，甚至会造成胎盘早剥，威胁宝宝生命，一定要注意，晚期应避免性生活。

**Message**

准妈妈还要防止着凉引起的宫缩。尤其是长期待在空调房中的准妈妈，一定要注意下肢和腰部的保暖，避免引起宫缩。

## 067 常见分娩方式有哪些

**自然分娩：** 即顺产，生产过程中不需要借助外力，胎宝宝经阴道自然娩出。这是人类进化中最本能最自然的方式。

**剖宫产：** 以手术的方式，切开腹壁及子宫，取出胎宝宝。是唯一不需经过阴道的分娩方式。

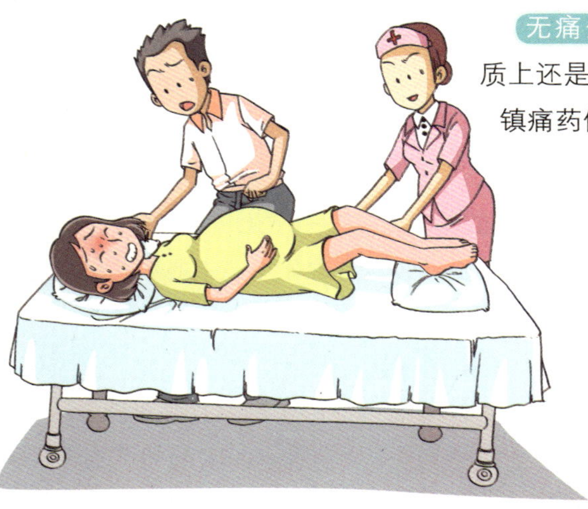

**无痛分娩：** 医学上称“分娩镇痛”，本质上还是自然分娩，只不过是使用麻醉药或镇痛药使分娩时的阵痛减轻甚至消失。

**幸“孕”链接**

虽然有很多分娩方式可供选择，但究竟采取什么样的分娩方式还是需要医生根据准妈妈的自身状况来决定。

## 068 自然分娩，好处多多

自然分娩过程中，子宫有规律的收缩能使胎宝宝的肺部得到锻炼，有利于其出生后迅速建立正常呼吸，促进肺成熟，减少呼吸系统疾病发生率；胎宝宝呼吸道内的羊水和黏液通过子宫收缩和产道挤压被排挤出来，不易患湿肺和吸入性肺炎；经过产道时，胎宝宝还会受到触、味、痛等各方面感官的锻炼，可促进大脑及前庭功能的发育；免疫球蛋白可由准妈妈传给胎宝宝，大大提高宝宝的抵抗力；自然分娩还可使准妈妈产后子宫的收缩能力增强，有利于恶露排出和子宫复原，减少产后出血。

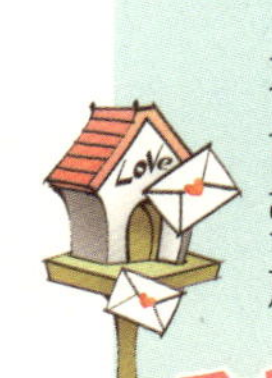


**爱心提示**

精神因素对能否顺产有很大的影响，有些准妈妈本来符合顺产条件，可临产时由于紧张、恐惧等使顺产受到阻碍，加大了难度。

## 069 走近水中分娩

作为一种生产方式，水中分娩从诞生以来，似乎就一直披着神秘的面纱，离我们很近也很远。它到底是一种怎样的分娩方式呢？有什么优缺点呢？

水中分娩，顾名思义就是在水中生宝宝，孕妈妈从阵痛活跃期开始进入浴缸中，生产的时候也是在水中进行。

### 水中分娩的优点

TO MAMA

孕妈妈泡在浴缸里，适宜的水温可以减轻阵痛的强度，帮助孕妈妈放松心情；水的浮力作用可使身体及腿部肌肉放松，利于宫颈扩张；同时在水中孕妈妈可以自由调节体位；分娩时出血量少，跟自然生产相比，会阴破损小；还可以缩短产程，降低产程中催产素的需要；同时产后的恢复也明显优于其他分娩形式。

TO BABY

由于分娩池与孕妈妈子宫内的羊水环境类似，因此胎儿在离开孕妈妈以后会很快适应这一新的外部环境。在临床实践中发现，在水中诞生的婴儿比普通方式诞生的婴儿受到伤害的概率小。

### 水中分娩的缺点

如果说水中分娩有什么缺点的话，那就是在如何消毒及防止感染方面做起来比较难，也是国内目前开展这种分娩方式较少的重要原因。

## 070 了解自然分娩的三大产程

**第一产程**

指从阵痛开始到宫颈全开，经历这一过程，初产妇需 8 ～ 14 小时，经产妇需 6 ～ 8 小时。第一产程又分潜伏期与活跃期。潜伏期是宫颈从闭合至开到约 3 厘米时，这时阵痛间隔时间较长且不强烈。进入活跃期时，宫缩会非常强烈且间隔时间短，当宫颈扩大到 10 厘米时，就准备进入第二产程。

**第二产程**

指宫颈全开到胎宝宝娩出。初产妇需 30 分钟 ~ 2 小时，经产妇需 5 分钟 ~ 1 小时。此时宫缩时间会越来越长、间隔时间缩短。准妈妈要在医生的指导下，配合宫缩时间，调整呼吸，用力将胎宝宝娩出。

**第三产程**

指从胎宝宝娩出到胎盘娩出。需 10 ～ 30 分钟。剪断脐带后等待胎盘自然娩出或协助排出。

## 071 缓解分娩疼痛的方法

自然分娩很痛，但是掌握技巧，是能减轻痛苦的。

① 通常，初产妇的子宫口完全打开需要十几个小时。阵痛微弱的时候，不必一动不动地躺在病床上，准妈妈可以活动活动身体，也可以和陪床的丈夫聊聊天，消除紧张情绪。

② 随着分娩的推进，阵痛的间隔时间会越来越短，每次的痛感也越来越强，持续的时间也会越来越长。阵痛强烈时，寻找使身体感觉舒服的呼吸法或姿势。可以尝试做一下深呼吸，同时轻触腹部也可以缓解疼痛。

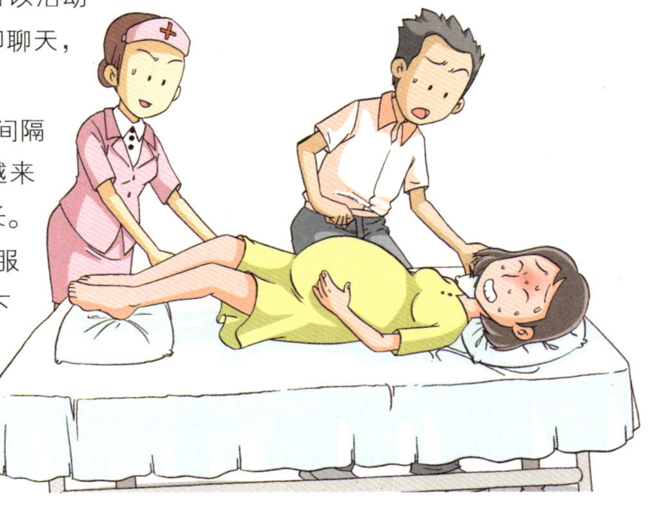

③ 学会正确用力，将注意力集中于产道，收下颌，看

着自己的肚脐，尽量分开下肢，身体不要向后仰。脚掌稳稳地踩在脚踏板上，脚后跟用力。紧紧抓住产床的把手，像摇船桨一样，朝自己这边提。背部不要离开产床，只有紧紧地贴住，才能使得上劲。

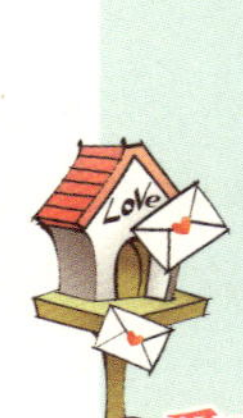


**爱心提示**

分娩过程中，准妈妈不要因为有排便感而感到不安，或者因为用力时姿势不好看觉得不好意思，只要尽可能地配合医生的要求做，大胆用力才能达到最佳效果。

## 072 什么是导乐式分娩

“导乐”是指有经验的老助产士和产科医生。导乐式分娩就是“导乐”在对准妈妈的全程陪伴中，根据自己的分娩经历和医学常识，在不同阶段提供有效的方法和建议。

从准妈妈进入产房开始，“导乐”就会一刻不停地陪伴在准妈妈身边，直到产后 2 小时。在整个过程中，她们会告诉准妈妈分娩进程和相关知识，通过和准妈妈谈心或提出各种问题来了解准妈妈的心理状态。

在分娩过程中，“导乐”还会指导和帮助准妈妈进行深呼吸，并为准妈妈按摩子宫、腰骶部等，缓解分娩的痛苦。同时，准妈妈还会得到无微不至的生活照顾，包括倒水、拿巧克力这些细节。在这样一个充满热情、关怀和鼓励的氛围中，宝宝将很快顺利降生。

**Message**

分娩疼痛带来的肉体上的痛苦和精神上的紧张，都是暂时的，也是可以承受的。对于绝大多数健康的准妈妈来说，自然分娩并非是什么难题。

## 073 了解无痛分娩

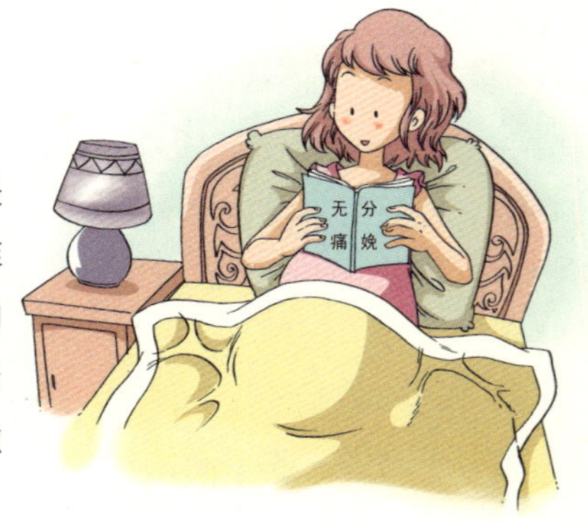


“无痛分娩”在医学上称为分娩镇痛，是利用药物麻醉及其他的方法来减少或解除准妈妈的痛苦，是既止痛又不影响产程进展的一种分娩方式。对疼痛很敏感、精神高度紧张或患有某种合并症的准妈妈，就可以考虑

选择这种方式。

硬膜外阻滞感觉神经这种镇痛方法是目前采用得最广泛的一种无痛分娩方式。这种无痛分娩的全过程跟自然分娩的全过程基本一致，只是在子宫口开到3~4厘米时放入硬膜外麻醉，使其持续少量地释放，只阻断较粗的感觉神经，不阻断运动神经，从而影响感觉神经对痛觉的传递，最大程度地减轻疼痛。

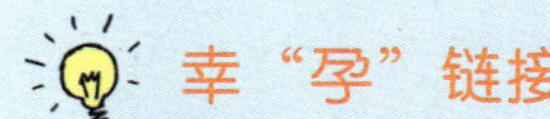


准妈妈如果已经决定采用无痛分娩，应早些向医护人员说明，经医生检查后决定能否使用。

## 074 了解会阴侧切手术

会阴是指阴道口到肛门之间的长2 ~ 3厘米的软组织结构。会阴侧切术是指在会阴部做一斜形切口，它是产科最为常见的一种手术。下列情况的准妈妈一般会进行会阴侧切：

1 **避免裂伤。** 初产妇会阴紧，分娩时常有不同程度撕裂，切开会阴是为防止不规则撕裂和损伤肛门。而在进行产钳术、胎头吸引术及臀位助产等手术助产时，为了便于操作防止会阴裂伤，也会进行会阴侧切。

2 **加速分娩。** 胎宝宝过大、胎头或者胎肩自然娩出受阻、胎宝宝宫内有缺氧的情况存在，或者产妇患有严重的妊娠高血压综合征或合并心脏病，为预防分娩时发生“抽风”或心衰及早结束第二产程，尽快娩出胎宝宝时，也会实施会阴切开手术。

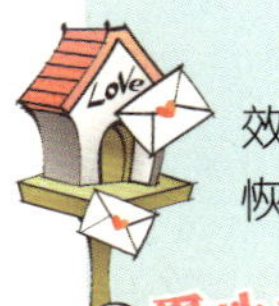


会阴侧切是保护准妈妈盆底组织在分娩过程中避免过度损伤的有效方法，又可缩短产程，在正规医院分娩的孕妈妈不必担心愈后身体恢复。

爱心提示

## 075 临产3征兆：胎宝宝迫不及待要出来了

**见红：**一般在产前2～3天会有少量粉红色或红色黏稠分泌物从阴道中流出。

**阵痛：**由宫缩产生的疼痛，分为假痛和真痛。假痛一般开始于产前3～4星期，无规则，疼痛多发生在下腹及腹股沟处。真痛的发生较有规则，一般初产准妈妈约每10分钟阵痛一次，疼痛发生在腹部、背部及尾椎骨处，痛感强烈，这时子宫口逐渐张开，生产即将开始。

**破水：**无色、稍黏的羊水流出，一般先阵痛再破水，但也有无阵痛即破水。此时应采用平卧姿势，并尽快入院待产。

**Message**

临产征兆出现时就要做好入院待产的准备了，要检查产前检查的资料是否带全，还要详细地记下宫缩记录，以便入院后供医生参考。

## 076 把握宫缩节奏

临盆早期，准妈妈的宫缩时间间隔较长，约20～30分钟一次，每次不超过1分钟，然后，宫缩间隔变为约5分钟一次，宫口开到3厘米；到临盆活跃期，宫缩开始变得有规律且间隔时间更短，约2～5分钟一次，每次宫缩会持续将近1分钟之久，宫口从4厘米扩大到近10厘米，此时准妈妈会感觉很痛，但切记要保持安静，不要大喊大叫，以免耗费体力；预示着胎宝宝马上就要出生了，此时宫缩是最痛的，时间间隔为2～3分钟，每次持续1分半左右，宫颈开到了10厘米，这时，准妈妈要配合医生的指示用力和放松，直到宝宝娩出。

**幸“孕”链接**

分娩过程中，医生或助产士会根据需要为准妈妈实施外阴切开术以扩大阴道口，使胎宝宝顺利娩出。

## 077 分娩之后还得继续观察

分娩之后，医生还需要对因分娩实施的会阴侧切口进行缝合，并观察新妈妈的子宫收缩情况、膀胱充盈情况、阴道流血量、会阴阴道有无血肿、肛门有无坠胀感，并测量血压及脉搏等，以确保新妈妈一切正常。新妈妈如感到有什么不适，如头晕、心慌等，应及时向医生诉说，以便及时处理。同时，助产士会给宝宝处理脐带、洗澡、称体重、测量身高及头的各径线等。经过2小时的观察，新妈妈和宝宝都被确认平安无事后，才会被推出产房，回病房休养。

**爱心提示**

产后新妈妈要尽量多吃多睡，以保证身体顺利恢复，并且要坚持母乳喂养，不要为了保持身材而急于减肥，这样对新妈妈和宝宝都不好。

## 078 自然分娩后的照料

❶ 分娩过程使新妈妈的体力消耗非常大，加上隔几个小时就要给宝宝喂奶、换尿布，因此，新妈妈一定要争取时间多休息，以确保体力的恢复。

❷ 产后尽快排小便。分娩过程中，胎头下降会压迫膀胱和尿道，如果憋尿时间过长，会影响子宫收缩，易导致产后出血。

❸ 产后会阴和阴道会有不同程度的损伤，因此要特别注意阴部清洁，以免细菌感染。

❹ 饮食宜清淡营养易消化，如鸡蛋、牛奶、面条等，并多吃蔬菜水果以防便秘。

❺ 保持室内空气流通，但不要门窗大开，以免受风。

## 079 剖宫产，不得已而为之

除非发生以下必须采取剖宫产的情况，否则准妈妈一定要勇敢一点，坚持顺产。

❶ 胎位不正：正确的生产应该是胎宝宝的头顶先露出来。不正确的胎位有横位、臀位等。

❷ 胎儿窘迫：胎宝宝缺氧而陷入危险状态。

❸ 胎儿过大：胎宝宝体积太大，无法经由骨盆腔产出。

❹ 骨盆过小：有些准妈妈因身材过于矮小，骨盆没有足够空间使胎宝宝产出。

❺ 重度妊娠高血压综合征：患有高血压、蛋白尿、水肿综合征的准妈妈，胎

宝宝将无法从胎盘获得足够的营养与氧气，也不能承受生产过程所带来的压力。

⑥自然生产无法继续进展：由于各种原因造成的孕妈妈产程进展困难，胎儿无法产出。

**Message**

剖宫产手术前要做好自身清洁，并保证充足的睡眠；训练床上排尿的习惯以防术后出现尿潴留；术前6小时不要进食。

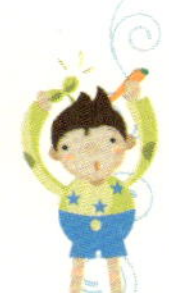

## 080 剖宫产后的照料

剖宫产虽然可避免自然分娩时的痛苦，但术后恢复却比自然分娩慢。剖宫产后的护理应该注意以下事项：

1 术后6小时内要去枕平卧，预防头痛；12小时之内禁食禁水，勤换卫生巾，保持清洁。

2 麻醉药物可抑制肠蠕动，引起肠胀气。因此，术后要多做翻身动作，24小时促进肠道内的气体尽快排出。另外，术后12小时少量萝卜汤，可以帮助减轻腹胀。

3 剖宫产后容易发生恶露不易排出的情况，会导致恶露在子宫腔内淤积，引起感染，从而影响子宫复位及切口愈合，因此卧床要采取半卧位的方式，促使恶露尽快排出。

4 气体排出之前不能吃产气较多的食物，如鸡蛋、牛奶等，可以喝一些米汤等。

**幸“孕”链接**

剖宫产后如果再怀孕需要等到2年之后，因为切口的愈合恢复需要一定的时间，如果短期内再怀孕，可能会导致宫内压力过高而发生子宫破裂。

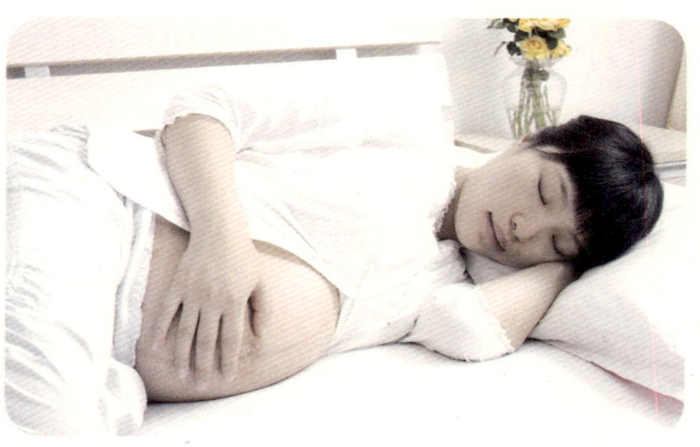

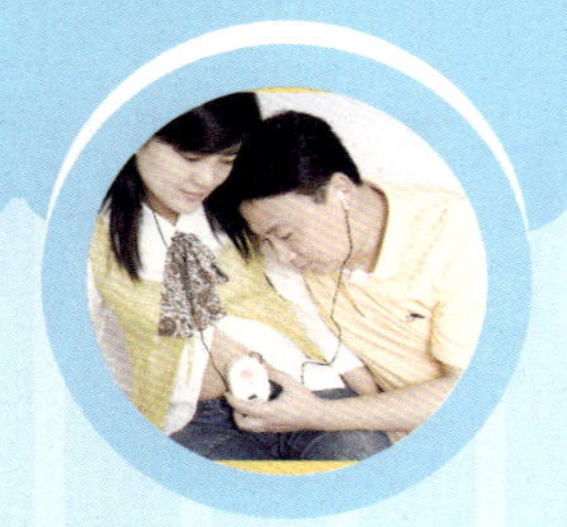
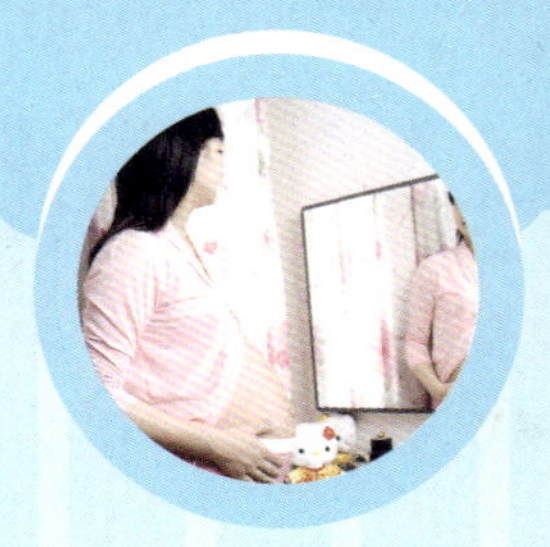
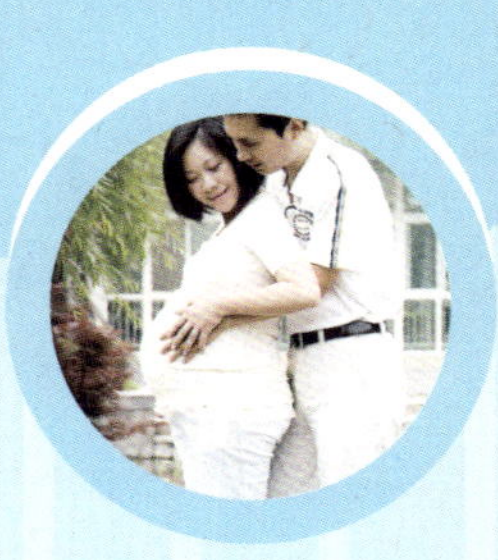

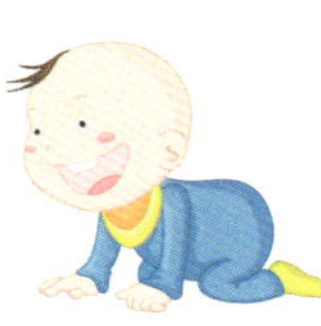

# Part 3

# 期盼宝贝，健康第一

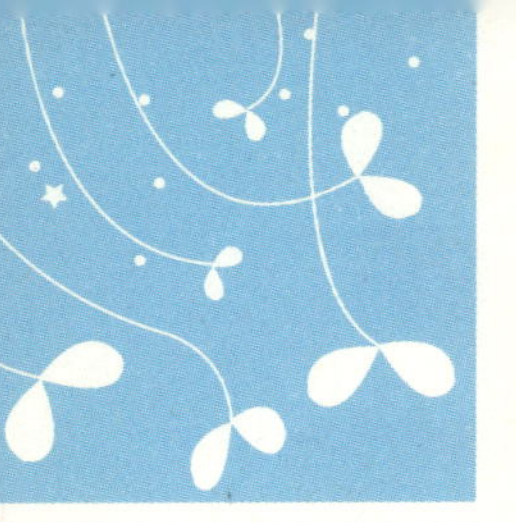



# 会调会养，赶走孕期不适

## 081 难受的孕吐来袭

孕吐一般从妊娠后 6 周左右或更早的时间开始，准妈妈会经常恶心、呕吐，早晨时尤其严重，这种症状会持续一个多月，同时还会出现食欲不振、头晕、头痛、疲倦等现象。

目前孕吐的原因尚不明确，但有一种说法是胎宝宝发出的本能自我保护的信息。人们日常所吃的各种食物中含有轻微的毒素，这些毒素一旦进入胚胎，就会影响胎宝宝的正常发育。在这种情况下，胎宝宝就会分泌大量激素，增强准妈妈嗅觉和呕吐中枢的敏感性，以便最大限度地将毒素拒之门外，确保自身安全。虽然这种说法无法被证实，但至少可以证明一件事：胎宝宝确实已经在准妈妈的腹中“安家落户”了。

对于孕吐，准妈妈不必过于担心，但如果恶心呕吐频繁，不能进食，则应及时就医。

### 幸“孕”链接

孕吐现象不是绝对的，约有 1/4 的准妈妈不会出现孕吐，这也是正常现象，不必过于担心。

## 082 缓解孕吐有妙招

①放松心情，充分休息。压力过大、太紧张、休息不好都会使孕吐加剧。

②避开刺激物。如果有些食物或日用品的味道甚至某些声音使准妈妈感到恶心，那就尽量避开它们。

③吃干淀粉类食品。干的淀粉类食品，如饼干、烤面包片、馒头片等有缓解孕吐的作用，可以在清晨起床前吃点。

④少用电视或电脑。电视或电脑屏幕的频闪会加重孕吐。

⑤生姜疗法（需遵医嘱）。用开水泡两片生姜 5 ~ 10 分钟，取出姜片，加入红糖或蜂蜜调味即可。

⑥按压内关穴。内关穴位于前臂正中，腕横纹上 2 寸。将右手手指并拢，把无名指放在左手腕横纹上，这时右手食指和左手腕交叉的正中点，就是内关穴。

**Message**

孕吐一般不会影响健康，但情况严重时，如眩晕、脱水、不能进食、呕吐物中夹有血丝等，应及时就医。

## 083 浑身乏力，提不起精神怎么办

由于早孕反应的影响，准妈妈常会感觉疲乏无力、精神不振。怎样改善这种状况呢？

首先要保证充足且高质量的睡眠，每天至少 8 ~ 9 小时，因为怀孕期间由于激素等的变化，准妈妈会有嗜睡现象，如果晚上睡不好，白天势必没精神；其次，要适当地增加户外活动，可以在早晨或晚饭后出去散散步，经常窝在家里或坐着不动，肯定会乏力或者犯困，如果条件允许，还可以不时地做个短途旅行；第三，要多和家人或朋友聊天，互相交流彼此的感受和需要，共同分享快乐；第四，适当地增加点小爱好，如插花、画画、绣十字绣等，既可以集中精力、宁静心绪，又可以培养气质。

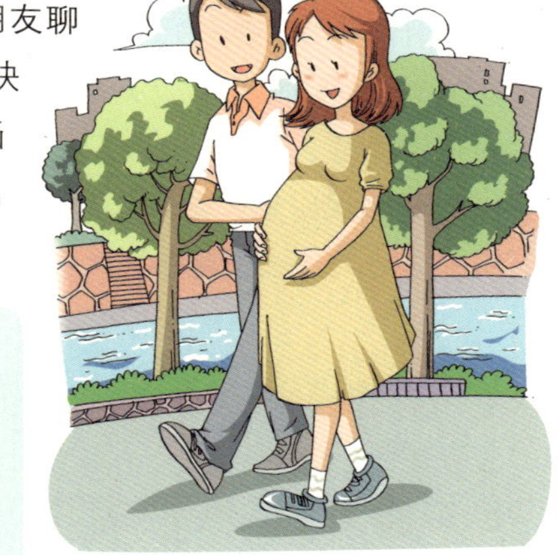

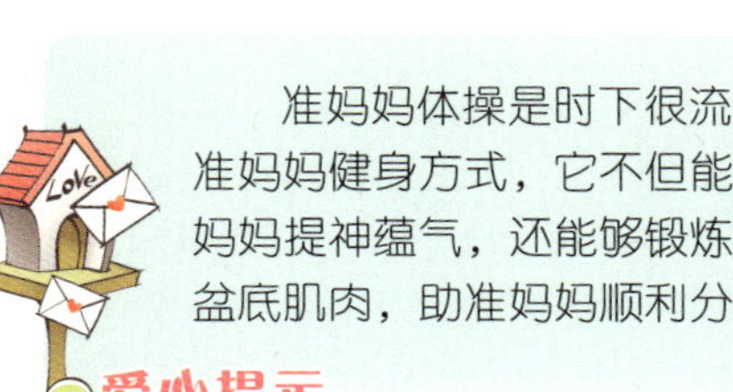


准妈妈体操是时下很流行的一种准妈妈健身方式，它不但能够帮助准妈妈提神蕴气，还能够锻炼腹、背及盆底肌肉，助准妈妈顺利分娩。

**爱心提示**

## 084 总是感觉很困？来午休吧

除了要保证晚上 8 ~ 9 个小时的睡眠外，准妈妈还可以在白天利用中午的时间小睡一会儿，这样可以使大脑和身体都得到休息与放松，有助恢复精力和体力。

午睡的时间不要太长，在 30 分钟至 1 小时为宜，否则容易进入深度睡眠，

醒来后会出现头昏、头痛、周身不适等情况；午饭后不要立即躺下，否则容易消化不良，加重便秘和胃酸，应该先做些轻微的活动，如散步等，然后再午睡。如果是在夏天，午睡时不要让电风扇对着身体吹，如使用空调，温度在28℃左右为宜，要盖好毯子或毛巾被，尤其注意不要让腹部受凉。

## 085 频繁跑厕所，准妈妈尿频正常吗

多数准妈妈在孕早期和孕晚期都会出现尿频现象。

孕早期由于子宫增大而占据了盆腔的大部分空间，推挤膀胱上移，使膀胱受到刺激而引起尿频；而孕晚期则由于胎宝宝降至骨盆腔，压迫膀胱，使膀胱容积变小，贮尿量减少，从而导致尿频。主要表现为小便次数增加，平均白天超过7次，晚上超过2次，间隔在2小时以内。这都属于正常情况，不必顾虑。只要准妈妈能够在生活细节上多加注意，就能够减轻尿频现象，如控制饮水量，临睡前1～2小时内不要喝水；还要少吃利尿食物，如西瓜、冬瓜等。

当然，尿频也可能是某些疾病引起的，如膀胱内有炎症、尿路结石、妊娠糖尿病等。如果准妈妈出现尿急、尿痛、尿发热、尿液混浊甚至血尿，就应该引起注意，及时就医了。

**Message**

到了孕晚期，准妈妈在大笑、咳嗽或打喷嚏时可能还会出现漏尿现象，为避免感染，提醒准妈妈要勤于清洗内裤，保持外阴清洁。

## 086 准妈妈的眼睛会发生什么变化

| 1 眼睑水肿 | 2 屈光不正 | 3 干眼症 |
| --- | --- | --- |
| 这是由于准妈妈体内孕激素分泌量增加及电解质不平衡引起的。这种现象一般在产后6~8周即恢复正常。 | 这是由于准妈妈眼角膜的弧度在妊娠期间会变得较陡造成的，其结果可导致远视及睫状肌调节能力减弱，看近物模糊。 | 由于受孕期激素分泌的影响，准妈妈泪液膜的均匀分布遭到破坏。泪液膜量的减少及质的不稳定，很容易造成干眼症现象。建议准妈妈多摄入对眼睛有益的维生素A、维生素C等营养素。 |

## 087 小妙招，防治胃灼热

孕期，不少准妈妈胃部会产生烧灼感，究其原因，多是由于孕期某些激素分泌量发生改变使食管括约肌松弛，导致胃酸反流到食管下段，刺激到其痛觉感受器官而引起。这虽然不是病，但也同样令人坐卧难安。那么就试试以下几种方法来改善胃灼热：

①一次不要吃太多，以避免胃部过度膨胀，可减少胃酸逆流。

②饭后半小时之内不要卧床；睡前2小时避免进食。

③睡觉时尽量将头部垫高，以防胃酸逆流。

④少吃酸性及容易产酸的食物，如醋、红薯、南瓜等。

⑤避免吃过冷、过热及辛辣等容易对胃部产生刺激的食物。

⑥油炸或油腻的食物会引起消化不良，应尽量避免。

⑦使用药物中和胃酸，但是一定要在医生的指导下进行。

**幸"孕"链接**

有些准妈妈会有胃部寒凉感，这是胃寒的表现。胃寒的准妈妈要少食多餐，多吃粥、汤之类的流食，少吃绿豆等性寒食物以及生冷食物。

## 088 小腿抽筋时怎么办

准妈妈很容易发生小腿抽筋，以下几种方法可用来预防和处理小腿抽筋的情况：

①一旦抽筋发生，立即站在地面上蹬直患肢；或是坐着，将患肢蹬在墙上，蹬直；或请身边亲友将患肢拉直。总之，使小腿蹬直、肌肉绷紧，再加上局部按摩小腿肌肉，即可以缓解疼痛甚至使疼痛立即消失。

②为了避免腿部抽筋，应多吃含钙质的食物，如牛奶、鱼骨、孕妇奶粉等，还要合理搭配其他五谷、蔬菜、肉类等。

**爱心提示**

需要指出的是，不能以小腿是否抽筋作为需要补钙的指标，因为个体对缺钙的耐受值有所差异，所以有些准妈妈在缺钙时，并没有小腿抽筋的症状。

并且要适当进行户外活动，接受日光照射。必要时，准妈妈可遵医嘱加服钙剂和维生素 D。

③需注意不要使腿部的肌肉过度疲劳。不要穿高跟鞋。

④睡前可对腿和脚进行按摩。

## 089 肚皮瘙痒难忍，一抓就“花”

怀孕时肚皮瘙痒，普遍是妊娠纹所致。

正常情况下，人体腹部的皮肤弹性纤维与腹直肌有一定的弹力，并可在一定限度内自由伸缩。但是当准妈妈怀孕超过 3 个月时，增大的子宫突出于盆腔，向腹腔发展，腹部开始胀大，皮肤弹性纤维与腹部肌肉开始拉伸，当拉伸超过一定限度时，皮肤弹性纤维就会发生断裂，腹直肌腱也会发生不同程度的分离，这时，皮肤弹性纤维断裂的地方就会出现瘙痒，甚至疼痛感。当皮肤弹性纤维断裂程度加深时，就会出现淡红色或紫红色的不规则纵形裂纹，即妊娠纹。

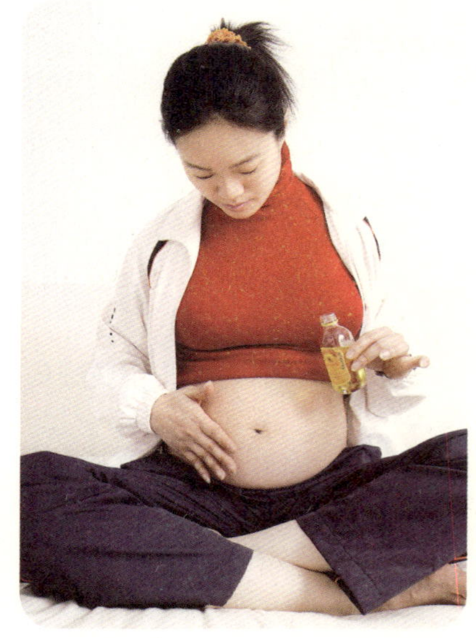

肚皮瘙痒时，千万不要乱抓，因为一旦抓破，就可能导致感染，可以涂抹润肤霜或橄榄油来缓解不适；饮食忌多油、多糖。

**Message**

如果除瘙痒外，准妈妈皮肤上还出现红色丘疹、风团块、红斑和水疱等，有可能是“肝内胆汁液淤积症”引起的，应及时就医。

## 090 缓解准妈妈腰痛背痛的小技巧

出现腰背疼痛时，准妈妈可以使用以下方法来缓解：

❶适当做一些能够加强背部力量的运动，如散步、体操等。

❷穿着舒适合脚的鞋子，不要穿高跟鞋。

❸使用腹带，使腹部得到承托，从而减轻腰背部的压力。

❹泡热水澡或局部热敷，可放松肌肉、促进血液循环。

❺躺下时将两腿垫高，可放松腹肌，帮助血液循环。

❻睡觉时采取侧卧位，以减轻腰部压力。

❼适度按摩可舒缓腰背疼痛，但不要进行推拿治疗，以免施力不当造成不良后果。

## 091 怀孕身体笨，站坐讲姿势

1 站立时，两脚稍微分开并保持两腿平行，将重心置于脚心处；长时间站立时，可一脚在前、一脚在后，将重心放在后脚上，隔一会儿交换两脚位置。

2 坐下时，先将手支撑在大腿或椅子扶手上，然后再慢慢坐下，深深地坐在椅子里，后背挺直靠在椅背上，髋关节和膝关节呈直角，大腿与地面保持平行。

3 由坐位、蹲位改为站位时，动作要缓慢，并尽可能扶住身旁的牢固物体。

4 行走时要抬头、挺直后背、绷紧臀部，前一只脚踩实后再迈另一只脚。

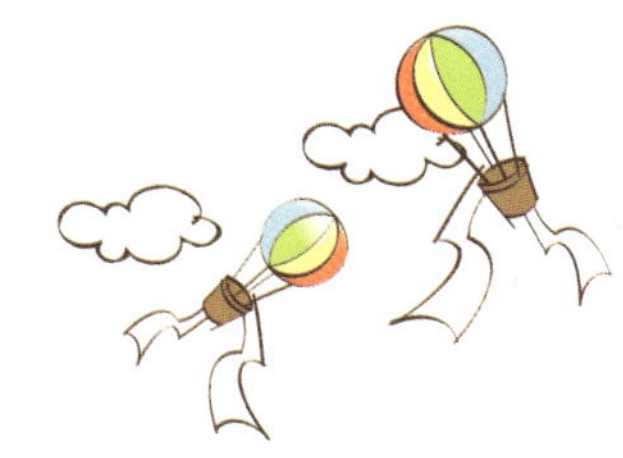

## 092 好习惯帮助消除水肿

避免出现水肿，准妈妈要在日常生活中养成下列好习惯：

❶避免久坐久站。要经常改换坐立姿势；坐着时应放个小凳子搁脚，促进腿部的血液循环通畅；每一个半小时就要站起来走一走。站立一段时间之后就应适当坐下休息。步行时间也不要太久。

❷保持侧卧睡眠姿势，下肢抬高这可以最大限度地减少早晨的浮肿；每天卧

床休息至少 9 ～ 10 小时，中午最好能躺下休息 1 小时。

❸给自己选一双好鞋。具体的选择标准，可以参考第5部分的“什么样的鞋适合准妈妈”。注意不要穿太紧的衣物，以免阻碍体液循环。

❹适当运动也是消除浮肿的好方法。如散步、游泳等都有利于小腿肌肉的收缩，使静脉血顺利地返回心脏，减轻浮肿。

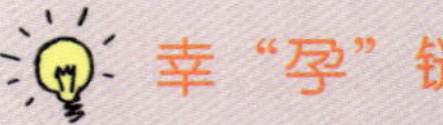

### 幸“孕”链接

适当食用红豆、洋葱、茄子、芹菜、冬瓜、西瓜、梨等利尿消肿的食物，可帮助身体排出多余水分，消除水肿。

## 093 学上一招，赶走腿部水肿

❶屈膝坐在地上或椅子上，用两只手捏住左脚，两个大拇指并齐并触到脚背，沿两根脚趾骨的骨缝向下按摩。按摩 2 ～ 3 分钟后换另一只脚。

❷盘腿坐在地上或椅子上，抬起左脚，将右手除大拇指外的 4 根手指从左脚的脚底方向全部插进脚趾缝里，然后拔出，以刺激脚趾缝。如此反复约 1 分钟左右，

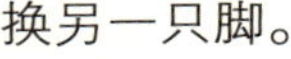

换另一只脚。

❸双手握住脚踝，用手掌从下向上按揉小腿。

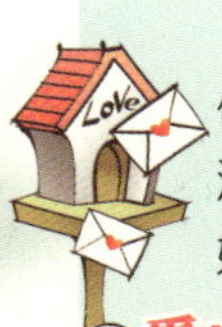


### 爱心提示

咸蛋咸肉类食品含盐量高，会使水分、盐分超出肾脏排泄能力而潴留在体内，导致身体水肿，准妈妈要少吃。

## 094 晚上入睡难，睡前准备很重要

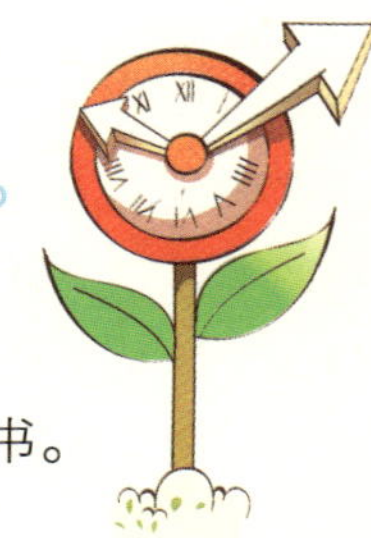

❶为卧室创造良好的睡眠氛围，如隔绝噪音、调暗灯光等。

❷晚饭不要吃得过饱，饭后散散步或听听音乐。

❸睡前不要做剧烈运动或者看令人兴奋的电影、电视剧、图书。

4 缩短看电视的时间，每天定时上床睡觉。

5 睡前喝一杯温牛奶。

6 洗个温水澡或用热水泡脚以放松身体。

7 少喝水，以免半夜起来上厕所，使睡眠中断而受到影响。

**Message**

准妈妈在孕期要注意调整睡姿，养成侧卧的习惯，这样可以促进血液回流，减轻心脏负担，从而提高睡眠质量。

## 095 肚大睡难安，靠垫来帮忙

大大的肚子常常会令准妈妈辗转难眠，仰卧对胎宝宝和准妈妈都会产生不良影响，而侧卧会因肚子下面没有支撑而悬空，让准妈妈感到非常不舒服。这时，小小的靠垫就派上用场了。

靠垫要选择质地柔软且弹性好的，不要选择硬质海绵靠垫，因为它的变形度小，和准妈妈身体及腹部曲线的贴合度比较差，用起来不舒服。侧卧时，将靠垫放置于肚子下，长度最好是能够包覆整个腹部，这样就可以分散腹部重量，以减轻背部的负担；同时，可以在背后也放置一个靠垫，用来调整侧卧时不安定的睡姿。

准妈妈可以自己动手制作一款适合自己身体尺寸的靠垫，还可以选择自己喜欢的花色和面料，让孕期生活变得更加有趣味。

**爱心提示**

准妈妈睡眠不好还可能和枕头有关。快看看自己的枕头是否已失去弹性，并有凹凸不平、结块及异味。如果是，就务必要换枕头了。

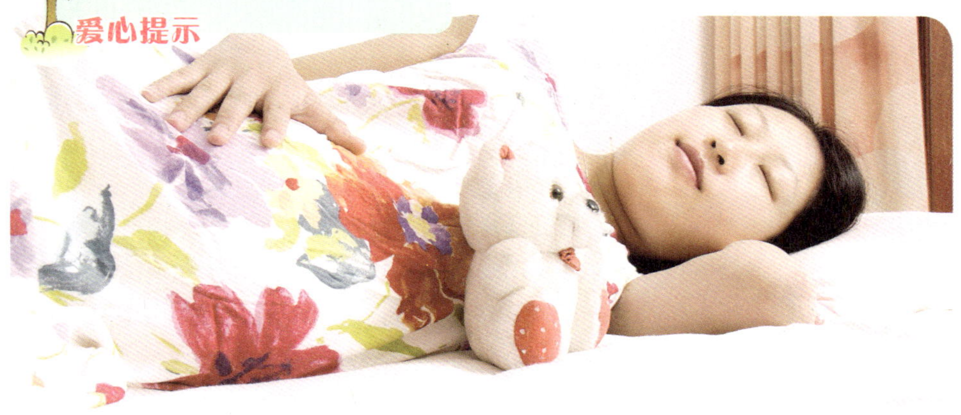

## 096 不让静脉曲张爬上美腿

妊娠后盆腔血液回流到下腔静脉的血流量增加，增大的子宫压迫下腔静脉而影响血液回流，致使出现下肢及外阴静脉曲张。轻度静脉曲张不会引起任何症状，当其加重时，会出现沉重感和疲劳感。约有 1/3 的准妈妈会产生严重程度不等的下肢静脉曲张或微血管扩张。孕期静脉曲张怎么办呢？

❶每天适度温和地运动，并保持适当的体重。不要提过重的物品。

❷尽量避免长期采用坐姿、站姿或双腿交叉压迫。休息的时候可将双腿抬高，帮助血液回流至心脏。

❸睡觉时尽量取左侧卧位，避免压迫到腹部下腔静脉，减少双腿静脉的压力。建议睡觉时脚部垫着枕头抬高。

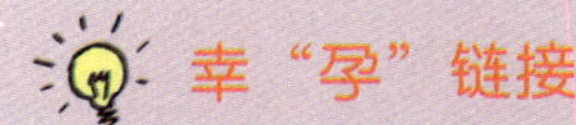

**幸“孕”链接**

已经发生静脉曲张的准妈妈，可以在医生指导下，穿着渐进压力式的医疗级弹性袜来减轻静脉曲张症状。

## 097 孕后期如何避免尿失禁

孕后期尿频是正常的生理现象。在尿频的时候，准妈妈千万不要憋着，应立即去卫生间。如果准妈妈发生尿频的同时伴有尿急、尿痛、尿液浑浊则是异常现象，应及时请医生检查。

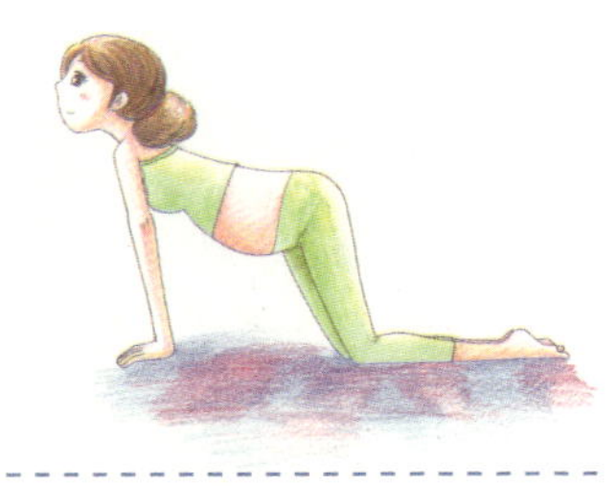

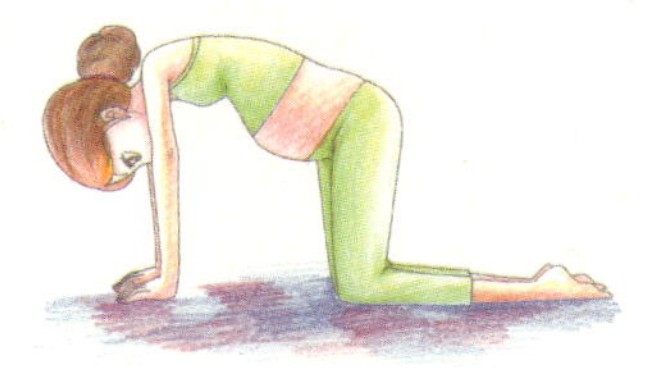

除了排尿次数增多，还有些人可能会骨盆底肌肉呈托力差而出现压力性尿失禁。压力性尿失禁也是孕后期一个正常且常见的生理现象，如果准妈妈有大笑、咳嗽或打喷嚏等增大腹压的活动，就很容易发生压力性尿失禁。

要避免发生尴尬的尿失禁现象，建议准妈妈常做骨盆放松练习，这有助于预防压力性尿失禁。做骨盆放松练习前应咨询医生，如果准妈妈有早产征兆，就不要做了。具体动作如下：四肢跪下呈爬行动作，背部伸直，收缩臀部肌肉，将骨盆推向腹部。并弓起背，持续几秒钟后放松。

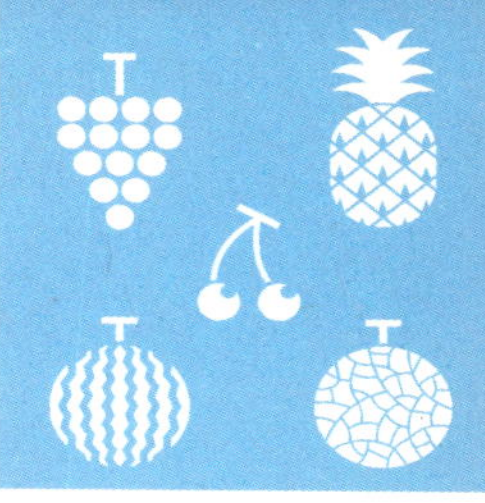

## 098 哪些准妈妈需进行额外的产前咨询

1. 对胎宝宝的生长发育有任何疑问或发现任何异常现象的准妈妈。
2. 高龄准妈妈，即35岁以上的准妈妈。
3. 曾有过病毒感染、弓形体感染，或接受大剂量放射线照射、接触有毒有害农药或化学物质、长期服药等情况的准妈妈。
4. 已生育过先天愚型儿或其他染色体异常儿的准妈妈。
5. 有糖尿病、甲状腺机能低下，患有肝炎、肾炎等疾病的准妈妈。



## 099 及早发现宫外孕

宫外孕指受精卵在宫腔外着床发育，以输卵管妊娠最多见。发生宫外孕的准妈妈，一般会在怀孕6~8周（不知道自己怀孕时，一旦出现长时间的停经后，也应注意宫外孕的可能）出现不规则阴道流血，血量可多可少，同时伴有下腹一侧出现隐痛或胀痛，有排便感，疼痛为阵发性或持续性时，应立即送医院救治。

准妈妈如果以前就发生过宫外孕，在彻底治愈后必须坚持避孕一段时间，待医生检查后认为一切正常后方可考虑怀孕，以免再次引发危险的宫外孕。

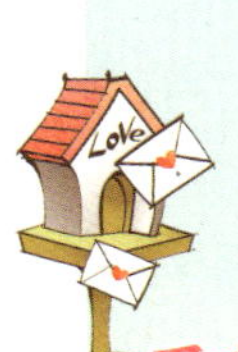


爱心提示

## 100 及早发现葡萄胎

葡萄胎是一种妊娠期的滋养叶细胞肿瘤，是胚胎的滋养细胞绒毛水肿增大，形成大小不等的水泡，相连成串，像葡萄一样，故称葡萄胎。

发生葡萄胎的准妈妈，一般表现为闭经后不规则阴道流血，最初出血量少，为暗红色，后逐渐增多或继续出血。可伴有阵发性下腹痛，腹部呈胀痛或钝痛。一般能忍受，常发生于阴道流血前，也可伴有严重的妊娠呕吐。

患有葡萄胎的准妈妈，在孕早期就有妊娠高血压综合征征象如高血压、下肢水肿和尿中有白色絮状沉淀。在妊娠 4 个月左右，临近自行排出时可发生大出血，并可见到葡萄样组织。

一旦发现以上症状，应及时将准妈妈送医就诊，以免出现危险。

**Message**

葡萄胎一旦确诊后应及早手术，以求保留子宫，避免其发生远处转移，给治疗带来一定的困难。

## 101 保护胎儿，远离流产

流产指妊娠不足 28 周，胎儿体重不足 1000 克就终止妊娠。胚胎发育不正常，准妈妈患有贫血、心脏病、子宫畸形、阴道炎等疾病，受高温、噪音或有毒环境的影响等情况都有可能导致流产，但有些流产是日常生活中不注意而造成的。

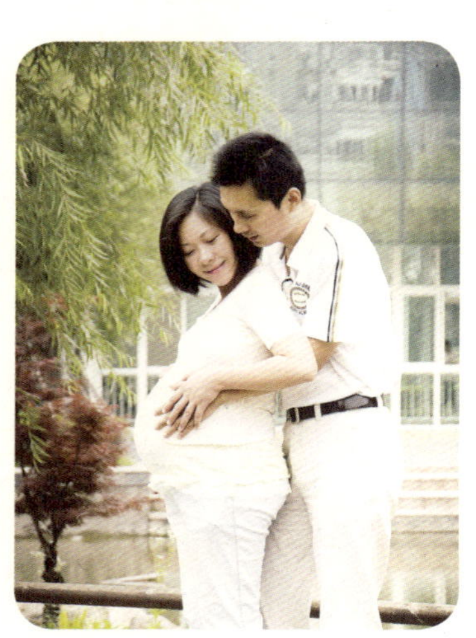

保护好胎宝宝，避免流产，准妈妈要做到：

1. 避免劳累，注意休息，保证营养。
2. 避免剧烈运动及使腹部紧张或受到压迫的动作，如弯腰、搬重物、伸手到高处取东西等；同时也不要长时间蹲着。
3. 避免骑自行车，不要乘坐剧烈的交通工具，坐汽车时尽量坐在前排。
4. 孕早期和孕晚期要避免性生活；孕中期的性生活要注意体位和时间。
5. 调整好情绪，避免过度紧张、兴奋及悲伤。
6. 加强孕期检查。

## 102 宝宝早产的预防和应对

妊娠不足 37 周的分娩叫做早产。早产儿中约有 15% 在新生儿期死亡，即使存活，其体质、智力等一般情况也比不上足月儿。因此，准妈妈要积极预防早产。

1. 少吃生冷食物、隔夜饭或外出就餐，避免肠道感染；保持阴部清洁，避免生殖系统感染。

2. 多吃含膳食纤维丰富的蔬菜、水果等，防止便秘，避免因排便过于用力而诱发早产。

3. 避免剧烈活动及增加腹部压力的动作，如弯腰。

4. 休息时，取左侧卧位，以增加胎盘血流量，减少宫缩。

5. 孕 32 周以后要避免性生活，以防子宫受到刺激而产生宫缩。

6. 如果出现下腹部反复变软变硬、阴道出血及早期破水等早产征兆时应马上卧床休息并及时就医。

## 103 怎样避免胎宝宝变成“巨大儿”

8 斤？

体重等于或大于 4000 克的足月新生儿称为“巨大儿”。准妈妈营养过剩或患有妊娠期糖尿病是产生“巨大儿”的两个常见原因。

巨大儿由于体积过大、头部很硬，在顺产时往往会引起难产，即使能够顺产，也有出现锁骨骨折、颅内出血等损伤。而且，巨大儿更易发生心脏畸形，长大后也会成为肥胖症、糖尿病、高血压等疾病的易患人群。

因此，准妈妈一定要改变“胎宝宝越胖越好”的认识，要适度地进行活动，不要整天坐着或躺着，并合理恰当地补充营养，减少高热量、高脂肪、高糖分食品的摄入，保持自身体重和胎宝宝体重的匀速增长。密切关注胎宝宝的生长发育进程，当发现胎宝宝增长过快时，应该及早去医院向产科医生做营养咨询，合理调整饮食，避免隐性糖尿病的发生。

**幸“孕”链接**

妊娠期糖尿病的准妈妈，应在孕中期为胎宝宝做一次心脏B超检查，及早明确胎宝宝有无先天性心脏畸形，以便进行早期干预。

## 104 胎动异常怎么办

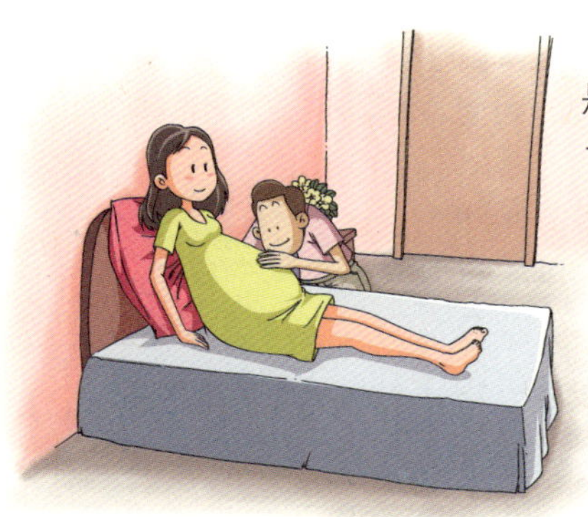

胎宝宝在子宫腔里的活动叫做胎动。胎动是胎宝宝发育良好与否的“风向标”。一般情况下，胎动平均1小时不少于3～5次是正常的，即表示胎盘功能良好，胎宝宝在子宫内生活愉快。一旦出现异常胎动，准妈妈应立即引起重视。

❶胎动减少。这可能是由准妈妈发烧引起的。因此，准妈妈要注意休息，多喝水，保持室内空气流通，避免感冒引起发烧。

❷胎动突然加快。准妈妈受到严重的外力撞击时会引起剧烈胎动，甚至造成早产、流产。准妈妈要减少大运动量的活动，少去人多的地方，以免被撞到。

❸胎动加剧后又很快停止。准妈妈有高血压、严重外伤、短时间子宫压力减小及脐带绕颈或打结时会出现这种状况。

**Message**

由于胎宝宝个体差异大，有的12小时可动100次左右，只要胎动有规律、有节奏且变化不大，即证明胎宝宝发育是正常的。

## 105 胎宝宝脐带绕颈有危害吗

脐带一端连接于胎宝宝的腹壁脐轮处，另一端连接着胎盘，胎宝宝通过脐带血循环从准妈妈那里获得氧气以及各种营养物质，同时排出体内的废物。

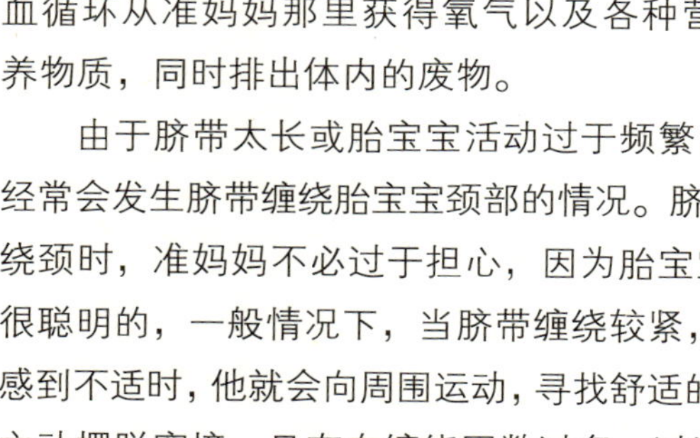

由于脐带太长或胎宝宝活动过于频繁，经常会发生脐带缠绕胎宝宝颈部的情况。脐带绕颈时，准妈妈不必过于担心，因为胎宝宝是很聪明的，一般情况下，当脐带缠绕较紧，使他感到不适时，他就会向周围运动，寻找舒适的位置，主动摆脱窘境。只有在缠绕圈数过多、过紧，胎宝宝自己无法挣脱的时候，才有可能引起胎宝宝宫内窘迫。同时，临产时胎头下降将绕颈的脐带拉紧时，也会给胎宝宝带来危险。

准妈妈要做好孕期检查，定期监测脐带的情况，并且要学会数胎动，一旦发现异常，应及时去医院检查。

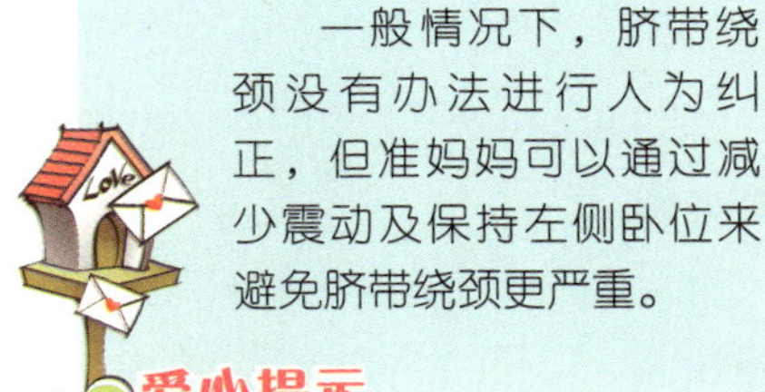


爱心提示

一般情况下，脐带绕颈没有办法进行人为纠正，但准妈妈可以通过减少震动及保持左侧卧位来避免脐带绕颈更严重。

## 106 胎位不正该怎么调节

胎宝宝在子宫内的位置叫胎位。正常的胎位胎头朝下在骨盆入口处，俯屈，脊柱略前弯，下颌贴近胸部，四肢屈曲交叉于胸腹前，整个胎体呈椭圆形，称为枕前位。除此外，其余的胎位均为异常胎位。胎位不正在 28 周之前可能通过胎宝宝自身的活动转正，如果 30 周之后胎位还没有转正，准妈妈可用两种体操来纠正胎位。

1 仰卧位纠正法：仰卧，臀部抬高 30 厘米（可在臀部下方垫个靠垫），保持 10 ~ 15 分钟。

2 胸膝位纠正法：排空膀胱，解开裤带。双膝着地，胸部紧贴于地面，双臂伸直或折叠于脸下，头向一侧，臀部尽量抬高，不可压在小腿上，大腿与地面垂直。每日 2 次，每次 15 ~ 20 分钟。

连续做一周，然后到医院复查胎位。做胎位纠正操一定要量力而行，不可勉强，如果感到不适，应立即停止。

幸“孕”链接

胎位不正可能由子宫畸形、骨盆狭窄、胎盘或羊水不正常、胎儿畸形等原因引起，因此准妈妈要加强孕前及孕期检查，以便及早发现并解决问题。

## 107 怎么预防过期妊娠

正常的妊娠过程约为 40 周，当妊娠达到或超过 42 周尚未临产，称为过期妊娠。妊娠过期后胎盘会老化、羊水变少，供给胎宝宝的营养和氧气减少，胎宝宝停止发育，严重时可能会造成胎宝宝宫内窘迫而胎死腹中。

准妈妈应做到以下几个方面来积极预防过期妊娠：

①按时做孕期保健检查，听从医生给予的建议。

②核对末次月经及以往月经周期是否规律，以准确计算胎龄及预产期。

③孕 36 周之后要适当地运动，多做一些对分娩有利的准备练习。

④预产期过期 1 周应入院待产，对胎儿在宫内健康状况、胎盘功能进行监测，必要时进行引产。

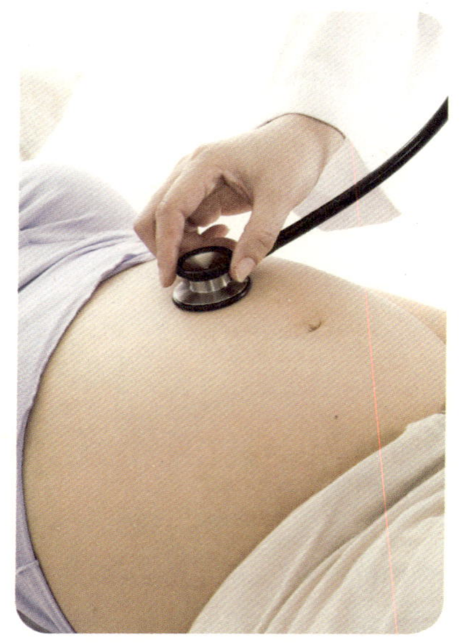

## 108 过了预产期还不生产怎么办

凡孕周达到或超过 41 周时应及时结束妊娠。

①如果经过检查，发现胎盘功能减退、胎儿窘迫、头盆不称、巨大儿等，应采取剖宫产，尽快结束妊娠。

②如果可以顺产，则要采取各种办法来催生。

### 运动催生

散步可以松弛骨盆韧带，帮助胎头下降，可以每天 2 次，每次 30 分钟左右；爬楼梯可以锻炼大腿及臀部的肌肉群，帮助胎儿入盆。

### 药物催生

如果运动及饮食等方法都不能使准妈妈出现临产征兆，则有必要使用催产素进行催生。

### 饮食催生

用空心菜或冬苋菜搭配糙米和食盐熬粥，能够滑胎助产。这两种粥在孕期不宜食用，以防流产。

打催产素之前几小时，准妈妈最好能够，排空胃中的食物，因为催生的过程中可能会有呕吐现象发生。

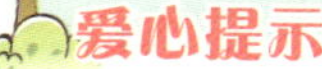

# 孕期疾病护理常识

## 109 预防孕期感冒的重要法则

1. 多吃含锌食物，如海产品、花生米、葵花子等，可提高呼吸道的防御能力。

2. 每天清晨洗漱后，用盐水漱口，不但可预防感冒，还有保护牙龈的作用。

3. 用冷水洗脸，尤其是用冷水擦鼻部。

4. 经常开窗换气，保持室内空气流通。

5. 尽量不去或少去人群密集的公共场所，以免被传染。

6. 坚持锻炼，提高自身抗病能力。

7. 多喝白开水，可以排毒、去火、防感冒。

8. 准妈妈如果受凉或感觉要感冒时，可以喝一碗热的红糖姜水。



## 110 准妈妈对抗鼻炎有高招

①**局部热敷：**用湿热的毛巾捂住鼻子和嘴，利用热气可以让肿胀的鼻腔黏膜渐渐消肿。

②**吸湿热的蒸汽：**呼吸沸水的水蒸气或浴室中的热蒸汽。

③**盐水洗鼻：**将 2 匙食盐用 100 毫升温开水稀释，用棉签蘸盐水清洗鼻腔，然后将蘸满盐水的药棉球塞入鼻孔内，此时头向后仰或平躺，用力吸入盐水，使其通过鼻腔并流入咽喉部。开始会感到辛辣难忍，几次后就会适应。

**Message**

预防鼻炎，准妈妈要注意常为居室通风换气，少去人员密集的公共场合，尽量不要养宠物，天气转凉时及时添衣保暖。

④**滴香油：**将鼻涕擤干，滴入几滴香油，每天 3 ~ 5 次。

⑤**穴位按摩：**用食指按揉迎香穴（鼻翼根部正侧方的小凹陷处）200 下；用双手食指外侧上下搓鼻梁两侧 200 下。

## 111 科学护理，防治妊娠牙龈炎

预防牙龈炎等口腔疾病，除了要做好孕前口腔检查外，还要学会科学地护理口腔。

1. 每日三餐后要刷牙，认真清理牙缝，不要让食物残渣嵌留，如有必要，可以使用牙线；刷牙时要顺着牙缝刷，尽量不要碰伤牙龈。

2. 刷牙时也要刷舌头，因为口腔中的细菌大部分是沉积在舌头上的，所以清洁舌头是口腔清洁的关键。

3. 少吃硬的食物，尽量挑选质软、不需要用牙齿用力咀嚼的食物，以减少对牙龈的损伤。

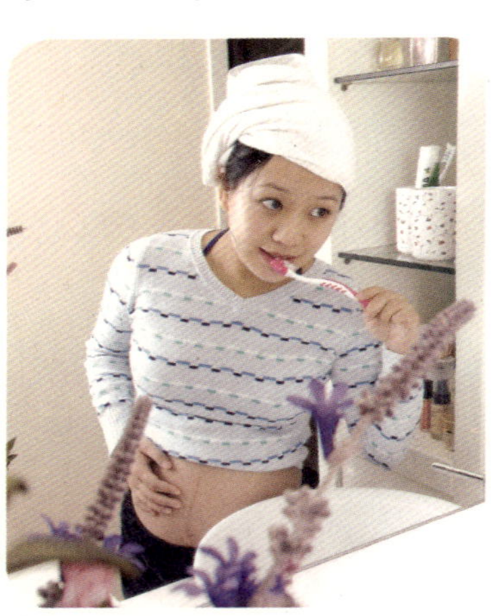

4. 避免饮食过冷或过热，以免对牙龈及牙齿造成刺激。

5. 多吃富含维生素 C 的蔬菜水果或口服维生素 C 制剂，以降低毛细血管的通透性，防止牙龈出血。

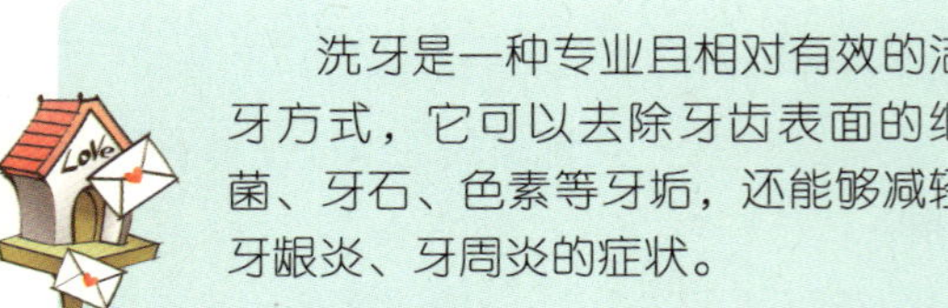


洗牙是一种专业且相对有效的洁牙方式，它可以去除牙齿表面的细菌、牙石、色素等牙垢，还能够减轻牙龈炎、牙周炎的症状。

## 112 尿路感染，坚决要拒绝

妊娠期，4% ~ 6% 的准妈妈会发生尿路感染。尿路感染往往会引起头痛、恶寒、发热等全身中毒症状，且病毒易通过血液危害胎宝宝，引起早产，甚至造成胎宝宝死亡。准妈妈尿路感染后，所生的宝宝也很可能体重不足。此外，治疗尿路感染的用药会通过胎盘对胎宝宝造成不同程度的影响，甚至可引起畸形及其他先天性疾病。

因此，准妈妈要积极预防尿路感染，不要憋尿，多喝水，以发挥水对尿道的“冲洗”作用，避免细菌繁殖；多吃新鲜水果和蔬菜，避免油腻辛辣的食物；穿棉质宽松的内裤，并每天换洗，保持会阴部清洁；避免过度疲劳和长期精神紧张，并坚持锻炼身体，提高抵抗力。

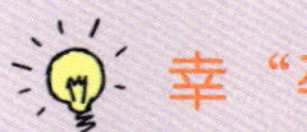

**幸“孕”链接**

女性的尿道口离阴道和肛门都很近，易于被阴道分泌物及粪便所滋生的细菌感染，因此，便后要用卫生纸由前至后将外阴、尿道口及肛门都擦干净。

## 113 有阴道炎的准妈妈须知

常见的阴道炎有霉菌性阴道炎、滴虫性阴道炎和细菌性阴道炎。怀孕后由于激素水平升高，阴道酸碱度改变，分泌物多，外阴湿润，导致大量细菌繁殖，所以很容易得阴道炎。

阴道炎不仅使准妈妈产生阴部瘙痒、灼痛等，还会对胎宝宝产生不利影响。病菌可穿过胎膜感染胎宝宝，引起胎膜早破、早产、流产等，还有可能使胎宝宝出生后患鹅口疮、外阴炎。提醒有阴道炎的准妈妈注意以下生活细节：

1 穿棉质透气宽松的内裤，并单独手洗，不要用洗衣机洗。

2 保持阴部清洁，用医生建议的洗液清洗外阴。

3 避免使用护垫。长期使用护垫容易使阴部透气不良，滋生病菌。

4 避免性生活或注意性生活卫生，防止炎症加重。

**Message**

此外，准妈妈还应控制血糖，摄入糖分过多会使阴道糖原含量和酸度增高，易于使霉菌侵入，患上阴道炎。

## 114 贫血准妈妈，补铁很重要

贫血是多数准妈妈孕期都会遇到的情况，一般多是由缺铁引起的。

怀孕的时候，准妈妈体内的血容量会比孕前增加30% ~ 45%，但是，血液中红细胞的造血量却跟不上血液总量的增加，从而形成血液被稀释的情况，红细胞中用来携带氧气的主要成分血红蛋白也就相对减少了，而组成血红蛋白的基础是铁元素，因而也就出现缺铁性贫血。

缺铁性贫血虽然不会遗传，但会使准妈妈产生疲倦、眩晕、脑力和体力下降等症状，严重时会导致胎盘供氧不足，使胎宝宝宫内发育迟缓或引起早产。因此，贫血的准妈妈要充分补充铁质，以改善贫血状况，不贫血的准妈妈也要补铁，预防贫血。除了从饮食中摄取铁外，准妈妈有必要服用专门的补铁剂来保证铁的吸收量。

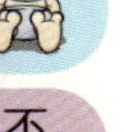



## 115 准妈妈培养便意有妙招

便秘会有一种普遍的表现就是长时间没有便意，这是因为肠道蠕动减弱使粪便运行速度变慢而导致的。这就需要准妈妈养成一种习惯，就是没有便意也要去蹲一蹲，形成一种固定的程序，时间长了身体就会习惯并接受这种信号，便秘的情况可能就会好转。准妈妈可以每天选择固定的时间来做这件事，如早晨或晚饭后，因为这两个时间是最容易产生便意的。另外，一旦有便意时，千万不要因为忙于做事而憋着，这样会使条件反射消失而引发便秘。还要注意的是，排便时不要看报纸、听歌等，这样会因注意力转移而使便意消失。

**爱心提示**

排便不可过度用力，否则会使血压急剧升高，心脏负荷加大，伤害心脑血管；同时还有可能引发急剧宫缩，从而导致早产。

## 116 学会缓解情绪，告别孕期抑郁

怀孕后，除了生理上会发生变化，心理也会发生微妙的变化，如果一些负面情绪得不到及时的纾解，就有可能患上孕期抑郁症，危害准妈妈和胎宝宝的健康。因此，准妈妈要通过各种方式排解不良的情绪，避免孕期抑郁。

适时表达情绪：当产生担忧或者恐惧感时，向家人或者朋友倾诉，以获得他们的精神支持及心理安慰，不要让自己觉得孤独无助。

和配偶多交流：保证每天有充足的时间和准爸爸在一起，并保持亲昵的交流，了解彼此的想法和感受，让彼此的感情更加牢固深厚，让他做自己坚强的后盾。

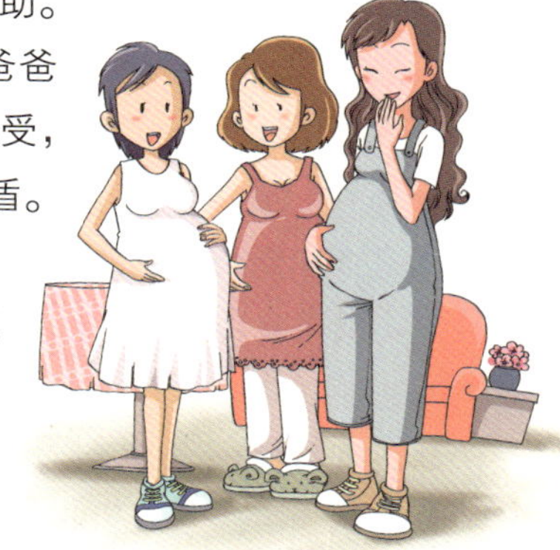

丰富生活内容：培养一些动手动脑的小爱好，如编织、折纸，还可以看看演出、听听音乐会，或者干脆去参加准妈妈培训班，这些事情都会充实孕期生活，降低产生抑郁情绪的几率。

## 117 皮肤过敏不可乱用药

准妈妈皮肤过敏通常是由于受激素变化的影响，一般不会对胎宝宝产生影响。虽然皮肤过敏后瘙痒、红肿都会让准妈妈感觉很不舒服，但切不可因此擅自使用药物，不论是口服还是外敷药物。因为某些药物成分还是会通过皮肤、血液进入胎盘，妨碍胎宝宝的生长发育。这就需要准妈妈通过调整饮食或改善生活习惯来预防和治疗皮肤过敏了。

如果准妈妈以往在吃某些食物的时候发生过皮肤过敏现象，那么这些食物在孕期就不要再吃了，也不要吃过去从未吃过的食物或霉变的食物。如果在食用某些食物后发生全身发痒、气喘或腹泻等情况，应马上停止食用这类食物。不要过度使用化妆品及化学洗涤剂，洗澡时也不要用太烫的水。

**Message**

小麦、燕麦、荞麦、粟米等能健脾胃、清热、除湿和提高机体免疫力，促进湿过敏的康复。

## 118 什么是妊娠高血压综合征

妊娠高血压综合征是怀孕 5 个月后出现高血压、浮肿、蛋白尿等一系列症状的综合征，严重时会出现抽搐、昏迷甚至死亡。

**妊娠高血压——轻度子痫前期：**此时准妈妈无异常感觉，只是血压升高。如果准妈妈体重增加异常，即中晚期妊娠每周体重增加 0.5 千克以上或出现不易消退的水肿，应及时就诊。化验时若发现血小板进行性减少、低蛋白血症，都要提高警惕。

**妊娠高血压——重度子痫前期：**也称先兆子痫，具体症状为头痛、头晕、眼花、胸闷、烦躁等。一旦确诊子痫前期，医生通常会选择安全有效的抗高血压药物。若病情严重，则应立即终止妊娠。

**妊娠高血压——子痫期：**症状为出现全身抽搐、眼球固定、头向后仰、牙关咬紧、四肢强直、双手紧握等现象。若不及时治疗，则可发生心力衰竭、肾功能减退、脑出血等。

**幸“孕”链接**

当准妈妈的收缩压在131～139毫米汞柱、舒张压81～89毫米汞柱时，就应警惕妊娠高血压。

## 119 正确饮食防治“妊高征”

❶控制食盐的摄入量，每天限制在 2 ～ 4 克以内，酱油不宜超过 10 毫升；同时要避免含盐量高的食物，如咸菜、腌肉、咸蛋等。

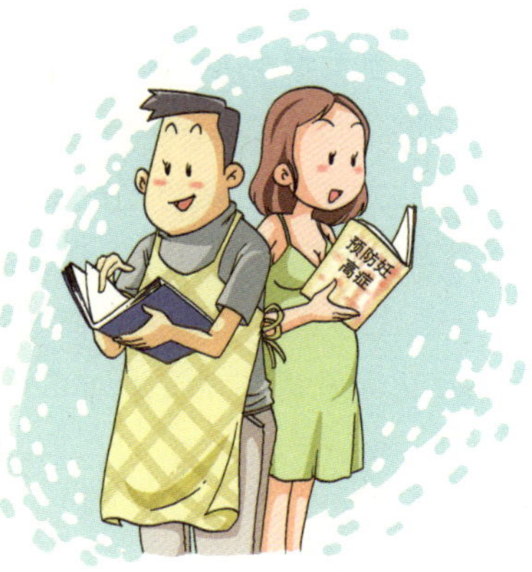


❷少吃高热量的食物，如糖果、蛋糕、甜饮料、油炸食品等。

❸增加蛋白质的摄入量，多吃禽类、鱼类、蛋类、豆类及豆制品。对于肾脏功能异常的准妈妈要控制蛋白质的摄入量，以免加重肾脏负担。

❹摄入足量的钙质，每天喝牛奶，多吃大豆及海产品，孕晚期加强补充钙剂。

❺每天摄入新鲜蔬菜水果 500 克以上，并注意种类搭配。

## 120 什么是妊娠糖尿病

妊娠糖尿病是临时形成的糖尿病，是怀孕期间体内不能产生足够水平的胰岛素而使血糖升高的现象，可能引起胎宝宝先天性畸形、新生儿血糖过低及呼吸窘迫症候群、死胎、羊水过多、早产、准妈妈尿路感染、头痛等，不但影响胎宝宝发育，也危害准妈妈健康。

有糖尿病家族史、过于肥胖、过去有不明原因的死胎或新生儿死亡、前胎有巨婴症、羊水过多症的准妈妈，以及年龄超过 30 岁的准妈妈，都属于妊娠糖尿病的高发人群。建议这些准妈妈重视妊娠期间糖尿病的筛检。

妊娠糖尿病的筛查一般在妊娠第 24 ~ 28 周，因为此时胚胎开始生长，大量激素可以抵抗胰岛素的分泌等。这种形式的糖尿病在大龄准妈妈中更普遍，大多数在分娩后就消失。

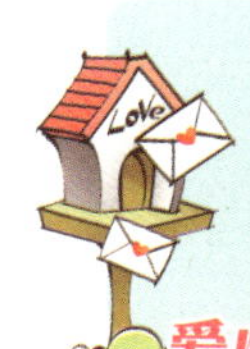


爱心提示

妊娠糖尿病只要被控制住，对于准妈妈和胎宝宝都是没有危险的。

## 121 “糖妈妈”的饮食注意事项

①保持少量多餐的进食方式，每天可以分三大餐和三小餐，同时避免晚餐与隔天早餐时间相距过久，晚上睡觉前最好能够补充一些含糖量少、易消化的食物。

②严格控制单糖的摄入量。蔗糖、砂糖、冰糖、蜂蜜、葡萄糖、麦芽糖等都属于单糖。

③主食宜选择纤维含量高的食物，如糙米、五谷饭、全麦面包等，同时搭配一些根茎类蔬菜，如土豆、芋头、山药等。

④加大蛋白质的摄入量，每天以 100 ~ 110 克为宜。多吃鸡蛋、瘦肉、鱼类、豆制品等。

⑤多吃富含维生素的蔬菜水果，但要控制含糖量高的水果的摄入量，如西瓜、葡萄等。

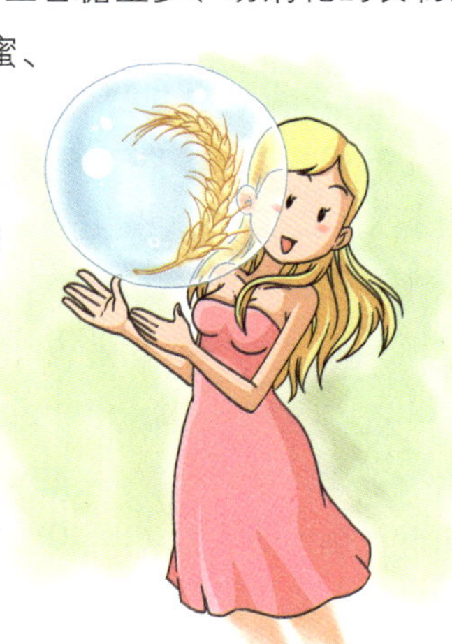

## 122 “糖妈妈”的起居注意事项

❶ **规律作息：** 每天的吃饭时间、每次进食量及进餐次数应大体相同；每天工作和学习的时间及工作量大体相同；保证充足的睡眠，每天的作息时间应大体相同。

❷ **通过适度的运动：** 可以增加准妈妈身体对胰岛素的敏感性，促进葡萄糖利用，降低游离的脂肪酸。建议准妈妈孕早期和孕中期每天可以到户外进行一些简单的散步，呼吸一些新鲜的空气。

❸ **注意定期检查：** 孕期血糖高的准妈妈应该经常到医院进行血糖监测，适时调整饮食和生活。同时要按时到医院进行孕期常规检查，这样对一些疾病防治也有助益作用。

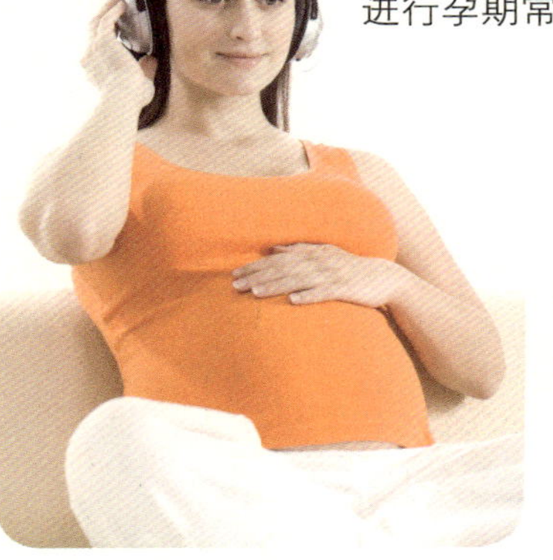

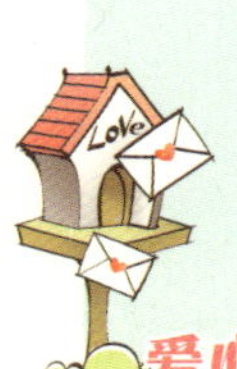


**爱心提示**

很多准妈妈都会把血糖偏高和糖尿病相混淆，其实孕期血糖偏高并不等于糖尿病。血糖偏高的准妈妈只要注意控制饮食，及时调整饮食结构就不会发展成糖尿病。



## 123 太胖的准妈妈该怎么吃

准妈妈过于肥胖可导致分娩巨大胎宝宝，并造成妊娠糖尿病、妊娠高血压疾病、剖宫产等并发症。肥胖的准妈妈，不能通过药物来减肥，可在医生的指导下，通过调节饮食来减轻肥胖：

1 既要控制热量摄入，又要保证营养均衡。要注意饮食有规律，按时进餐，在睡觉前3个小时内不许吃东西。可选择热量比较低的水果作零食，不要选择饼干、糖果、瓜子仁、油炸土豆片等热量比较高的食物作零食。

2 避免吃油炸、煎、熏的食物，多吃蒸、炖、烩、烧的食物，少食面制品、甜食、淀粉高的食物。主食和脂肪含量高的食品进食量减少后，往往饥饿感较严重，可多吃一些蔬菜水果，注意要选择含糖分少的水果，既缓解饥饿感，又可增加维生素和有机物的摄入。

**幸“孕”链接**

建议太胖的准妈妈平时要注意锻炼身体，休息时间不宜过长，做到早起床，餐后室外活动20分钟以上，并进行一些力所能及的体力活动。

## 124 什么是胎盘前置

在正常情况下，胎盘附着处在子宫体部的后壁、前壁或侧壁，如果胎盘在孕28周后附着在子宫下段，或者覆盖在子宫颈内口处，比胎宝宝的先露还要低，就是“前置胎盘”。

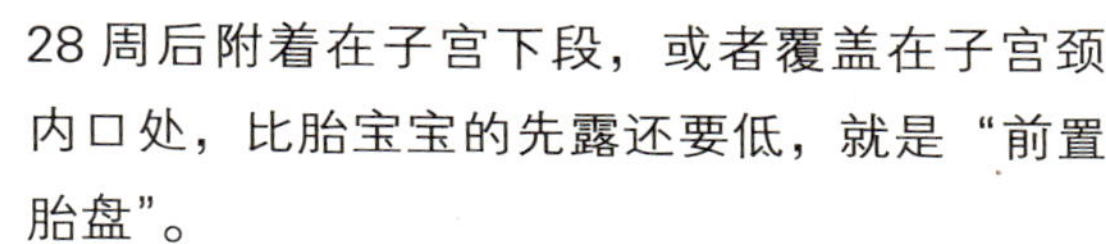

**Message**

前置胎盘是妊娠晚期出血的主要原因之一，是妊娠期的严重并发症，处理不当能危及准妈妈及胎宝宝的生命安全。

前置胎盘最主要的表现是在妊娠晚期或临产时，发生无痛性、反复阴道出血。如果处理不当，将会危及母子生命安全，需格外警惕。如果准妈妈有人工流产、刮宫产等引起的子宫内膜损伤的病史一定要注意了。

## 125 警惕胎盘早剥

妊娠20周后或分娩期，正常位置的胎盘在胎宝宝娩出前，部分或全部从子宫壁剥离，叫做胎盘早剥。其主要表现为剧烈腹痛、腰酸背痛、子宫变硬，可伴少量阴道出血。剥离面出血过多时，还会出现恶心、呕吐、面色苍白、出汗、血压下降等休克征象。这是一种严重的妊娠并发症，起病急，如果不及时处理，会

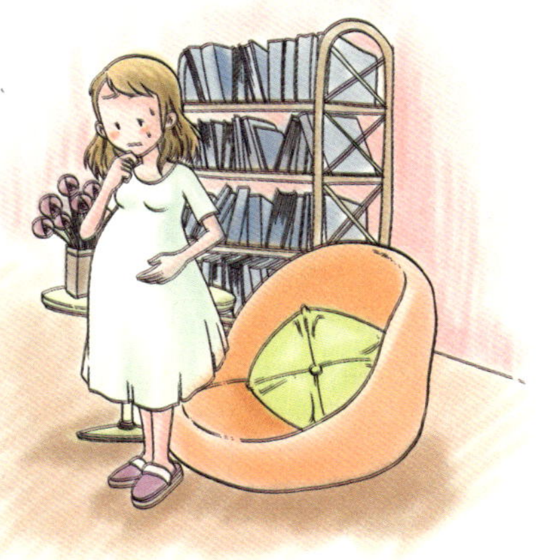

危及母子生命，因此要引起重视。

为了预防胎盘早剥的发生，准妈妈应注意充分休息，保证充足的营养，同时还应坚持产前检查。如果是高危妊娠更应重视定期复查，积极防治各种并发症。尽量少去拥挤的场所，避免猛起猛蹲、长时间仰卧等。

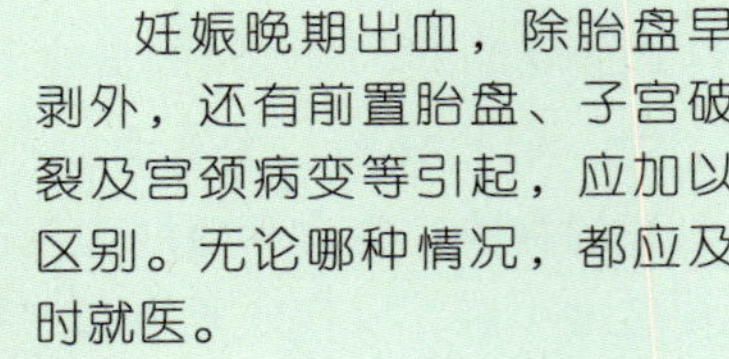

妊娠晚期出血，除胎盘早剥外，还有前置胎盘、子宫破裂及宫颈病变等引起，应加以区别。无论哪种情况，都应及时就医。

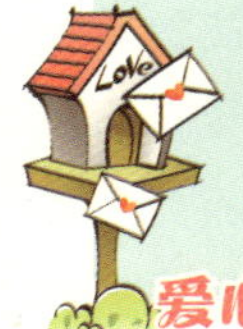


爱心提示

## 126 羊水过多过少都不利于妊娠

羊水是宝宝的摇篮，它能稳定子宫内的温度，保护胎宝宝不受伤害，并有轻度的溶菌作用。它还可使羊膜保持一定的张力，防止胎盘过早剥离。临近分娩时，羊水可明显缓解子宫收缩导致的压力，使胎宝宝娇嫩的头颈部免受挤压。然而，羊水的量必须适度，过多、过少均会出现问题。

羊水量超过 2000 毫升，称为羊水过多。其中 30% ~ 40% 的患者是不明原因的，另外一部分则可能是合并有胎宝宝畸形或者是多胎妊娠，通过 B 超检查可以进一步明确原因。一旦诊断为羊水过多症，则必须对母体和胎儿做广泛性的检查，以确定具体的病因，进行相应治疗。

羊水量少于300毫升，称为羊水过少。在过期妊娠或者胎宝宝畸形时可以发生，对胎宝宝影响较大，甚至发生死胎，所以要十分重视。

**Message**

不论羊水过多还是过少，都应及时在医生指导下查处羊水量偏离的原因，并对症采取措施，以免影响准妈妈和胎宝宝的健康。

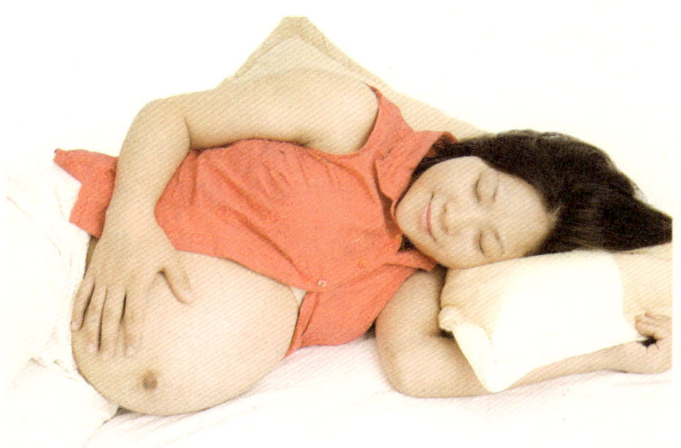

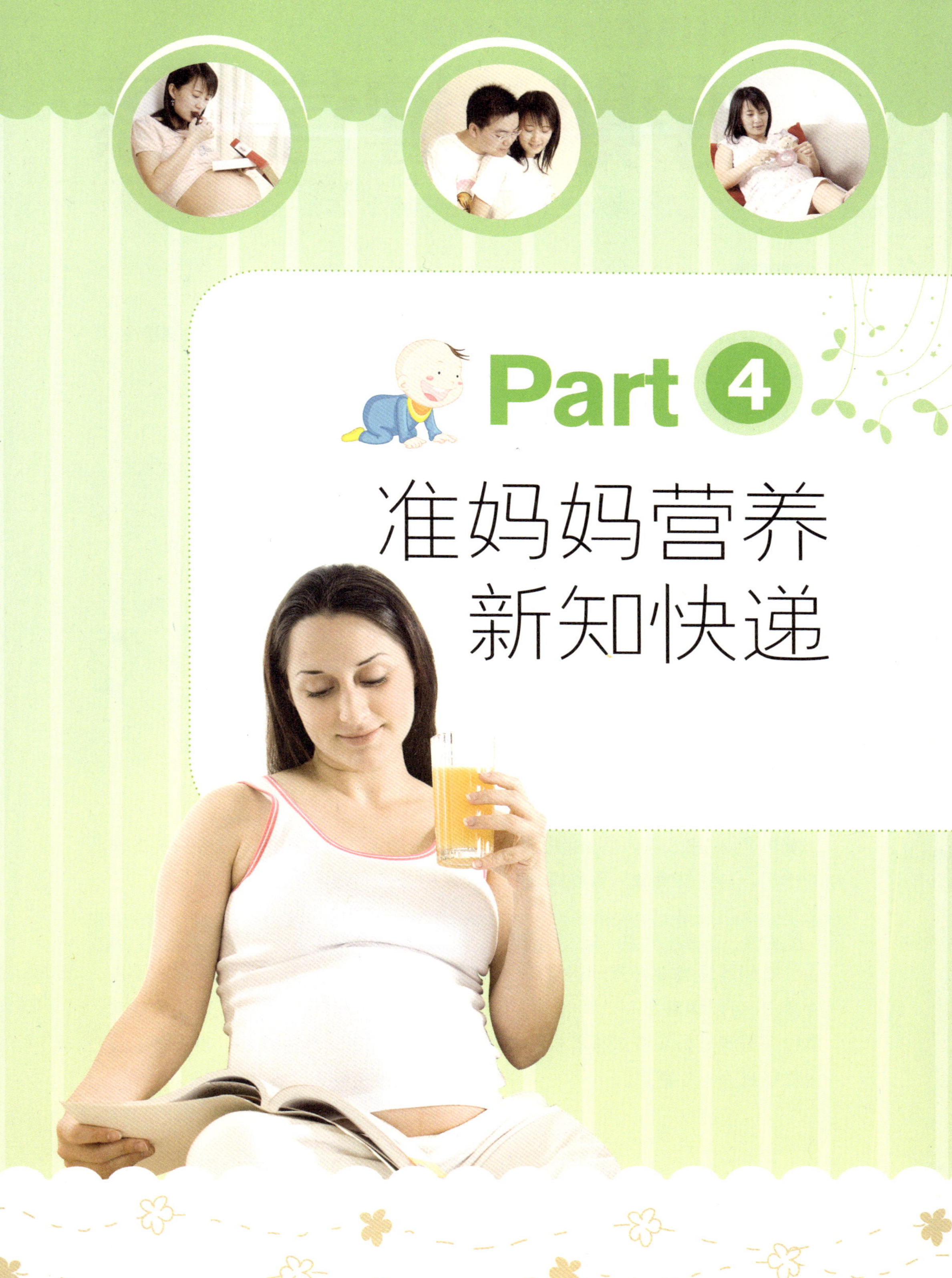

# Part 4

# 准妈妈营养新知快递

准妈妈营养新知快递

# 孕期关键营养素

## 127 维生素A：打造漂亮胎宝宝

维生素 A 有维护细胞功能的作用，可保持皮肤、骨骼、牙齿、毛发健康生长，还能促进视力和生殖机能良好发展。

### 准妈妈的维生素 A 需求量

建议准妈妈的维生素 A 每日摄入量，孕初期为 0.8 毫克，孕中期和孕晚期为 0.9 毫克，长期大剂量摄入维生素 A 可导致中毒，对胎儿也有致畸作用。

### 缺乏维生素 A 对准妈妈和胎宝宝的影响

准妈妈孕期缺乏维生素 A 可导致流产、胚胎发育不良或胎宝宝生长缓慢，严重时还可引起胎宝宝多器官畸形。

**Message**

富含维生素 A 的食物：动物肝脏、鱼肝油、鱼卵、全奶、奶油、禽蛋、芒果、柿子、杏以及胡萝卜、菠菜、豌豆苗、辣椒等黄绿色蔬菜。

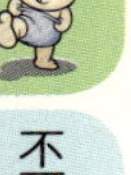

## 128 维生素$B_1$：发达胎宝宝神经系统

维生素 $B_1$ 在人体内参与能量和三大营养素的代谢，具有调节神经系统生理活动的作用，与维持食欲、胃肠蠕动和消化液的分泌有密切关系。

| 准妈妈的维生素 $B_1$ 需求量 | 缺乏维生素 $B_1$ 对准妈妈和胎宝宝的影响 |
|---|---|
| 准妈妈适当地补充一些维生素 $B_1$ 可以缓解恶心、呕吐、食欲不振等妊娠反应。推荐摄入量每日为 1.5 毫克。 | 准妈妈缺乏维生素 $B_1$，会出现食欲不佳、呕吐、呼吸急促、面色苍白、心率快等症状，并可导致胎宝宝出生体重偏低，易患神经炎，严重的还会患发生先天性脚气病。 |

## 129 维生素$B_2$：细胞发育不可少

维生素 $B_2$ 在氨基酸、脂肪和碳水化合物的代谢中起重要作用；可促进细胞发育再生；维持皮肤、毛发、指甲的正常生长；帮助消除口舌炎症以及增进视力等。

**幸“孕”链接**

维生素 $B_2$ 广泛存在于奶类、蛋类、鱼类、各种肉类、动物内脏、谷类、新鲜蔬菜与水果等动植物食物中。只要不偏食、挑食，准妈妈一般就不会缺乏维生素 $B_2$。

### ● 准妈妈的维生素 $B_2$ 需求量

建议准妈妈的维生素 $B_2$ 摄入量为每日 1.8 毫克。

### ● 缺乏维生素 $B_2$ 对准妈妈和胎宝宝的影响

准妈妈孕早期缺乏维生素 $B_2$ 会加重妊娠呕吐，影响胎儿神经系统的发育，造成神经系统畸形及骨骼畸形；孕中晚期则容易发生口角炎、舌炎、唇炎等，并可导致早产。

## 130 维生素$B_6$：缓解妊娠反应显功劳

维生素 $B_6$ 主要参与氨基酸的合成和分解，可以调节体液，稳定神经系统，维持骨骼肌肉的正常功能，并有利尿作用。



### ● 准妈妈的维生素 $B_6$ 需求量

建议准妈妈的维生素 $B_6$ 摄入量为每日 2 毫克，长期过量服用会使胎儿产生维生素 $B_6$ 依赖症，出生后容易出现兴奋、哭闹不安、眼珠震颤，甚至惊厥。

### ● 缺乏维生素 $B_6$ 对准妈妈和胎宝宝的影响

准妈妈孕期适量服用维生素 $B_6$ 可以有效缓解妊娠呕吐，控制浮肿；缺乏维生素 $B_6$ 则会引起神经系统功能障碍、脂溢性皮炎等；并会导致胎宝宝脑结构改变，中枢神经系统发育延迟等。

## 131 维生素$B_{12}$：准妈妈不贫血，胎宝宝没缺陷

作为人体重要的造血原料之一，维生素 $B_{12}$ 可促进红细胞的发育成熟，预防恶性贫血，并可维护神经系统健康，有消除烦躁不安、集中注意力、提高记忆力的作用。

### ● 准妈妈的维生素 $B_{12}$ 需求量

准妈妈每日摄入维生素 $B_{12}$ 的推荐量为 3~4 微克。

### ● 缺乏维生素 $B_{12}$ 对准妈妈和胎宝宝的影响

准妈妈缺乏维生素 $B_{12}$ 会导致精神忧郁、头痛、记忆力减退、牙龈出血，严重时可引发“妊娠巨幼红细胞性贫血”，这种病可使胎儿产生严重的缺陷。

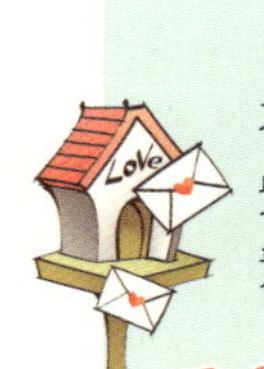


爱心提示

维生素 $B_{12}$ 相当特别，几乎不存在于植物性食物中，只有紫菜和海藻中少量含有，因此素食者最易缺乏维生素 $B_{12}$。

## 132 维生素C：让胎宝宝大脑反应灵敏

维生素 C 又名抗坏血酸，可以促进伤口愈合、增强机体抗病能力，对维护牙齿、骨骼、血管、肌肉的正常功能有重要作用。

### ● 准妈妈的维生素 C 需求量

准妈妈孕早期每日应摄入 100 毫克维生素 C，孕中期和孕晚期均为 130 毫克；可耐受最高摄入量为每日 1000 毫克。

### ● 缺乏维生素 C 对准妈妈和胎宝宝的影响

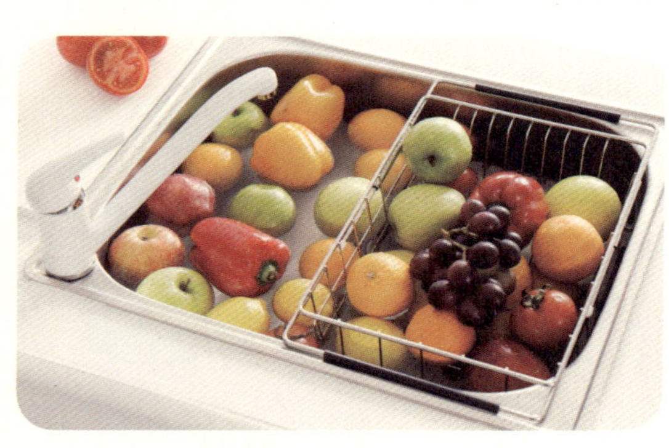

维生素 C 可以提高胎宝宝的脑功能敏锐性，并对胎宝宝的骨骼和牙齿发育、造血系统和机体抵抗力的增强都有促进作用。如果孕期严重缺乏维生素 C，则准妈妈易出现坏血病、胎膜早破、早产，还可引起新生儿体重偏低和死亡率升高。

## 133 维生素D：强健骨骼，健全牙齿

维生素 D 是钙磷代谢的重要调节因子之一，可以提高机体对钙、磷的吸收，促进生长和骨骼钙化，健全牙齿，并可防止氨基酸通过肾脏损失。

### ● 准妈妈的维生素 D 需求量

建议准妈妈的维生素 D 摄入量，孕早期为每日 5 微克，孕中期和孕晚期为 10 微克，可耐受最高摄入量为每日 20 微克。

### ● 缺乏维生素 D 对准妈妈和胎宝宝的影响

准妈妈缺乏维生素 D，可导致钙代谢紊乱，骨质软化，胎儿及新生儿的骨骼钙化障碍以及牙齿发育缺陷；并可引发细菌性阴道炎，从而导致早产。严重缺乏时，会使胎宝宝出生后发生先天性佝偻病、低血钙症以及牙釉质发育差，易患龋齿。

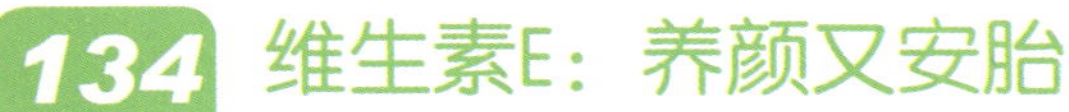

## 134 维生素E：养颜又安胎

维生素 E 是一种很强的抗氧化剂，可以改善血液循环、修复组织，对延缓衰老、预防癌症及心脑血管疾病非常有益；另外它还有保护视力、提高人体免疫力、抗不孕等功效。

### ● 准妈妈的维生素 E 需求量

准妈妈每日应摄入 14 毫克维生素 E。

### ● 缺乏维生素 E 对准妈妈和胎宝宝的影响

维生素 E 对准妈妈的主要作用是保胎、安胎、预防流产。缺乏维生素 E 会造成准妈妈流产及早产，使胎宝宝出生后发生黄疸；还可导致准妈妈及胎宝宝贫血；严重时可引发眼睛疾患、肺栓塞、中风、心脏病等。

**Message**

富含维生素E的食物：糙米、核桃、芝麻、蛋、牛奶、花生、大豆、玉米、坚果类、植物油、动物肝脏、鸡肉、南瓜、绿花椰菜、杏、蜂蜜等。

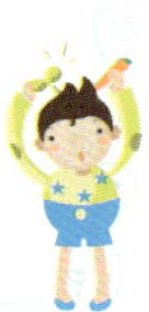

## 135 维生素K：止血功臣

维生素 K 对促进骨骼生长和血液正常凝固具有重要作用。它可以减少生理期大量出血，防止内出血及痔疮；还可预防骨质疏松。

### ● 准妈妈的维生素 K 需求量

准妈妈每日应摄入 14 毫克维生素 K。

### ● 缺乏维生素 K 对准妈妈和胎宝宝的影响

维生素 K 有“止血功臣”的美称。缺乏维生素 K 会引起凝血障碍，发生出血症；准妈妈缺乏维生素 K 易导致流产、死胎，或引起胎宝宝出生后先天性失明、智力发育迟缓及出血疾病。

**幸“孕”链接**

鱼肝油、蛋黄、奶酪、海藻、藕、菠菜、甘蓝、莴苣、花椰菜、豌豆、大豆油等均是维生素 K 很好的膳食来源。准妈妈在产前 1 个月尤其要注意摄入足量的维生素 K。

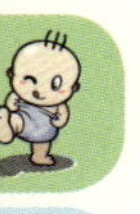

## 136 蛋白质：降低流产危险，促进胎儿发育

蛋白质是生命的物质基础，大脑、血液、骨骼、肌肉、皮肤、毛发、内脏、神经、内分泌系统等都是由蛋白质组成的；对修补机体组织、维持机体正常代谢、提供热能等有非常重要的作用。

### ● 准妈妈的蛋白质需求量

准妈妈在孕早期（1 ~ 3 个月）对蛋白质的需要量为每日 75 ~ 80 克，孕中期（4 ~ 7 个月）为每日 80 ~ 85 克，孕晚期（8 ~ 10 个月）为 90 ~ 95 克。

### ● 缺乏蛋白质对准妈妈和胎宝宝的影响

准妈妈缺乏蛋白质容易导致流产，并可影响胎宝宝脑细胞发育，使脑细胞分裂减缓、数目减少，并可对中枢神经系统的发育产生不良影响，胎宝宝出生后发育迟缓、体重过轻，甚至影响智力。

## 137 脂肪：全面建设胎儿心血管和神经系统

脂肪具有为人体储存并供给能量，保持体温恒定及缓冲外界压力、保护内脏等作用，并可促进脂溶性维生素的吸收，是身体活动所需能量的最主要来源。

### 准妈妈的脂肪需求量

脂肪可以被人体储存，因此准妈妈无需刻意增加摄入量，只需要按平常的量摄取即可，每日大约为 60 克左右。

### 缺乏脂肪对准妈妈和胎宝宝的影响

准妈妈需要在孕期为胎宝宝的发育储备足够的脂肪，如果缺乏，准妈妈可能发生脂溶性维生素缺乏症，引起肝脏、肾脏、神经和视觉等多种疾病，并可影响胎宝宝心血管和神经系统的发育和成熟。

**Message**

脂肪含量高的食物：花生、芝麻、坚果、蛋黄、动物内脏、动物类皮肉、花生油、豆油等。过量摄入脂肪易导致肥胖及胎宝宝发育过大，诱发妊娠合并症及难产等。

## 138 碳水化合物：平衡血糖，保肝解毒

碳水化合物是人体能量的主要来源。它具有节省蛋白质、维持脑细胞正常功能、为机体提供热能及保肝解毒等作用。

### 准妈妈的碳水化合物需求量

碳水化合物一般不易缺乏，但由于孕早期妊娠反应致使能量消耗较大，则应适量地摄入。每日摄入量为 500 克左右。

### 缺乏碳水化合物对准妈妈和胎宝宝的影响

准妈妈缺乏碳水化合物会导致全身无力，疲乏，产生头晕、心悸、脑功能障碍，低血糖昏迷等，同时会引起胎宝宝血糖过低，影响正常生长发育。

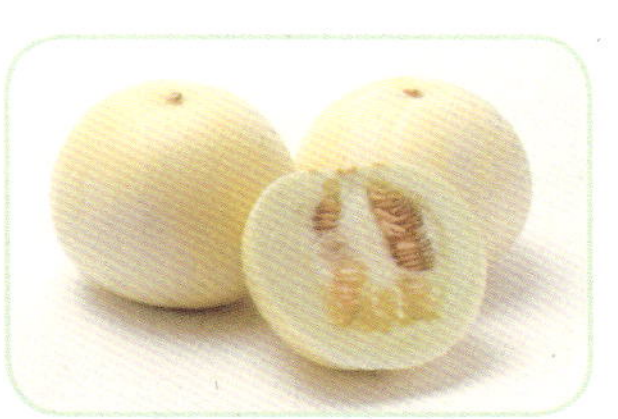

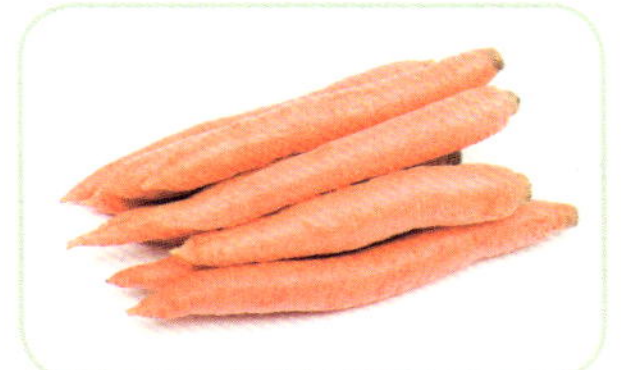

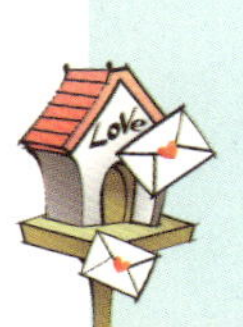


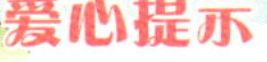

**爱心提示**

碳水化合物的食物来源：大米、小米、小麦、玉米、燕麦、高粱、甘蔗、甜瓜、西瓜、香蕉、葡萄、核桃、杏仁、榛子、胡萝卜、红薯、蜂蜜等。

## 139 膳食纤维：帮助消化，让准妈妈轻松排便

膳食纤维可以清洁消化壁和增强消化功能，同时可稀释和快速移除食物中的有毒和致癌物质，保护消化道，预防结肠癌；并可将血液中的血糖和胆固醇控制在理想水平之中。

**Message**

膳食纤维分可溶性和不溶性两类。可溶性膳食纤维主要在豆类、水果、紫菜、海带中含量较高；而谷类、豆类的外皮、植物的茎叶以及虾壳等多含不溶性膳食纤维。

### ● 准妈妈的膳食纤维需求量

准妈妈孕期容易便秘，应多摄入膳食纤维，每日需求量为 20 ～ 30 克。

### ● 缺乏膳食纤维对准妈妈和胎宝宝的影响

准妈妈缺乏膳食纤维不利于肠胃对营养物质的消化吸收，容易引发便秘和痔疮，使毒素在体内堆积，影响胎宝宝的良好发育。

## 140 叶酸：胎儿发育期，数它最重要

叶酸是一种重要的 B 族维生素，可促进骨髓中幼细胞的成熟。另外，叶酸有杀死癌细胞的作用，是一种天然的抗癌维生素。

### ● 准妈妈的叶酸需求量

准妈妈对叶酸的需求量平均每日 0.4 毫克，且在孕前 3 个月就应开始补充。

**幸“孕”链接**

富含叶酸的食物：动物肝肾、鸡蛋、豆类、绿叶蔬菜、水果及坚果类。必要时，准妈妈可服用准妈妈专用的叶酸制剂以保证充足的摄入量。

### ● 缺乏叶酸对准妈妈和胎宝宝的影响

准妈妈缺乏叶酸不仅易患妊娠期高血压综合征，还可引起巨细胞性贫血，并导致胎盘发育不良、胎盘早剥，使自发性流产率增高。胎宝宝缺乏叶酸除易导致神经畸形外，还可导致发育迟缓、早产、低出生体重等，其出生后身体发育、智力发育都会受到影响。

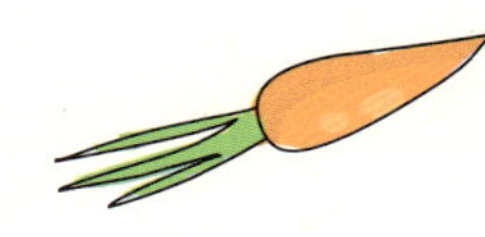

# 141 钙：让准妈妈和胎宝宝骨骼更强壮

钙是构成人体骨骼和牙齿硬组织的主要元素，除可以强化牙齿及骨骼外，还可维持肌肉神经的正常兴奋、调节细胞和毛细血管的通透性和强化神经系统的传导功能等。

### ● 准妈妈的钙需求量

准妈妈要足量地摄取钙，每日 1000~1500 毫克为宜；过量会使胎宝宝头颅发育太硬，自然分娩时头部不易被挤压。

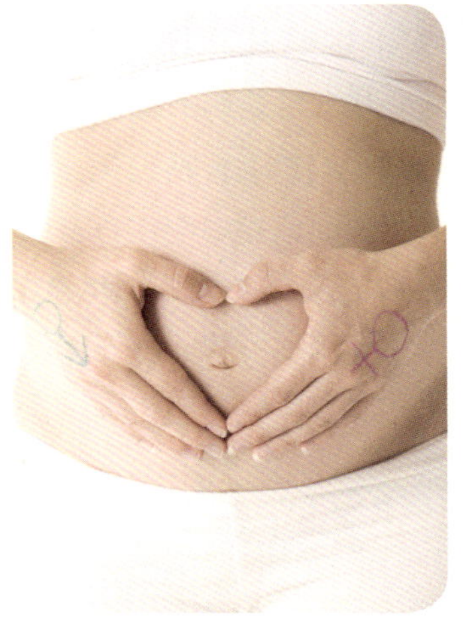

### ● 缺乏钙对准妈妈和胎宝宝的影响

准妈妈缺钙可导致小腿痉挛、腰酸背痛、关节痛、浮肿、并诱发妊娠期高血压综合征；如果严重缺钙，可致骨质软化、骨盆畸形，从而诱发难产。胎宝宝则容易在出生后发生骨骼病变、佝偻病以及新生儿脊髓炎等。

# 142 铁：准妈妈血气充足，胎宝宝发育更好

铁是构成血红蛋白和肌红蛋白的原料，在红细胞生长发育过程中构成细胞色素和含铁酶，参与氧的运输及能量代谢。

### ● 准妈妈的铁需求量

铁在人体中的吸收率较低，因此准妈妈一定补充大量的铁才能保证足够的需求量。建议准妈妈的每日摄入量为 25 ~ 35 毫克。

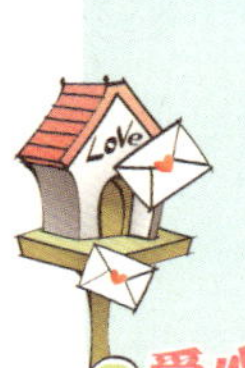


爱心提示

菠菜、瘦肉、蛋黄、鱼类以及动物肝脏、肾脏、全血等含铁量均较高，但因目前食物污染严重，动物肝脏应尽量少吃。

### ● 缺乏铁对准妈妈和胎宝宝的影响

准妈妈缺铁易造成缺铁性贫血，会直接影响到胎宝宝的生长发育，易导致早产及低出生体重。

## 143 锌：增强食欲，提高免疫力

锌与蛋白质的合成、细胞生长及分裂、分化都有密切的关系，能够促进生长发育和组织再生，对促进性器官和性机能的正常发育、机体免疫功能及味觉发育均有重要作用。

### 准妈妈对锌的需求量

推荐准妈妈的锌摄入量为每日 11.5~16.5 毫克。

### 缺乏锌对准妈妈和胎宝宝的影响

准妈妈缺锌会使自身的免疫力降低，容易生病，且会造成味觉和嗅觉异常，食欲减退，消化和吸收不良；并影响胎宝宝的生长，使心脏、脑、胰腺、甲状腺等重要器官发育不良。

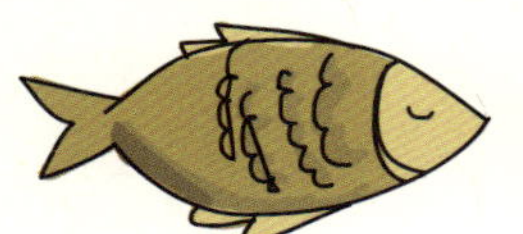

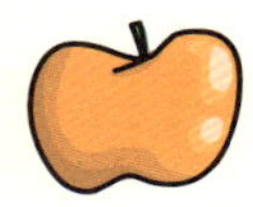

**Message**

海品、红色肉类（猪肉、牛肉、羊肉）、豆腐皮、黄豆、白木耳、小米、萝卜、白菜、苹果等都是锌的很好来源，应列入准妈妈的每日食谱。

## 144 碘：甲状腺的"保护神"

碘是人体必需的微量元素之一，能够调节蛋白质的合成和分解，促进糖和脂肪代谢；同时它还可以通过合成甲状腺素来调节机体生理代谢，从而促进生长发育，维护中枢神经系统的正常结构。

### 准妈妈的碘需求量

建议准妈妈每日摄入碘 16.5 毫克。

### 缺乏碘对准妈妈和胎宝宝的影响

准妈妈缺碘可导致流产、死胎及甲状腺功能减退，并可影响胎宝宝中枢神经系统发育，引起先天畸形、甲状腺肿、克汀病、脑功能减退等。

**爱心提示**

各种海产品，如海带、紫菜、淡菜、海参、干贝、龙虾、海鱼等含碘量最丰富；碘盐的摄入是补碘的又一重要途径。补碘要注意适量，过量会引起"甲亢"。

## 145 硒：降压消肿，防治“妊高征”

硒是一种微量矿物质，被称为人体微量元素中的“抗癌之王”。硒具有清除自由基、抗氧化；促进糖分代谢、降血糖；提高视力、防止白内障；预防心脑血管疾病；防癌；护肝等作用。

### 准妈妈的硒需求量

人体对硒的需求量很少，准妈妈每日只需摄入 50 ~ 200 微克即可。

### 缺乏硒对准妈妈和胎宝宝的影响

硒可降低准妈妈血压，消除水肿，改善血管症状，预防和治疗妊娠高血压综合征，抑制妇科肿瘤的恶变。准妈妈缺硒可引发克山病，诱发肝坏死和心血管疾病，还容易发生早产，严重缺硒时，可发生先兆子痫，导致胎儿畸形。

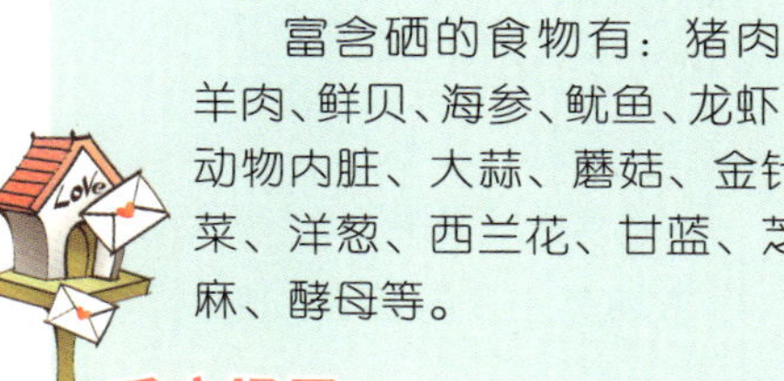


**爱心提示**

富含硒的食物有：猪肉、羊肉、鲜贝、海参、鱿鱼、龙虾、动物内脏、大蒜、蘑菇、金针菜、洋葱、西兰花、甘蓝、芝麻、酵母等。

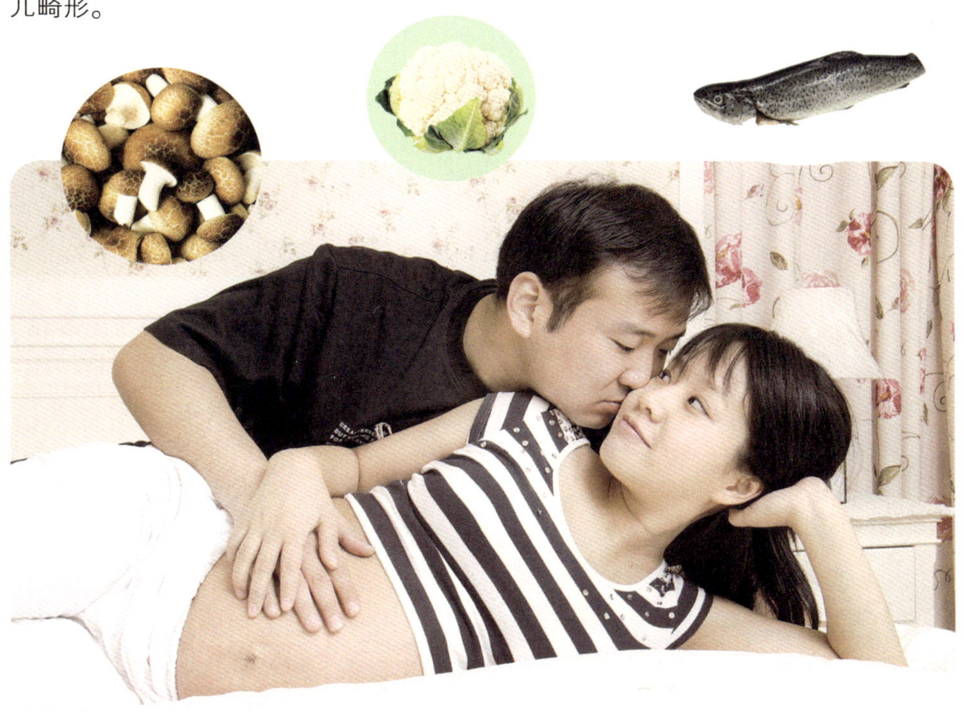

# 孕期饮食搭配黄金法则

## 146 孕早期饮食原则

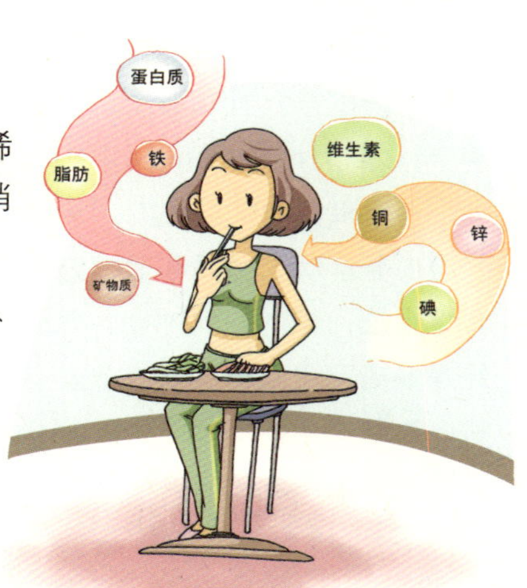


1. 饮食要清淡易吸收，如馒头、面包、稀饭等，避免油煎、炒、炸、辛辣刺激等不易消化的食物。

2. 少量多餐，以瘦肉、鱼类、蛋类、面条、牛奶、豆浆、新鲜蔬菜和水果为佳，除3次正餐外，可另加2～3次辅食。晚上孕吐较轻时，可适当增加食量。

3. 食物可以稍微晾凉后再吃，因为冷食比热食气味小，可以让准妈妈不那么敏感。

4. 准妈妈喜欢吃的东西要尽量多吃，即使吃完全部吐掉也没关系，休息一会儿再吃，将吐掉的补上，尽量满足一天总的需要量。

5. 早孕反应较轻的准妈妈也不需刻意吃太多，只要保证正常饮食即可，否则会使体重增长过快。

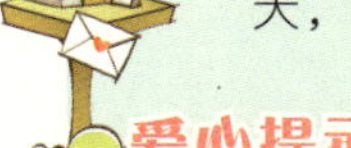

**爱心提示**

孕吐严重的准妈妈，可适当服用维生素$B_1$、$B_6$，每日3次，每次10毫克，连服7～10天，以增进食欲，减少不适。

## 147 孕中期饮食原则

**增加主粮的摄入量：** 主粮可以为胎宝宝的生长提供大量必需的热能，同时还可以节省蛋白质，经济而有效。

**增加动物蛋白质的摄入：** 动物性食品含有丰富的优质蛋白质，是准妈妈和胎宝宝组织生长的物质基础，要加大摄入量；同时动物内脏，尤其是肝脏，含有丰富的铁质等维生素和无机盐，建议准妈妈每周食用一次。

**增加植物油的摄入：**植物油中的脂肪酸对胎宝宝的大脑发育十分有益，准妈妈要增加烹调用油量，如花生油、豆油、葵花子油、橄榄油等。

**合理烹调，减少营养流失：**对食材进行烹调时，避免温度过高、时间过长，以免维生素大量流失。

**Message**

孕中期的主打营养素为碘、锌、钙、维生素D，准妈妈要多吃肝脏、牡蛎、口蘑、芝麻、虾米、海带、紫菜、豆腐、牛奶等，以满足这些营养素的需求。

## 148 孕晚期饮食原则

**饮食原则一**

补充足量的钙质和铁质，以助胎宝宝的牙齿、骨骼很好地钙化及预防准妈妈贫血，可以多吃海带、紫菜、虾米、芝麻、动物肝脏、蛋类、鱼类等。

**饮食原则二**

增加植物性蛋白质的摄入量，如豆类及豆制品。

**饮食原则三**

减少含糖量高的食物的摄入量，如水果、白糖、蜂蜜等，以免胎宝宝长得过大，影响顺利分娩。

**饮食原则四**

多吃营养价值高、体积小的食物，如动物性食品；少吃营养价值低、体积大的食物，如土豆、红薯等。

**幸"孕"链接**

准妈妈在孕晚期多吃些鱼可以加速胎宝宝的生长。

## 149 少吃多餐，均衡营养

怀孕后就不是只为一个人在吃了，而是要同时摄入可以满足两个人的营养，因此，准妈妈的饮食量势必要加大，但是准妈妈的肠胃功能相对较弱，再加上孕早期会有恶心、呕吐、食欲不振等妊娠反应，

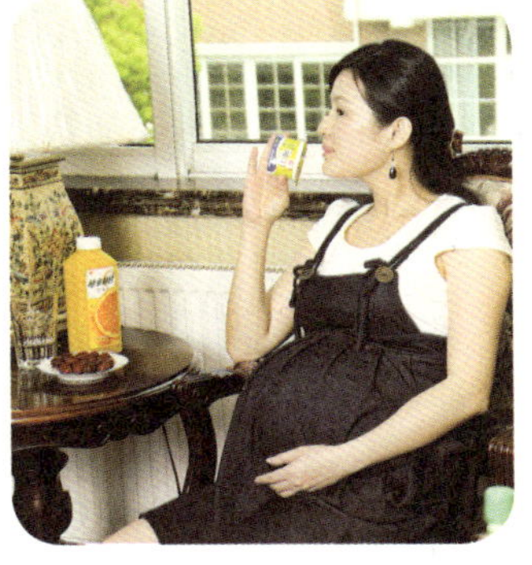

所以每顿饭更不能吃得太多，否则会因为消化不好而影响营养物质的吸收，还有可能加重妊娠反应。

因此，准妈妈首先要保证3顿正餐吃好，米、面、肉、蛋、奶、鱼、蔬菜等各类食物都要兼顾到，在此基础上再适当增加2～3顿副餐，副餐的内容可以灵活安排，可以是水果，也可以是一些有营养的小点心。

## 150 荤素搭配，营养加倍

荤食是指鱼、肉、内脏、鸡蛋、牛奶、虾等动物性食物。荤食富含优质蛋白质、磷脂、无机盐等人体健康必需营养物质。但荤食多偏酸性，吃得过多容易引起人体内血液“酸化”，同时含胆固醇也较多，容易引起动脉硬化。

素食是指各种蔬菜、豆制品、谷类、水果等植物性食物。素食中的蛋白质多为不完全蛋白质，含量少质量差，不能满足人体的需要。但素食中含有较多的维生素、纤维素、糖等，这些又是荤食较缺乏的。纤维素可以清除血管壁上的胆固醇，并促使肠蠕动，及时排除体内的废物。

因此，准妈妈的每日饮食要荤素搭配，做到营养互补。同时，荤素搭配还可以保证脂溶性和水溶性维生素摄入平衡与充足及钙磷处于最佳吸收比例。

**Message**

根据《中国居民膳食指南》，每日膳食结构为：谷物豆类、蔬菜水果类与肉食之比为5:2:1，归纳起来，植物性食物与动物性食物最佳比值为7:1。

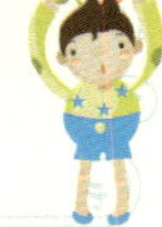

## 151 水果吃多少刚刚好

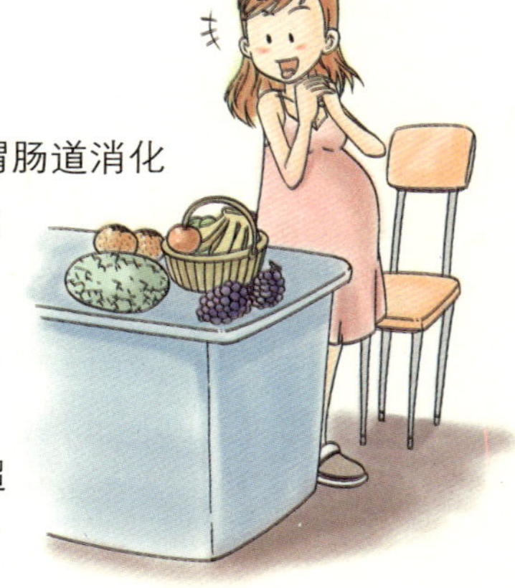

水果普遍含糖量较高，其中的葡萄糖、果糖经胃肠道消化吸收后可转化为中性脂肪，如果吃得太多，会导致准妈妈体重增长过快，胎宝宝过大，从而增加顺产的难度，同时还会使准妈妈体内糖代谢紊乱，患上孕期糖尿病，危害准妈妈和胎宝宝的健康。

因此，准妈妈要控制水果的摄入量，每天不要超过500克，同时尽量选择含糖量较低的水果，如桃子、柚子、生香蕉（略青的香蕉）、苹果、梨、橘子等，少吃或不吃含糖量高的水果，如西瓜、猕猴桃、葡萄、熟香蕉等。还要适量地运动，以加速体内糖代谢。

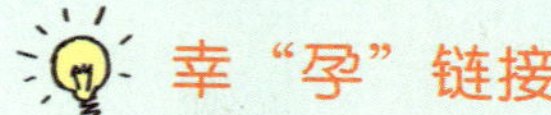

**幸“孕”链接**

吃水果的最佳时间是饭前1小时和饭后2小时，尽量不要在晚上睡觉前吃水果，以免充盈肠胃，影响睡眠。

## 152 粗细兼备，解“秘”又降糖

精米、精面从口味上来说要比粗粮好吃、可口，但从营养上来说粗粮的营养价值比精米、精面要高一些。

比如说，稻米和小麦的营养成分大部分集中在胚芽、糠麸中，而经过精细加工，营养素的损失很大，尤其是维生素 $B_1$ 和维生素E，这两种维生素对人体有相当重要的作用，是人体健康所必需的。还有些杂粮如玉米、小米、高粱等，虽然其蛋白质质量不如米、面，但含有较多胡萝卜素、维生素B、多种矿物质等，这些营养素都是胎宝宝生长发育所不可或缺的。

另外，粗粮中还含有较多的纤维素，能吸收水分和肠道内的有毒物质，促进肠道蠕动，对缓解准妈妈便秘很有帮助。同时，粗粮中的纤维素在消化代谢过程中能起到使血糖波动比较小的作用，在一定程度上可以降低血糖值。

**爱心提示**

过量食用粗粮会影响蛋白质、无机盐及某些微量元素的吸收，易造成心脏、骨骼等脏器功能及造血机能发展缓慢。粗粮与细粮的最佳比例是3∶2。

## 153 每日饮食，兼顾“五色”

所谓“五色”，是指白、黄、红、绿、黑五种颜色的食物。每日饮食尽量将五种颜色的食物搭配齐全，做到营养均衡。

**白色食物：**白色食物含纤维素及抗氧化物质，具有提高免疫力、防癌和保护心脏的作用。如大米、白面，以及白菜、白萝卜、冬瓜、菜花、竹笋、莴笋等蔬菜。

黄色食物：黄色食物含有丰富的胡萝卜素及维生素 C，具有健脾护肝、保护视力及美白皮肤等作用。常见的黄色食物有玉米、大豆、南瓜、柿子、金针菜、橙子、柚子、杏等。

红色食物：红色食物可减轻疲劳、稳定情绪、增强记忆，如红肉、红辣椒、胡萝卜、红枣、洋葱、番茄、草莓、苹果等。

绿色食物：绿色食物富含纤维素，堪称肠胃的“清道夫”。主要指各种绿叶蔬菜，还包括绿豆、茶叶等。

黑色食物：黑豆、黑芝麻、黑糯米、黑木耳、香菇、乌鸡等黑色食物可以通便、补肺、抗衰老。

**Message**

口味重的准妈妈，应少吃酱油、火腿、牛肉干等，避免钠摄入过多发生孕期细胞内脱水，出现口渴、昏迷、抽搐。

## 154 精挑细选，只胖胎儿不胖妈

准妈妈的饮食需要精挑细选，选对食物既可以满足食欲、保证营养，又不至于使体重飙升太快。

低脂酸奶：酸奶富含钙和蛋白质，即便是患有乳糖不耐症的准妈妈，也能够较易吸收，而且还可以润肠通便。

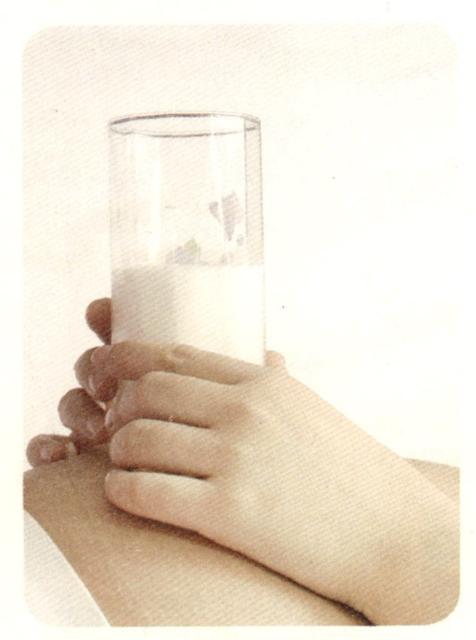

脱脂牛奶：因为脱去了脂肪，准妈妈不用担心会长胖，而且还可以满足对钙质的需求。

麦片：麦片富含维生素及膳食纤维，可以促进肠胃蠕动及降低胆固醇。以不含糖类或其他添加成分的天然麦片为佳。

柑橘：柑橘类的水果富含维生素 C、叶酸和纤维，而且含有大量的水分，能防止因缺水造成的疲劳。

坚果：坚果可以迅速补充能量并让准妈妈饿得不那么快。其中虽然含有较多的脂肪，但只要控制摄入量便没有问题，每天 28 克左右即可。

## 155 健康饮水，谨遵七条原则

❶ 不要等到口渴才喝水。口渴说明细胞脱水已经达到了一定程度，体内水分已经失衡，是缺水的结果而不是开始。

❷ 一次不要喝太多的水，否则会使胃液稀释，导致胃肠吸收能力减退。每隔1～2小时喝一次水，每次200毫升左右为宜。

❸ 不喝没有烧开的自来水。没有烧开的水中会产生一种叫“三羟基”的致癌物。

❹ 不喝久沸或反复煮沸的水。这样的水中，亚硝酸银、亚硝酸根离子以及砷等有害物质的浓度很高。

❺ 不喝保温杯沏的茶水，否则会引起消化系统及神经系统紊乱。

❻ 纯净水被去除了对人体有益的微量元素和矿物质，不宜长期饮用。

❼ 在热水瓶中贮存超过24小时的开水会产生大量对身体有害的亚硝酸盐，不宜喝。

**幸“孕”链接**

早晨起床后喝一杯温开水，可以补充睡眠中流失的水分，还能降低血液浓度，并使血管扩张以促进血液循环。

## 156 钙质克星，别让补钙成徒劳

有些食物会影响人体对钙质的吸收。准妈妈要认清并避开这些钙质的“克星”，以保全自己的补钙成果。

**1** 草酸：菠菜、竹笋、苋菜等蔬菜中含有的草酸会与钙质结合形成不易吸收的草酸钙。食用这类蔬菜时，先用开水焯一下，去掉涩味后再烹调。

**2** 植酸：大米、白面中含有植酸，与钙质结合会形成植酸钙镁盐。温水浸泡可将大米中的大部分植酸分解；而面粉发酵后，其中的植酸也会分解。

**3** 磷酸：碳酸饮料、咖啡、汉堡、比萨、炸薯条等食物中所含的大量的磷会将钙质“挤”出体外。

**4** 盐：盐中所含的钠会影响钙质吸收，因此，准妈妈的饮食还是以清淡为宜。

**5** 脂肪酸：油脂类食物会使钙的吸收率降低。准妈妈要避免吃过于油腻的东西。

# 食补食疗常识



## 157 合理进补，重质别过量

有些准妈妈怀孕后生怕胎宝宝得不到足够的营养，于是就每天鸡鸭鱼肉、水果蔬菜没有节制地乱吃一气，这样做有可能会适得其反。

吃得太多会加大肠胃的负担，引起各种肠胃不适。而且摄入和消耗的不均衡会使过剩的营养物质在体内堆积，导致超重。超重会使准妈妈患上妊娠高血压、糖尿病等并发症的几率增加，而且还有可能导致胎宝宝过大，增加分娩的难度。

因此，准妈妈在孕期不可盲目进补，首先要弄清楚自己体内缺乏哪类营养物质，然后再相应地进行补充。比如说，准妈妈普遍会缺乏叶酸，那么富含叶酸的食物就但吃无妨。而对于孕前体形就偏胖的准妈妈来说，可能就不需要补充过多的脂肪。也就是说，准妈妈要根据自己的身体状况来制定合理的进补计划，不可盲目跟风。

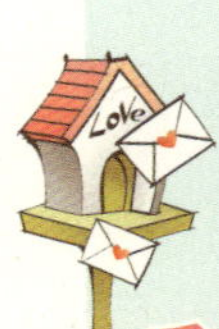


**爱心提示**

为了满足胎儿的宫内发育，准妈妈每天的热量只需要比孕前增加300千卡。半两主食、一个苹果、一个鸡蛋所含的热量均为90千卡。

## 158 准妈妈吃鱼有哪些讲究

鱼类含有丰富的蛋白质、维生素 A、维生素 D 及 DHA 等营养素，是准妈妈餐桌上必不可少的美味。但是，吃鱼吃得既健康又营养，还是有讲究的哦。

**鱼类选择：**准妈妈尽量不要吃鲨鱼、剑鱼等体积较大的深海鱼，因为深海鱼体内汞含量较高，会影响胎宝宝大脑发育；可以选择带鱼、平鱼、黄花鱼等体积小的深海鱼以及鲫鱼、鲤鱼、鲢鱼等淡水鱼。

烹调搭配：鱼和豆腐搭配可以使两者的氨基酸互补，还可以使钙的吸收率提高20多倍；做鱼时加入大蒜和醋，可以杀死鱼皮上的嗜盐菌，并可软化骨刺，促进钙、磷的吸收。

另外，烹调淡水鱼时尽量采取水煮方式，同时要经常变换鱼的品种，不要在一段时间内只吃一种鱼，还要注意不要吃生鱼，以免鱼身上的细菌和寄生虫进入体内。

**Message**

买鱼时，要看鱼体颜色是否鲜亮、鱼鳃是否鲜红而清晰、肉质是否结实有弹性以及有无异味等，以免买到变质鱼。

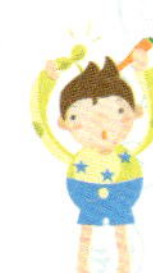



## 159 补脑食物怎么吃

**核桃** 众所周知的补脑佳品，可以生吃，也可以和芝麻、白糖一同炒着吃，还可以捣碎了，在熬粥或炒菜时加入少许。但也不宜多吃，每天3～5个即可。

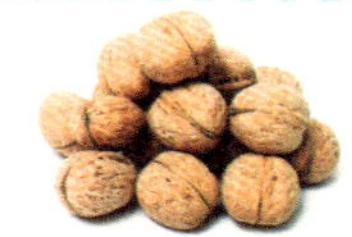

**花生** 花生具有补血、健脑的作用。最好的吃法是用水煮，这样可以最大程度地保留它的营养成分及药用成分。

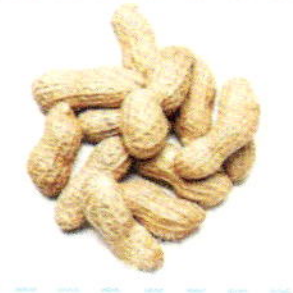

**洋葱** 洋葱可以改善大脑供血供氧状况，具有醒脑益智的功效。洋葱的吃法很多，可以作主菜也可以作配菜，可以炒也可以熬汤，但要注意不要做得太熟。

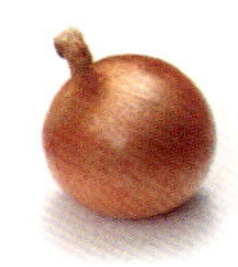

**菠萝** 菠萝含有丰富的维生素C和锰，可以提高记忆力。菠萝可以生吃，也可以入菜，还可以将果肉掏出，填入糯米，制成菠萝饭。

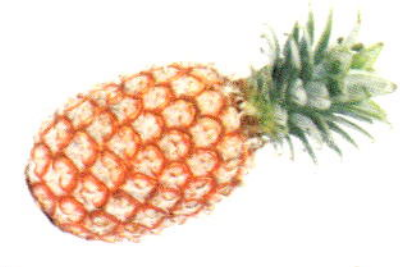

## 160 补品补药，遵医嘱服用更安全

有些准妈妈生怕日常的饮食不能满足胎宝宝生长发育的需要，于是就通过各种各样的补品补药进行大补。这样的心情可以理解，但做法实不可取。

对于身体健康，营养基本不缺乏的准妈妈来说，只要日常饮食能够做到全面均衡，就基本上可以满足胎宝宝的营养需求，如果不顾实际情况进行滥补，反而会影响正常饮食的摄取和吸收，甚至会引起整个机体的内分泌失调。另外，准妈妈如果服用了某些含激素较多的补品补药，就会干扰胎宝宝的正常发育进程，给胎宝宝出生后带来不良影响，严重的还有可能危及生命。另外，像人参、桂圆、黄芪等甘温补品极易助火动胎，很可能造成早产。

因此，准妈妈千万不可滥用补品补药，如果觉得自己需要使用，应先向医生咨询，听从医生的建议。

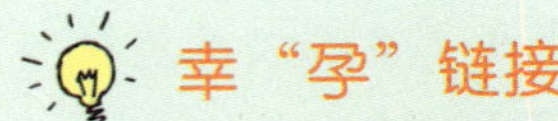


准妈妈在选择营养品时需十分谨慎，要选择权威机构专门向孕产妇推荐的科技含量高的营养品。

## 161 怎样选择叶酸补充剂

目前市场上唯一得到国家卫生部门批准的、预防胎宝宝神经管畸形的叶酸增补剂是“斯利安”片，每片 0.4 毫克。我们一般都建议选择这种叶酸增补剂来补充叶酸。

市场上还有一种供治疗贫血用的“叶酸片”，每片含叶酸 5 毫克，相当于“斯利安”片的 12.5 倍。不过准妈妈可千万不要觉得这种叶酸片的叶酸含量更丰富，而选择用它代替“小剂量叶酸增补剂”来补充叶酸。长期大剂量服用叶酸片对准妈妈和胎宝宝会产生不良的影响。

爱心提示

其他品牌的叶酸补充剂也可以，但必须是专门针对准妈妈的叶酸补充剂。

## 162 准妈妈该怎样选择钙片

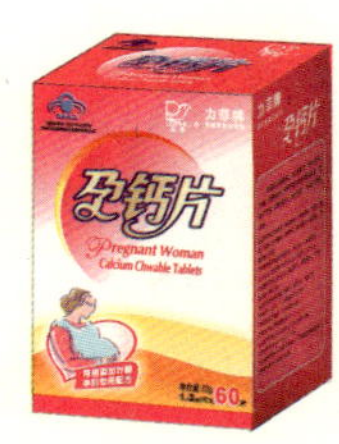


① 应该选择由国家卫生部门批准的、品牌好、信得过的优质钙产品。注意查看产品的外包装，主要查看生产日期、有效期限以及生产批号等。

② 钙片的体积则不宜大，也不宜太小。因为准妈妈因为妊

娠反应或者腹部逐渐增大导致的食欲下降，太大则难以服下，过小又会增加服用次数，对肠胃都会造成刺激。

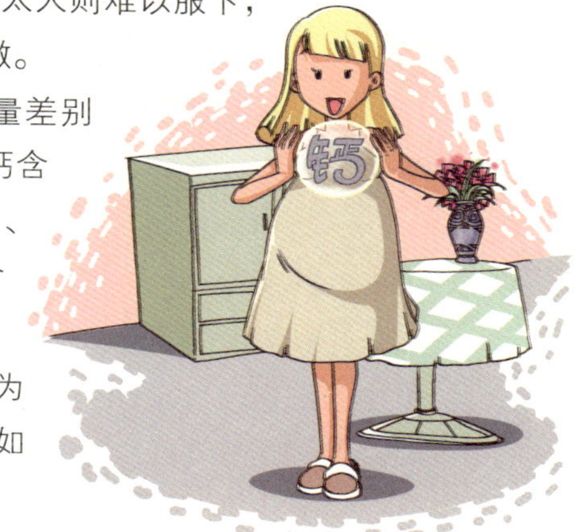


③ 在常见的几种钙制剂中元素钙的含量差别很大，它们依次为碳酸钙含40%、碳酸氢钙含23.3%、枸橼酸钙含21%、乳酸钙含13%、葡萄糖酸钙含9%。其中，碳酸钙中元素钙含量最高。

④ 研究表明，各种钙剂在人体的吸收率为28% ~ 39%，其余的从粪、尿及汗排出。如果厂商宣传吸收率过高，则是虚假的广告。

## 163 准妈妈服用补铁剂的注意事项

① **注意选择易吸收的补铁剂。** 建议准妈妈选择硫酸亚铁、碳酸亚铁、富马酸亚铁、葡萄糖酸亚铁，这些铁剂属二价铁，容易被人体吸收。准妈妈需要在医生指导下正确服用铁剂。

② **铁剂对胃肠道有刺激作用。** 常引起恶心、呕吐、腹痛等，应在饭后服用为宜。反应严重者可停服数天后，再由小量开始，直至所需剂量。若仍不能耐受，可改用注射剂。

③ **维生素C可以促进铁的吸收。** 建议准妈妈在服铁剂时，补充适当的维生素C。同时避免浓茶和中药煎剂等影响铁剂吸收的饮食。

**Message**

铁剂易与肠内的硫化氢结合成硫化铁，使肠蠕动减弱，引起便秘，并会致使患者排出黑色粪便，这些都是正常的，准妈妈不必紧张。

## 164 准妈妈应慎用中药进补

准妈妈应禁用和慎用的中药，概括起来为活血化淤药、行气祛风药、苦寒清热药、凉血解毒药。准妈妈禁用的中药、中成药，可参考下表：

| 中药 | 巴豆、牵牛、芫花、甘遂、商陆、大戟、水蛭、虻虫、莪术、三棱、大黄、芒硝、冬葵子、木通、桃仁、蒲黄、五灵脂、没药、苏木、皂角刺、牛膝、枳实、附子、肉桂、干姜等 |
|---|---|
| 中成药 | 十枣丸、舟车丸、麻仁丸、润肠丸、槟榔四消丸、九制大黄丸、清胃和中丸、香砂养胃丸、大山楂丸、虎骨大瓜丸、活络丸、天麻丸、虎骨追风酒、华佗再造丸、伤湿止痛膏、囊虫丸、驱虫片、化虫丸、利胆排石片、胆石通、结石通、七厘散、小金丹、虎杖片、脑血栓片、云南白药、三七片、六神丸、牛黄解毒丸、败毒膏、消炎解毒丸、祛腐生肌散、疮疡膏、百毒膏、消核膏、白降丹等 |

## 165 怀双胞胎的准妈妈该怎么吃

一般而言，怀双胞胎的准妈妈大约需比一般准妈妈增加 10% 的膳食摄入，包括主食、肉类和蔬果等。此外，双胞胎准妈妈还应注意以下营养补充：

1 准妈妈一般都有生理性贫血，在双胎妊娠时更为突出。双胞胎准妈妈的血流量比平时高出 70% ~ 80%，双胎妊娠合并贫血发病率约为 40%，所以，双胞胎准妈妈尤其要注意多吃含铁较多的食物，如猪肝和其他动物内脏，以及白菜、芹菜等。

2 双胞胎准妈妈要多补钙。一个人吃三个人补的双胞胎准妈妈，将需求更多的钙质来满足自己和两个胎宝宝生长发育。平时多喝一些牛奶、果汁，多吃各种新鲜蔬菜、豆类、鱼类和鸡蛋等营养丰富的食物。

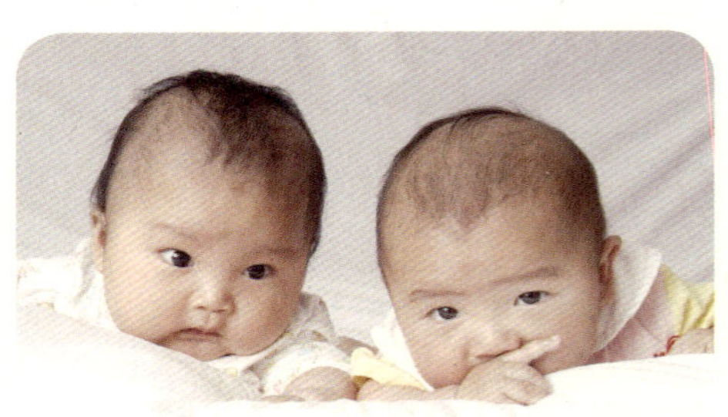

**爱心提示**

双胎妊娠时易患妊娠高血压综合征，因此，准妈妈平时在饮食上要适当控制食盐的摄入，并保障充分的睡眠和休息。

## 166 便秘准妈妈，吃啥能通便

便秘准妈妈可以适当多吃一些富含膳食纤维的食物，可以促进肠道蠕动，缓解便秘，如蔬菜、粗粮等，另外还要多喝水。一些通便的食疗方法效果也不错，准妈妈值得一试，例如：

牛奶鸡蛋饮：将一只鸡蛋打入250毫升牛奶中搅匀、煮沸，变温后加入少许蜂蜜。每日早起饮用。

土豆汁：新鲜土豆250克，洗净去皮后榨汁。每日早起空腹饮用15毫升。

蜂蜜盐水汤：蜂蜜30克、食盐6克，用开水冲匀即成。每日早、晚各1次。

## 167 水肿准妈妈可以吃哪些消肿食物

**冬瓜** 冬瓜含有丰富的营养素和无机盐，可以清热泻火、利水渗湿。做成口味清淡的冬瓜海米汤、冬瓜丸子汤等，最适合准妈妈食用。

**西瓜** 西瓜具有清热解暑、利尿消肿的作用，准妈妈可以适量吃些。不过西瓜含糖量高，因此有糖尿病的准妈妈要少吃。

**鲫鱼** 鲫鱼具有安五脏、利水湿等功效，可以改善血液的渗透压，合理调整体内水的分布。

**红豆** 红豆具有清热除湿、消肿解毒的功效，且钾含量高，可以降血糖、降血脂。准妈妈可以用红豆煮水或熬粥喝。

## 168 助产食物有哪些

豆芽：黄豆芽、绿豆芽都可以，之所以被列入助产食物，是因为它能够发芽，贵在“生发”，其中所含多种维生素能够消除身体内的致畸物质，并且能促进性激素的生成。

海带：其中蕴含的胶质能促使体内的放射性物质随大便排出，从而减少诱发人体机能异常的物质的积累。

海鱼：含多种不饱和酸，不但能够增强身体的免疫力，还可以补脑益智。

畜禽血：鸡、鸭、鹅、猪等动物血液中含有一种具有解毒和滑肠作用的物质，可与侵入人体的粉尘、有害金属元素发生化学反应，变为不易被人体吸收的废物而排出体外。

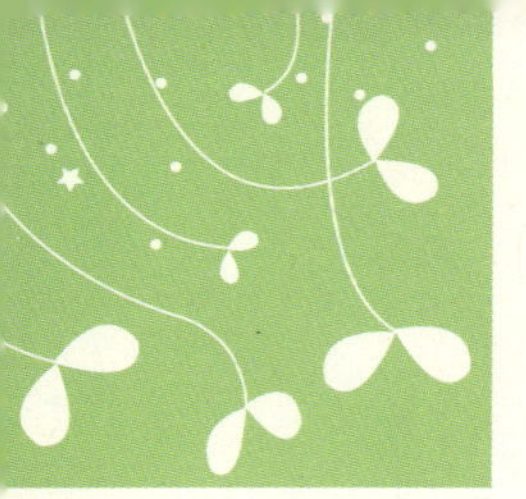



# 孕期食物宜忌常识

## 169 为什么准妈妈爱吃酸

有研究表明，准妈妈嗜酸实际上是胎宝宝吸收营养的一种表现。

在怀孕 2 ~ 3 个月时，胎宝宝骨骼开始形成，构成骨骼的主要成分是钙，要使钙盐形成骨质，需要酸性物质参加。铁是人体不可缺少的微量元素，是准妈妈、胎宝宝制造血红蛋白必需的原料，但铁元素只有在酸性环境下才能吸收。人体吸收维生素 C 也需要酸来调剂，否则维生素 C 就会流失。而此时，却有不少准妈妈的胎盘会分泌出一种绒毛膜促性腺激素，这种物质能抑制胃酸分泌，使胃酸减少、消化酶活力降低。这样，为了满足胎宝宝对钙、铁等营养素的需求，便促使母体嗜酸来增加这些营养物质的吸收，这就是准妈妈嗜酸之谜。

**Message**

准妈妈应尽量少吃米醋、腌制的酸菜及酸性较大的刺激性食物等，这对准妈妈和胎宝宝的健康都不利。

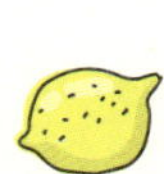

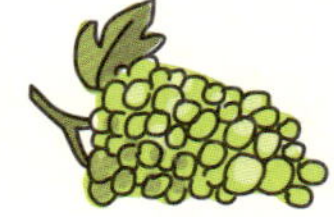

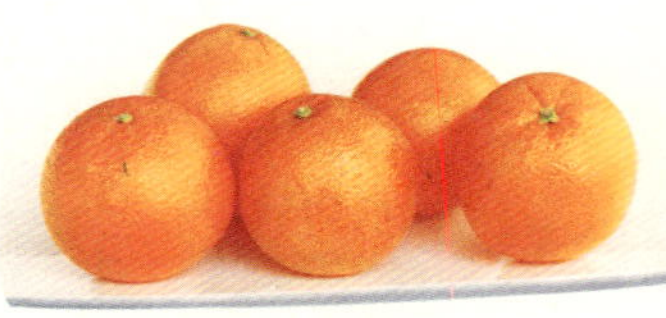

## 170 准妈妈宜吃哪些酸味食物

酸味能刺激胃液分泌，提高消化酶的活性，促进胃蠕动，有利于食物的消化和各种营养素的吸收。所以怀孕后爱吃酸味的食物能够有利于胎宝宝和母体的健康。但并不是只要是酸味就一定是好的食物。

① 最好选用一些带酸味的新鲜瓜果，这类食物含有丰富的维生素 C，可以增强准妈妈身体的抵抗力，促进胎宝宝正常生长发育。如西红柿、青苹果、橘子、草莓、酸枣、话梅、葡萄、樱桃、杨梅、石榴等。

② 可以多喝一些酸奶，酸奶富含钙、优质蛋白质、多种维生素和碳水化合物，还能帮助人体吸收营养，排泄有毒物质，不但营养价值高，而且对厌食症状有一定的治疗作用。

## 171 为什么准妈妈不宜多吃辛辣食物

辛辣食物常常可以引起正常人的消化功能紊乱，如胃部不适、消化不良、便秘、痔疮等。由于怀孕后随着胎儿的长大，本身就可以影响准妈妈的消化功能和排便，如果准妈妈始终保持着进食辛辣食物的习惯，结果一方面会加重准妈妈的消化不良、便秘、痔疮的症状，另一方面也会影响准妈妈对胎儿营养的供给，甚至增加分娩的困难。因此，在计划怀孕前3~6个月应停止吃辛辣食物。

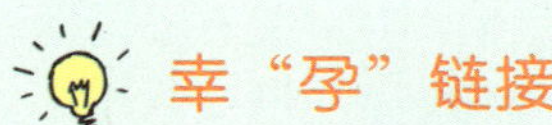


常见的辛辣食物，除了辣椒之外，还包括大蒜、胡椒、茴香、酒、韭菜等，这些食物准妈妈都应少吃。

## 172 准妈妈每周宜吃2次海带

海带富含碘、钙、磷、硒等多种人体必需的微量元素，其中钙含量是牛奶的10倍，含磷量比所有的蔬菜都高。海带还含有丰富的胡萝卜素、维生素 $B_1$ 等维生素，有美发和防治肥胖症、高血压、水肿、动脉硬化等功效，故有“长寿菜”之称。

海带不仅是准妈妈最理想的补碘食物，还是促进胎宝宝大脑发育的好食物。这是因为准妈妈缺碘使体内甲状腺素合成受影响，胎宝宝如不能获得必需的甲状腺素，会导致脑发育不良、智商低下。即使出生后补充足够碘，也难以纠正先天造成的智力低下。

最适合准妈妈的海带吃法是与肉骨或贝类等清煮做汤，清炒海带肉丝、海带虾仁，或与绿豆、大米熬粥，还有凉拌也是不错的选择。

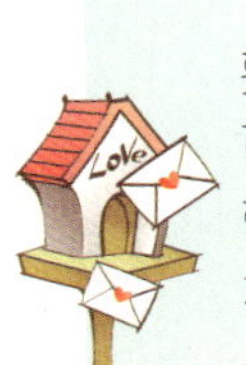


在用海带煮汤时需注意，海带要后放，不加锅盖，大火煮5分钟即可。炒海带前，最好先将洗净的鲜海带用开水焯一遍，这样炒出来的海带才更加脆、嫩、鲜美。

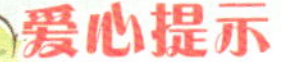


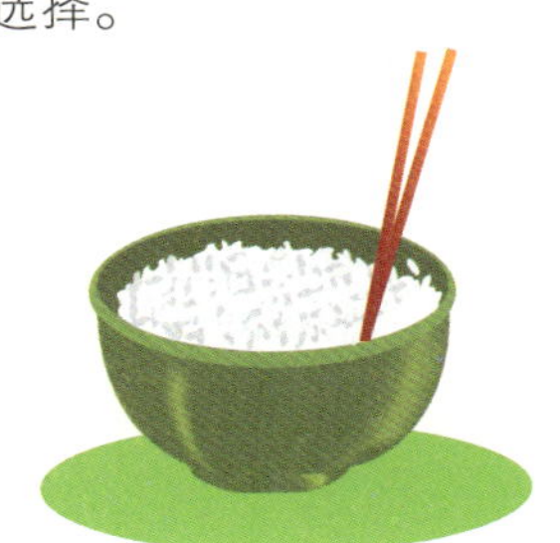

Part 4 准妈妈营养新知快递

## 173 准妈妈宜吃哪些杂粮

**小米：** 小米味甘性咸，有滋阴补虚、健脾养肾、除湿利尿之用。孕吐时，用小米煮粥，对减轻恶心、呕吐非常有用。

**糯米：** 糯米味甘性温，有暖补脾胃、益肺养气之用。糯米比大米性黏，消化得慢一些，因此脾胃虚弱者不宜多食，以免引起胃胀与消化不良。

**燕麦：** 燕麦味甘性平，有健脾益气、补虚止汗、养胃润肠的功能，经常食用有降血脂、调节血糖、防止便秘的作用。

**荞麦：** 荞麦味甘性凉，有开胃宽肠、下气消积之用，可用于大便秘结、湿热腹泻等。建议用荞麦面代替一般面条，也可在早餐或加餐时将荞麦粉冲入牛奶中食用。

**高粱：** 高粱味甘性温，有健脾胃、消积止泄之用。当准妈妈消化不良、脾胃气虚、大便溏薄时，可以适当食用。

**红薯：** 红薯味甘性平，有补脾养心、益气通乳、去脏毒之用，能促进肠道蠕动，刺激排便。但红薯中糖类较其他粮食多，妊娠糖尿病患者不宜多食。

## 174 准妈妈宜吃哪些坚果

**腰果**

腰果的营养丰富，含蛋白质达 21%，含油率达 40%，各种维生素含量都很高。因此，准妈妈应每天摄入 5 ~ 8 粒（约 10 ~ 16 克）的腰果。腰果对准妈妈具有补充体力和消除疲劳的良好功效，还能使干燥的皮肤得到改善。同时还可以为准妈妈补充铁、锌等。

**核桃**

核桃有补气养血、温肺润肠的作用。1 千克核桃仁相当于 5 千克鸡蛋或 9 千克鲜牛奶的营养。核桃营养成分的结构对于胎宝宝的脑发育非常有利。准妈妈每天应吃 2 ~ 3 个核桃。

**葵花子**

葵花子富含亚油酸，促进脑发育，同时也含有大量维生素 E，促进胎宝宝血管生长和发育，还有增强孕酮的作用，有助于安胎。葵花子还含有丰富的镁，对稳定血压和神经系统有重要作用，准妈妈每晚吃一把葵花子可起到安眠的作用。

## 175 准妈妈宜吃哪些零食

**谷类食物：** 如全麦面包或者燕麦片等，这是加餐的基础。

**牛奶或酸奶：** 准妈妈每天可以饮用 500 毫升牛奶，建议分两次喝完。早上喝一杯，临睡之前喝一杯。

**新鲜水果：** 准妈妈每天可食用的水果量以不超过 500 克为宜，并且应尽量少吃含糖量丰富的水果，以免导致肥胖。

**坚果：** 坚果是准妈妈补充微量元素的良好食物。但不论哪种坚果，每天的进食量也不易过多，建议一天吃上 3 次，每次一小把即可。

**幸"孕"链接**

建议准妈妈不要选择市售含添加剂的饮料、膨化食品、腌制食品作为加餐食物（如薯片、豌豆脆、腌制的火腿香肠等），这些食物中含有对胎宝宝不利的有害成分。

## 176 准妈妈为什么不宜多吃盐

食盐的主要成分是氯化钠。钠是人体生命活动中不可缺少的物质，但摄入过量则会影响身体健康。

如果准妈妈多吃盐，就会加重水肿且使血压升高，甚至引起心力衰竭等疾病。由于钠离子是亲水性的，会造成体内水的潴留，导致准妈妈水肿。过多的钠会加重妊娠高血压的发病率。

但是如果长期低盐或者不能从食物中摄取足够的钠时，就会使人食欲不振、疲乏无力、精神萎靡，严重时发生血压下降，甚至引起昏迷。还会导致体内水分减少，血液也会变得黏稠，流动缓慢，以致养料不能及时地输送到身体的各个部位，废物也不能及时地排出体外。时间一长，对身体有害。

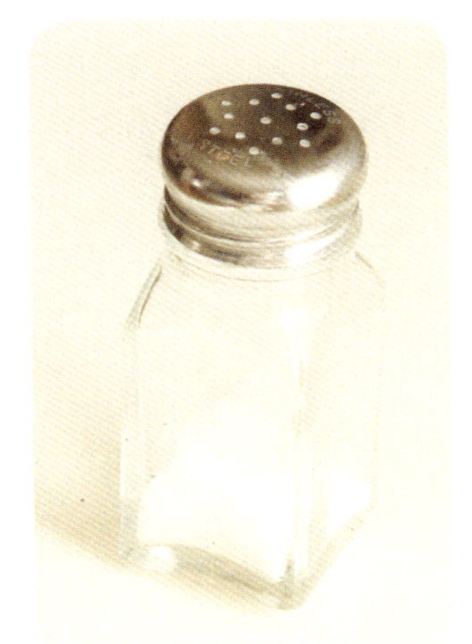

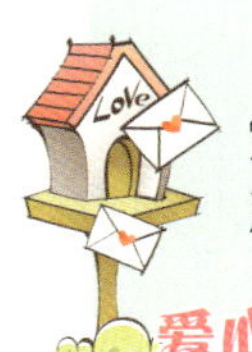


**爱心提示**

健康准妈妈每日的摄盐量以 6 克为宜。患有妊娠高血压的准妈妈应遵医嘱减少食盐摄入量。

## 177 为什么准妈妈不能喝咖啡因饮料

首先，从受孕角度来说，含咖啡因的饮料，如咖啡、浓茶、可乐及其他含咖啡因的食物，因为咖啡因能影响到女性生理变化，改变女性体内雌、孕激素的比例，从而间接抑制受精卵在子宫内的着床和发育。

而对于孕期的准妈妈而言，咖啡因会减慢胎盘的血液循环，导致胎儿代谢异常。研究表明，如果准妈妈每天摄入咖啡因超过200毫克，其流产风险会增加一倍以上。所以，建议准妈妈整个孕期都要少喝含咖啡因的饮料。

**Message**

除了影响胎儿发育，咖啡因还会因为提神作用而使准妈妈的神经保持兴奋状态，导致准妈妈容易失眠。

## 178 准妈妈不宜吃哪些鱼

❶稻田或者紧靠稻田的塘、堰养殖的鱼不要吃。稻田水中的农药或杀虫剂会潜入鱼体而蓄积起来。其中，鱼头的危险性最大，准妈妈更要避开。

❷厂矿尤其是化工厂附近水域里的鱼不能吃。工业废气、废水、废渣会使鱼肉中镉、铅、汞等重金属含量增加。

❸咸鱼。咸鱼蕴藏有大量的二甲基亚硝酸盐，进入体内可以转化成致癌性很强的二甲基亚硝胺，增加胎宝宝出生后的患癌危险。

❹出现腐败迹象的鱼类。一些鱼腐败后，会分解形成大量组织胺，诱发强烈的变态反应。

❺避免吃鲨鱼、鲭鱼、旗鱼及方头鱼，因为这四种鱼的汞含量可能会影响胎宝宝大脑的生长发育。

**幸“孕”链接**

建议准妈妈在一周之内至少应吃一两次鱼或贝类。不过吃鱼也不是越多越好，每周吃鱼不宜超过3次。

## 179 准妈妈宜吃哪些肉

**鱼肉：** 鱼肉不仅含有优质蛋白质，适量的脂肪，丰富的维生素、无机盐，还含有多不饱和脂肪酸——二十碳五烯酸，对流产、早产和胎宝宝发育迟缓都有预防的作用。

**鸡肉**：鸡肉比较嫩，脂肪分布均匀，容易消化和吸收，味道也很鲜美，蛋白质含量高而且脂肪含量较低，仅为 2.5%，因此，准妈妈日常可以多选择鸡肉，熬汤、炒菜都可以。

**牛肉**：牛肉中不仅含有丰富的蛋白质、铁和铜，而且 B 族维生素含量也很高，脂肪含量相对较低，因此也是准妈妈餐桌上不错的选择。

**猪肉**：在日常所接触的肉类中，猪肉的脂肪含量能达到 20% ~ 30%，而且多为饱和脂肪酸，摄入过多对健康无益，因此准妈妈可以适当地吃一些，但不能过多。

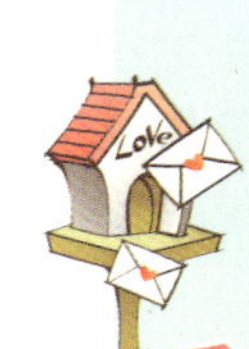


爱心提示

建议准妈妈少吃罐头肉、腌肉或是火腿、香肠。因为经过加工的肉类中 B 族维生素损失比较多，而且还有可能含有亚硝酸盐，食入过多，会使组织缺氧，甚至中毒。

## 180 准妈妈应少吃哪些水果

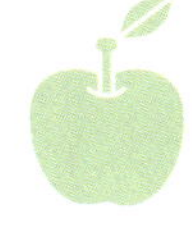

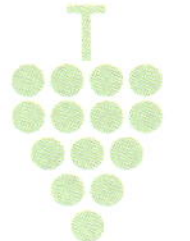

**石榴和杏**：如果准妈妈有贫血症状，应少吃。

**菠萝、香蕉、葡萄**：这些水果含糖量都较高，比较胖或有糖尿病家族史的准妈妈要少吃。

**荔枝、桂圆**：荔枝和桂圆属于热性水果，准妈妈体质一般偏热，过量食用热性水果，容易产生便秘、口舌生疮等上火症状，还易引起胎动不安。

**西瓜**：西瓜有利尿作用且含糖量高，吃太多会造成脱水及引发妊娠糖尿病。

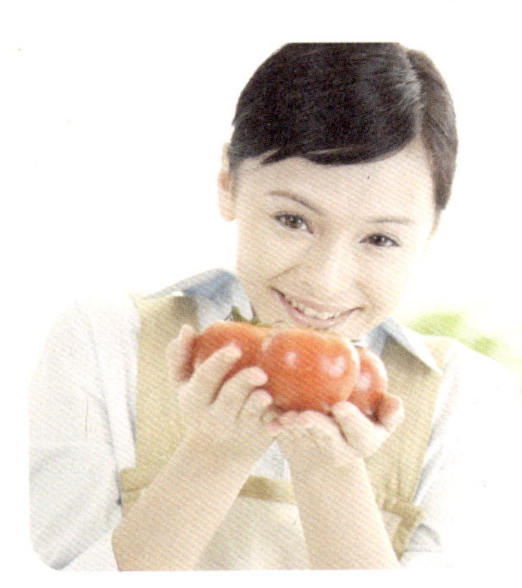

**柑橘**：柑橘性温味甘，补阳益气，过量容易引起燥热而使人上火，发生口腔炎、牙周炎、咽喉炎等。准妈妈每天吃柑橘不应该超过 3 只。

**柿子**：柿子性寒，有清热、润肺、生津、镇咳、祛痰等功效，适合妊娠高血压综合征患者食用。但多吃易引起大便干燥。

**猕猴桃**：猕猴桃性寒，脾胃虚寒、习惯性腹泻和尿频者不宜食用。如果准妈妈有先兆性流产症状，千万别吃猕猴桃。

## 181 准妈妈应少吃哪些调味料

**少吃盐：**孕期若过度摄入咸食，容易并发妊娠高血压综合征，甚至发生子痫而危及母婴安康。专家建议孕期每日食盐摄入量应控制在6克以内。

**少吃味精：**味精主要成分是谷氨酸钠，血液中的锌与其结合后便从尿中排出，味精摄入过多会消耗大量的锌，不利于胎宝宝神经系统的发育。

**少吃醋：**过多的醋和酸性食物是导致畸胎的元凶之一。尤其是怀孕最初半个月左右，大量的酸性食物，可使体内碱度下降，从而引起疲乏、无力。而长时间的酸性体质，不仅使母体罹患某些疾病，最重要的是会影响胎宝宝正常的生长发育，甚至可导致胎宝宝畸形。

**少吃热性调料：**如小茴香、大茴香、花椒、桂皮、辣椒、五香粉等热性香料，这些调料容易消耗肠道水分，使胃肠腺体分泌减少，造成便秘。

**Message**

建议准妈妈少吃油炸烧烤类食物，如炸薯条、烤鸡翅、羊肉串等。油炸烧烤食品吃多了容易引发高血压、糖尿病、肥胖及心脑血管疾病，还有可能致癌。

## 182 准妈妈不宜吃火锅吗

准妈妈可以适当食用火锅，但在吃火锅时，需要注意以下事项：

1. 假如火锅的位置距准妈妈太远，不要勉强伸手夹食物，以免加重腰背压力，导致腰背疲倦及酸痛，最好同桌人代劳。
2. 避免生食与熟食用同一双筷子，这样容易将生食上沾染的细菌带进肚子里，造成腹泻及其他疾病。
3. 最好自己在家煮火锅，除汤底及材料应自己安排外，食物卫生也是最重要的。
4. 任何食物一定要煮至熟透，才可进食，特别是肉类食物，如牛肉、羊肉等，这些肉片中都可能含

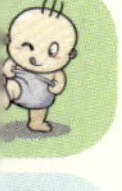

有弓形虫的幼虫。幼虫可通过胎盘感染到胎宝宝，严重的发生小头、大头（脑积水）、无脑儿等畸形。

5最好吃前先喝小半杯新鲜果汁，接着吃蔬菜，然后是肉。这样，才可以合理利用食物的营养，减轻胃肠负担。

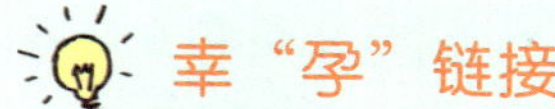


吃火锅时，准妈妈若胃口不佳，应减慢进食速度及减少进食分量，以免食后消化不了，引致不适。

## 183 建议准妈妈不要吃的食物

**山楂：** 山楂具有活血化淤的作用，容易刺激子宫收缩，导致早产。准妈妈如果喜欢吃酸的，可选择西红柿、青苹果、杨梅等代替山楂。

**薏米：** 薏米能够促进子宫收缩，易引发流产。

**马齿苋：** 又名马齿菜、瓜仁菜，它既是草药又可作菜食用，其药性寒凉而滑利。实验证明，马齿苋汁对于子宫有明显的兴奋作用，能使子宫收缩次数增多、强度增大，易造成流产。

**螃蟹、甲鱼：** 性寒，能够活血化淤，尤其是蟹爪和鳖甲，有明显的堕胎作用。

**爱心提示**

如果准妈妈误食了以上食物，也不必过于紧张，只要身体没有发生异常反应即可。一旦有异常反应，应及时就医。

## 184 不能混着吃的食物

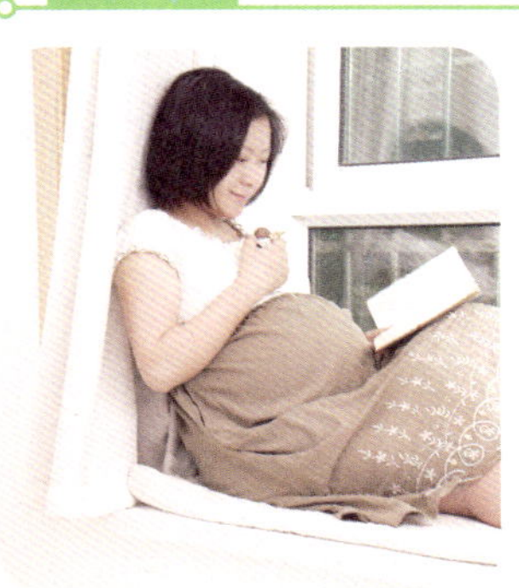

**菠菜和豆腐：** 菠菜中的叶酸会和豆腐中的氯化镁、硫酸钙结合形成难以被人体吸收的叶酸镁和叶酸钙，容易引起结石。

**萝卜和橘子：** 这两种食物混着吃容易诱发甲状腺肿大。

**牛奶和巧克力：** 这两种食品看似天生一对，但实际上却有相克的作用，牛奶中的钙会和巧克力中的叶酸结合成叶酸钙，易导致腹泻。

**鸡蛋和豆浆：** 鸡蛋和豆浆同吃，会降低蛋白质在人体中的吸收率。

**西瓜和羊肉：** 两者同吃会使脾胃功能失调，伤元气。

**牛肉和栗子：** 牛肉和栗子混着吃不易消化，而且还会降低栗子的营养价值。

**Message**

大量维生素C和虾同时食用，可能导致“砒霜”中毒。不过，一次性摄入50个苹果或10个橙子或生吃3斤以上的绿叶蔬菜，才算是大剂量摄入维生素C。因此，吃海产品的同时食用水果或青菜，一般是没有危险的。

## 185 准妈妈不宜长期素食

有些准妈妈由于挑食、偏食或者为了保持体形而长期素食，再加上孕早期的妊娠反应，就更不想沾荤腥，这对胎宝宝的生长发育极为不利。

如果脂肪摄入不足，胎宝宝出生后容易出现体重偏低、抵抗力低下等现象，准妈妈也容易患贫血、水肿、高血压；蛋白质摄入不足，胎宝宝的脑细胞数量会减少，影响日后的智力发育，还有可能出现畸形或营养不良。并且荤食中含有人体自身合成量较少的牛磺酸，牛磺酸对胎宝宝的视力发育有着非常重要的作用。

因此，建议孕前习惯吃素食的准妈妈，怀孕后要调整饮食结构，适当吃一些鱼虾、鲜肉、鲜蛋、牛奶之类的荤食，不要因为自己的偏好和习惯而使胎宝宝的生长发育受到影响。

**幸“孕”链接**

如果准妈妈由于某种原因只能吃素食，那就要选择营养高的素食，如木耳、蘑菇、豆类、坚果等，同时要通过营养制剂来补充从素食中很难摄取到的营养素。

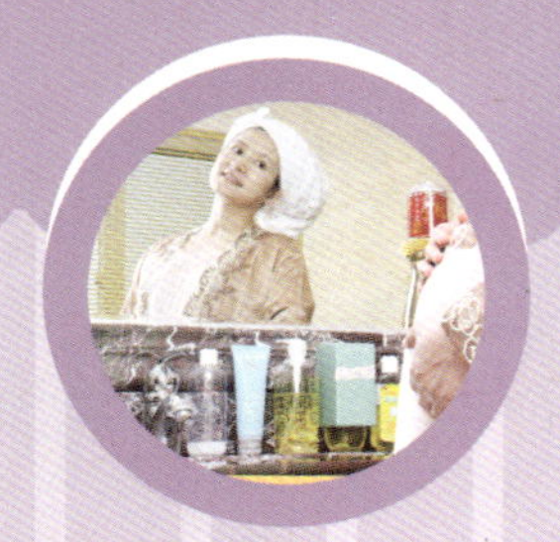

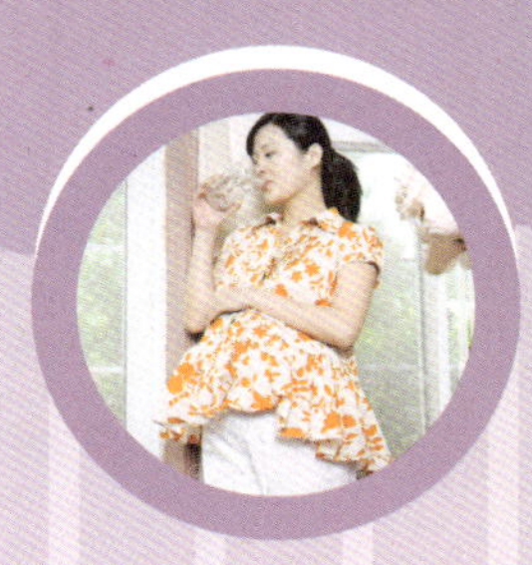

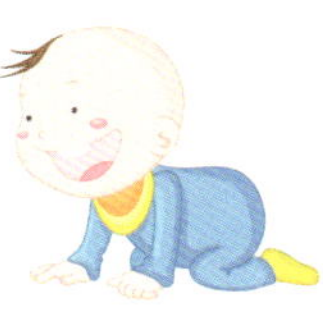

# Part 5

# 细说准妈妈居家保健

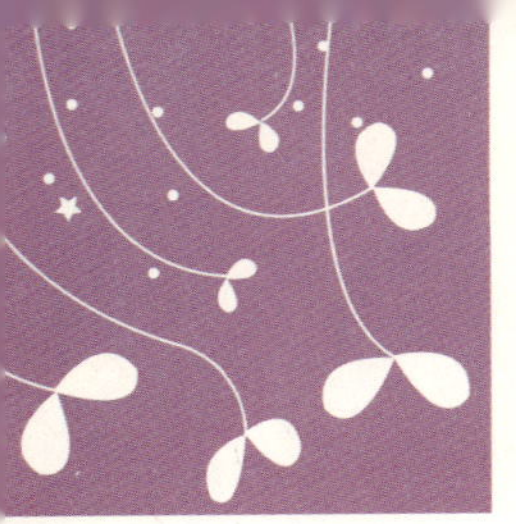

细说准妈妈居家保健

# 家居布置常识

## 186 新装修的新居不宜住

新装修好的房子，其装修材料和新家具中一般都含有苯、甲醛、铅、汞等对人体有害的化学物质，如果是劣质的装修材料和家具，其中的有害物质更是严重超标，这些化学物质均会不同程度地向空气中散发，人在这样的房子里待久了，就感到头晕、眼睛疼以及全身不适，严重的还会引发恶心、呕吐、过敏甚至中毒等症状。胎宝宝，尤其是孕早期的胎宝宝，正处在各器官分化的关键阶段，如果准妈妈在新装修的房子里居住，空气中的有害化学成分就会通过准妈妈的血液到达胎盘，影响胎宝宝的正常发育，严重的还有可能导致胎宝宝畸形。

因此，准妈妈最好不要住新居，如果一定要居住，最好能够先请环保机构对新居内的空气质量进行检测，确定达到安全标准后再入住。

**Message**

国家标准规定，室内每立方米的甲醛含量不能超过 0.08 毫克，苯不能超过 0.087 毫克，氨不能超过 0.2 毫克。



## 187 远离有害辐射源

**电磁炉：** 电磁炉是各种家用电器中产生电磁波较多的，做饭时最好使用可以盖住整个炉面的大锅，以阻隔电磁波发出的能量，用完之后先切断电源，然后再把锅拿开。

**微波炉：** 质量好的微波炉只有在门缝周围有少量的电磁辐射，30 厘米以外就基本检测不到了。

**手机：** 接听手机时尽量佩戴耳机并且长话短说。手机在拨出但还未接通时辐射最强，此

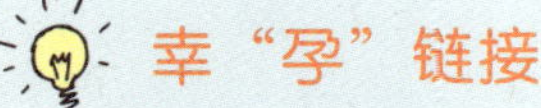

**幸"孕"链接**

海带、紫菜、青菜、萝卜、猪皮、黑木耳、橘子等食物具有清除体内有害放射性物质的作用，准妈妈可以多吃一些。

时要使它远离身体。建议准妈妈在孕早期不要使用手机。

电视机：不要关灯看电视，与电视机距离不要低于2米，且连续看电视不要超过2小时。

电脑：身体与电脑屏幕保持30厘米以上的距离，避免在电脑背面作业。

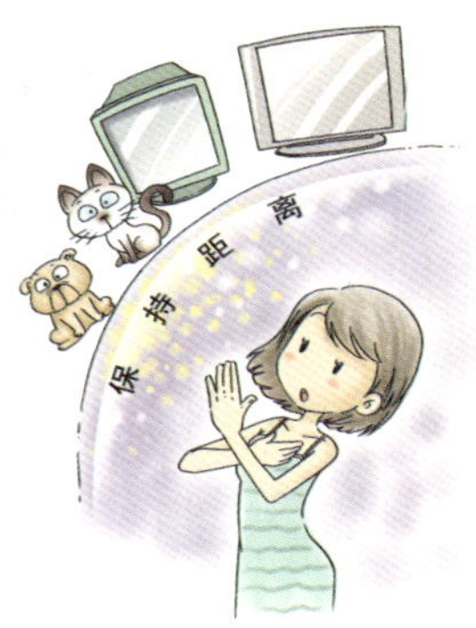


## 188 噪音影响，不可小觑

首先，噪音容易使准妈妈的内分泌功能紊乱，使脑垂体分泌的催产激素过剩，从而引起子宫强烈地收缩，容易诱发流产、早产。其次，胎宝宝的耳蜗还未达到结构和功能上的成熟，听力系统非常敏感，极易受到损伤。外界的噪音可通过腹壁传入子宫，胎宝宝的内耳受到噪音的刺激，易使大脑部分区域受损，严重的还会影响智力发育。研究发现，曾经受过85分贝（重型卡车的声响是90分贝）以上噪音干扰的胎宝宝，其听觉敏锐度在出生前就已受损。

因此，准妈妈要有意识地避开KTV、建筑工地等噪音强度大的场所，看电视时也要将音量适当调小，过年时要同持续震耳的鞭炮声保持距离。

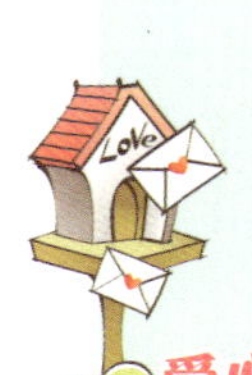


爱心提示

特别提醒长期在噪音环境中工作的准妈妈，最好能和单位领导申请在这个特殊的时期给予一定的照顾，暂时换到远离噪音的环境中工作。

## 189 准妈妈喜欢偏冷色调

准妈妈怀孕后，尤其是在孕7月以后，会对色彩产生极其敏感的反应。表现为尤其偏爱某些颜色而讨厌另一些颜色。

一般来讲，准妈妈会比较偏爱柠檬黄和冷色系中的淡蓝、淡绿、淡紫等颜色，因为这类颜色的光波弱、缓，较为柔和，对准妈妈的感觉器官没有多大刺激，会使准妈妈心境平和、

Message

准妈妈可用一些柔和的色调布置家居，如将窗帘、床单、沙发罩换成鹅黄、嫩粉、淡绿、粉蓝等颜色，这在一定程度上可调节准妈妈的心理状态，保持情绪稳定。

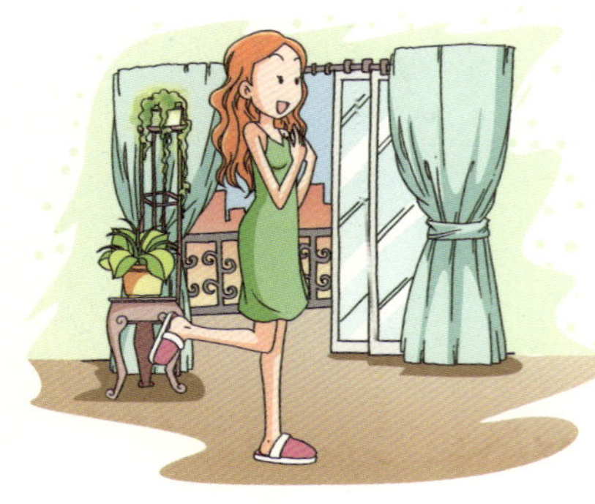

宁静，有助于减轻早孕反应，使准妈妈能够较好地休息，并能减轻生理性头痛和呕吐症状。而对那些感染力强或对视觉产生较大刺激的颜色，准妈妈则会比较反感。如鲜艳的红色会使准妈妈血压突然升高，脉搏明显加快，产生兴奋、激动等心理反应；若看到大面积的黑色，准妈妈的瞳孔会自然散大，随之出现心慌、气短、出虚汗等现象，胎动也会明显增加。

## 190 注意调节室内温度和湿度

一般来讲，居室的温度最好控制在 20 ～ 22℃，超过 25℃易使人感到烦躁不安、精神不振、头昏脑胀；低于 10℃则会使准妈妈懒于活动，出现精神抑郁，不利于胎宝宝生长发育。在夏季可以使用电风扇或空调调节室温，但不要忘记定时给居室开窗换气。

准妈妈居室最适宜的湿度为 50% 左右。若相对湿度太低，准妈妈会口干舌燥、咽痛、流鼻血或便秘等；湿度太高则衣被易发潮，可引起皮肤过敏、肢体关节酸痛、浮肿，甚至还会出现消化功能失调。在空气干燥的秋冬季节，可在室内放一盆水或不时在地上洒点水，也可使用空气加湿器。湿度太高时，可打开门窗通风换气以散发潮湿气体，并移去室内潮湿的东西。

**幸“孕”链接**

有些准妈妈在夏天喜欢整晚吹着空调，这样做很伤身体。可以在睡前将空调预定 1 ～ 2 个小时或者调到“睡眠”模式，温度也不宜太低，26℃左右即可。

## 191 室内不宜摆放的花草

**产生气味的花草：** 松柏类、玉丁香、接骨木、兰花、百合、茉莉等散发的气味会引起人气喘烦闷、恶心、食欲不振，或使人过度兴奋而导致失眠。

**耗氧性花草：** 如丁香、夜来香等花草在进行光合作用时会消耗大量的氧气，从而影响人的身体健康。

**易使人过敏的花草：** 五色梅、天竺葵、洋绣球、报春花等花草散发出的微粒容易使人发生皮肤过敏。

**有毒花草：** 一品红、黄杜鹃、夹竹桃、水仙、郁金香、仙人掌等都具有毒性，长时间接触会使人中毒。

**Message**

有些花草摆放在居室里不但不会对人体有害，还能起到净化空气、杀灭病菌的作用，如吊兰、龟背竹、菊花、米兰、石竹、紫罗兰等。

## 192 布置卧室，让睡眠更舒心

一个舒心的卧室，会让准妈妈有更好的睡眠欲望，也会让准妈妈睡得更加安心。布置准妈妈卧室的窍门如下：

将明亮耀眼的聚光灯换成柔和的或可以调档的灯，营造出昏黄、温馨的卧室气氛，这样有助于睡眠。

卧室要选择采光、通风较好的地方，床铺要放在远离窗户、相对背光的地方，因为在窗户下睡觉容易吹风着凉，从窗户照进的太亮的光线也影响睡眠。

床上用品的选择也很重要。要选棉麻织品的床单和被里。床单、被里和人的皮肤直接接触，必须要符合卫生舒适的要求，要有较好的透气性和吸湿性。枕头内的填充品和枕头的高低要适合，一般认为荞麦皮枕芯无论冬夏都适合，不会成为过敏源，可以大胆选用。

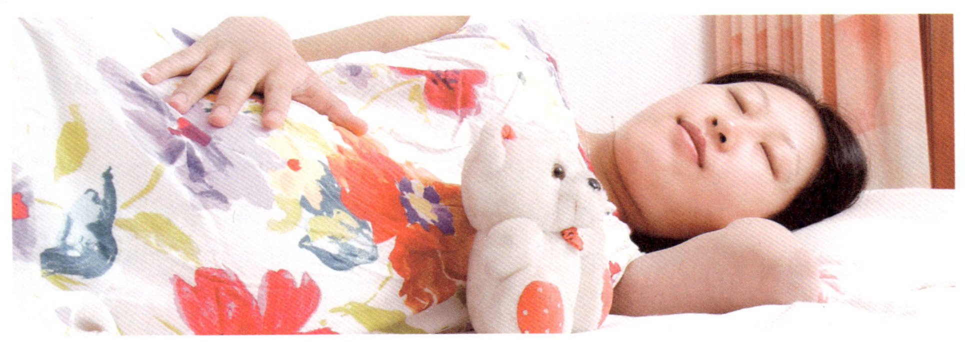

# 穿衣打扮常识

## 193 暂时把化妆品封存起来吧

化妆品主要是由化学用品合成的，多多少少都会对人体产生一些毒害。如一些祛斑霜、隔离霜、粉底等，其中含有铅和汞，长期接触这两种化学物质会严重危害人体的神经、消化道及泌尿系统等；口红是由各种油脂、蜡质、颜料和香料等成分组成。其中的羊毛脂具有很强的吸附力，将空气中的尘埃、细菌及一些重金属离子吸附在嘴唇黏膜上，还有可能吸附如大肠杆菌之类的病毒，准妈妈在喝水、吃东西时易将附在口红上的有害物质带入体内，危害胎宝宝的健康。

因此，准妈妈在孕期尽量不要化妆，含有激素、维生素 K、维生素 A 及其他衍生物的护理产品要尽量避免，有美白、防皱的功能性产品也要尽量避免。

**Message**

准妈妈可以用一些纯植物的护肤品或者婴儿油、婴儿霜及不含皂基的洁面产品，这类护肤品相对比较温和，准妈妈可以放心使用。

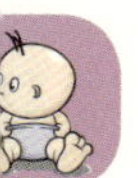



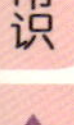

## 194 胎宝宝杀手——香水

香水中一般含有人工麝香等大量的化合物。人工麝香作为一种高级香料，具有扰乱人体内分泌及影响荷尔蒙正常发挥作用等副作用；同时，准妈妈由于体内激素的变化，更容易对香水过敏，而且其中的化合物还有可能影响胎宝宝日后的生育能力，增加患不孕不育症的危险。准妈妈如果使用香水，其中的化学物质极容易通过皮肤，被处在重要生长发育过程中的胎宝宝吸收，对胎宝宝造成极其不良的影响，严重的还有可能导致流产。

因此，准妈妈尽量避免使用香水，最好能在孕前一段时间就停止使用。同时还要注意避免“二手香水”，尽量避开喷涂香水的人。

## 195 精油，准妈妈要谨慎使用

精油不但气味芳香迷人，而且还有缓解身体各种不适及美容美体的医疗效用。健康的普通人一般可以放心地使用，但是准妈妈如果要使用，就一定要谨慎加小心了。

高纯度的精油其分子极其微小且一般具有轻微的毒性，经皮肤渗入到体内，很容易伤害到代谢系统和吸收系统敏感的准妈妈及胎宝宝。而且有些精油具有活血通经的疗效，如鼠尾草、薰衣草、玫瑰、洋甘菊、茉莉、薄荷、迷迭香、马郁兰等，如果准妈妈使用了这类精油，就很有可能导致流产。因此，准妈妈在使用精油前，最好向专业人士咨询各种精油的功效、使用禁忌及安全剂量，以免因使用有误而引起不良后果。或者，准妈妈可以使用小麦胚芽油、酪梨油、杏仁油等来进行按摩，这些油里不含精油，相对比较安全。

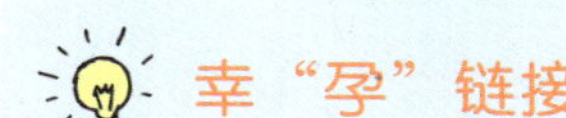

**幸“孕”链接**

准妈妈一般可以使用的精油有：橙花、橘子、柠檬、天竺葵、茶树、葡萄柚、针叶松等。

## 196 准妈妈别涂指甲油

指甲油中含有高浓度的甲醛、苯二甲酸酯、钛酸酯及化学染料等有害的化学物质，长期使用会使指甲变薄、变脆、发黄、凹陷，还有可能引起皮肤过敏，甚至可能致癌。而且指甲油刺鼻的气味还有可能导致人头晕、恶心、呕吐、食欲不振、肠胃不适，引起慢性中毒。如果准妈妈使用了指甲油，其中的挥发性有害物质很容易穿透甲层，进入皮肤及血液，对胎宝宝产生不利的影响，有可能导致流产或者胎宝宝畸形。

因此，为了胎宝宝的健康，准妈妈不要涂指甲油。从事美甲行业的女性如果准备怀孕，也要提前一段时间离开美甲行业。

## 197 拒绝染烫发，自然才最美

绝大多数染发剂都含有硝基苯、苯胺等有毒的化学物质，经皮肤吸收后对人体产生危害。如果长期使用染发剂，其中的化学物质与某些细胞结合，细胞核内脱氧核糖核酸受损，引起细胞突变，轻者会引起皮肤过敏，重者可能诱发皮肤癌、膀胱癌、淋巴癌、白血病等。

有的染发剂还含铅，铅进入人体不易被排出，会造成蓄积中毒，会出现头昏、头痛、四肢麻木等症状。而烫发所用的冷烫精，其中的有害化学物质容易通过头皮渗入到体内，损害胎宝宝的健康，还有可能对胎宝宝的大脑神经系统造成不良影响，而且，它刺鼻的气味也会让准妈妈产生不适感。

> 洗发之后，准妈妈可以涂抹一些橄榄油来对头发进行养护，可以使头发变得柔顺有光泽，重要的是，对准妈妈来说这很安全。
>
> **爱心提示**

## 198 什么样的鞋适合准妈妈

怀孕了，准妈妈需要换下各式各样漂亮的高跟鞋，穿上适合自己的鞋子。通常来讲，准妈妈选鞋应该注意以下几点：

1. 鞋跟的高度：多数准妈妈都认为平底鞋是最佳选择，实则不然。平底鞋不能维持足弓吸收震荡，容易引起肌肉和韧带的疲劳及损伤。鞋子最好稍微有点跟，适宜高度为 2 ~ 3 厘米，最好是坡跟样式。

2. 鞋底的防滑性能：鞋底需是先进的防滑材料且配有防滑纹，以确保行走安全。

3. 稳定性：鞋子的大小松紧要合适，足跟部要适度被包裹，以确保稳定性。

4. 透气性：准妈妈的汗腺旺盛，因此要选择透气性好的鞋子，以免因脚部潮湿而造成细菌感染或其他皮肤问题。

4. 方便性：由于腹部隆起，准妈妈不方便弯腰穿鞋，最好选择“一脚蹬”的鞋子，尽量避免需要系带的鞋子。

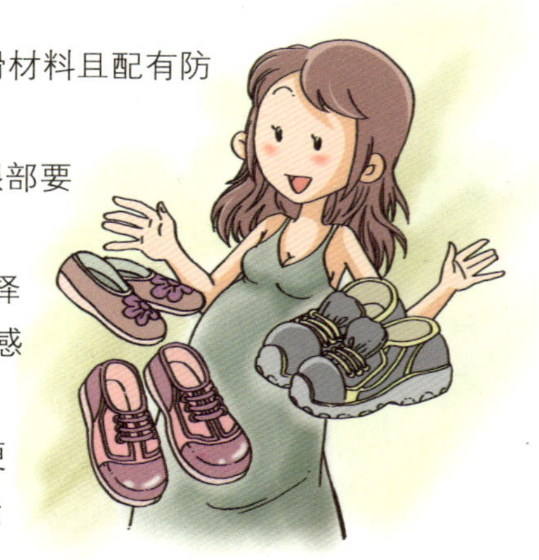

## 199 如何选购胸罩内裤

购买胸罩时，一看面料，要选择柔软、透气、吸汗且弹性好的；二看肩带，尽量选择肩带宽一点的，以免其勒入皮肤，以减轻脊背、胸部的负担；三看罩杯，带钢托的为宜，可以更好地承托整个乳房的重量，同时，罩杯要尽量大一些，以免压迫乳头、乳腺，引起发炎。另外，前扣型的胸罩便于穿脱及产后哺乳，准妈妈可以尝试穿着。

选择内裤时，主要看面料，因为准妈妈在孕期阴道分泌物会增加，所以内裤面料要柔软、透气、吸汗，最好是棉质的，较不容易引起皮肤过敏；同时，内裤边缘不能太紧，以免紧勒下腹部及大腿根部，引起血流不畅。

**Message**

胸罩最好用手清洗，不宜用洗衣机；悬挂晾干时要用衣夹夹住罩杯底部钢托的两侧或肩带与罩杯的连接处，不可将肩带直接挂在衣架上，以免变形。

## 200 孕妇装该怎么挑选

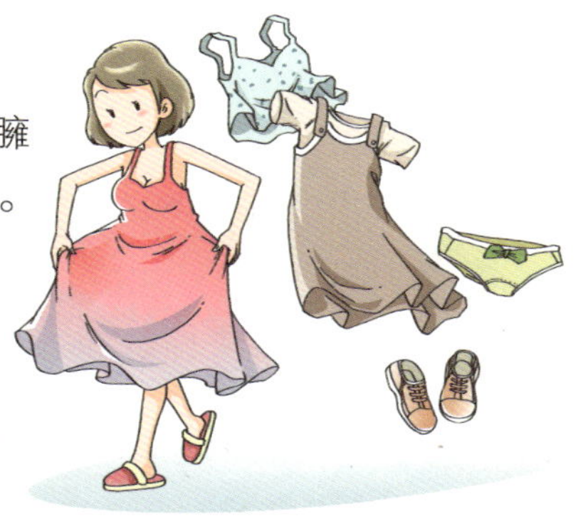

一款合适的准妈妈装，不但不会让准妈妈显得臃肿，而且还会看起来更精神、可爱、“孕味”十足。下面就来看看准妈妈该如何挑选准妈妈装吧。

纯棉面料的准妈妈装应是准妈妈的首选，因为它是一种天然的材质，吸汗好，透气好，也不容易引起皮肤过敏。另外，雪纺、绒布、平布类面料也是不错的选择。

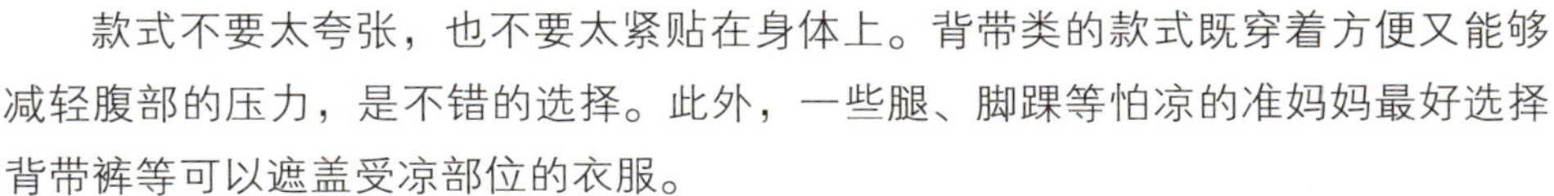

款式不要太夸张，也不要太紧贴在身体上。背带类的款式既穿着方便又能够减轻腹部的压力，是不错的选择。此外，一些腿、脚踝等怕凉的准妈妈最好选择背带裤等可以遮盖受凉部位的衣服。

在颜色的选择方面，柔和清淡一点的颜色会更好。因为在怀孕晚期，一些准妈妈会比较烦躁，太耀眼的颜色会加重刺激，而浅淡素雅的颜色则有利于平静心情，减少压抑感。

## 201 防辐射服穿着三要点

有些准妈妈自从怀孕后就天天防辐射服不离身，生怕胎宝宝受到辐射伤害。事实上，防辐射服的作用目前还没有得到确切的证明，因此，准妈妈在穿着防辐射服时不可盲目，至少应该注意以下三个要点：

**1 有需要时再穿** 如果经常处于微波环境或者存在强大的电磁辐射时，那么就可以穿着防辐射服。

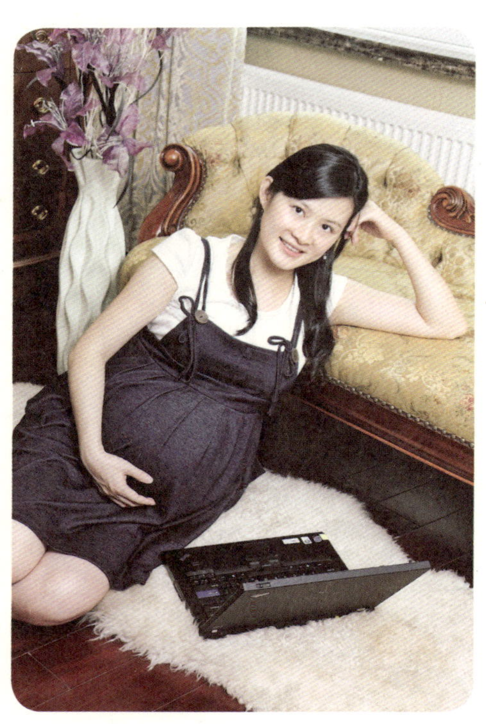

**2 及时脱换** 准妈妈穿上防辐射服后，胎宝宝就像被关在了一个没有窗户的黑屋子里，时间长了也不利于胎宝宝的健康成长。因此准妈妈要注意穿着时间，在脱离辐射环境后，尽量脱下防辐射服，让肚子里的胎宝宝“透透气”。

**3 晒太阳时不穿** 晒太阳是很好的补钙方式，可以防止准妈妈患上骨质疏松、胎宝宝将来得佝偻病。因此，各位准妈妈要谨记晒太阳前一定要将防辐射服脱下。

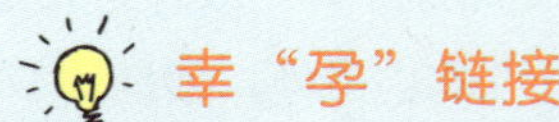

**幸“孕”链接**

仙人掌、仙人球等植物可以吸收电磁波辐射，经常使用电脑的准妈妈可以在电脑旁摆上一两盆。

# 每日起居常识

## 202 选对睡姿，安心入眠

孕早期（1 ~ 3个月）：胎宝宝和子宫都不大，外力或自身压迫都不重，因此准妈妈可以仰卧、侧卧。趴着或搂着东西睡觉等不良睡姿应该改掉。

孕中期（4 ~ 7个月）：此时胎宝宝和子宫都明显增大，宜采取侧卧位，左侧及右侧都可以。

孕晚期（8个月以后）：此时宜采取左侧卧位，这样可纠正增大子宫的右旋，减轻子宫对腹主动脉和髂动脉的压迫，改善血液循环，增加对胎宝宝的供血量。不宜采取仰卧位，因为仰卧时，巨大的子宫会压迫下腔静脉，使心脏血液回流量及输出量减少，易使准妈妈出现头晕、心慌、恶心、憋气、四肢无力、出虚汗等不适。

**Message**

准妈妈不宜睡太柔软的床垫或过于富有弹性的席梦思床，这样容易使腰肌疼痛或劳损，应选择加强型的床垫，使床具有一定的硬度。

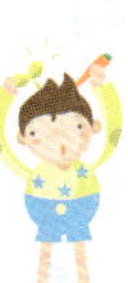

## 203 准妈妈做家务时需注意哪些细节

❶准妈妈擦、抹家具和扫地、拖地时要注意不可劳累，不可长时间弯腰压迫到腹部。到孕晚期更不可弯腰干活。打扫卫生时也要避免使用冷水，拖地板不可用力过猛。

❷准妈妈拿取高处的物件，或者晾晒衣物时，注意不可登高，也不要勉强踮脚取高处物件。这种危险动作还是请准爸爸来完成较好。

❸洗衣服时不要把手直接浸入冷水中，尤其是在冬春季节更应注意。准妈妈着凉、受寒有诱发流产的危险。洗衣时不要压迫腹部。手洗时建议使用性质温和的洗衣液。

❹将放在地上的东西拿起或放下时，注意不要压迫腹部。要屈膝落腰、完全下蹲、单腿跪下，拿住东西，伸直双膝站起。

## 204 选择性地做家务

准妈妈适当地做一些力所能及的家务也是一种锻炼，只是做家务要有所选择，并且不能太劳累。

一般来说，需要肢体活动量及活动范围小的家务，准妈妈可以适当做一点，如洗菜、择菜、做饭、用洗衣机洗衣服、叠衣服、擦桌子等；而一些需要耗费力气或者需要伸展肢体及弯腰、下蹲之类的家务，准妈妈要尽量避免，如搬运提拿重物、扫地、拖地、擦玻璃、从高处拿东西或晾晒衣物等，以免腹部受到压迫或牵扯而造成伤害。

总之，准妈妈在做家务时要遵循“能坐不站、能躺不坐”的原则，同时动作要尽量缓慢。还要降低清洁标准以及对自己的要求，不要把做家务当成一件必须完成的任务。

**爱心提示**

当准妈妈做家务而站立一段时间后，要停下来休息一会儿。可以坐下来将双腿伸平放在椅子或沙发上，并将小腿适当垫高，以缓解疲劳。

## 205 准妈妈该如何洗浴

与孕前相比，准妈妈的汗腺和皮脂腺分泌会更加旺盛，因此，准妈妈应该经常沐浴，以保持身体清洁。但是，沐浴时的一些细节问题，准妈妈要特别注意。

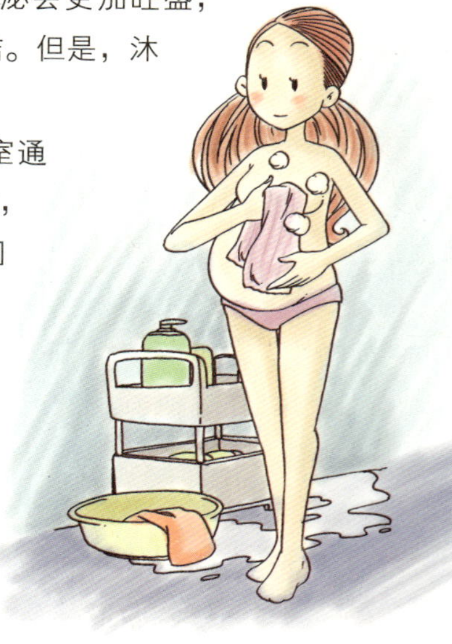

❶洗澡时间不宜过长　洗澡时，由于浴室通风不良，空气混浊且湿度大，加上热水的刺激，准妈妈很容易出现头昏、胸闷等缺氧症状。因此，准妈妈洗澡时间最好控制在 15 分钟以内。

❷水温不宜过高　水温过高有可能会影响胎宝宝大脑发育。水温调节到和体温差不多或准妈妈感到不凉即可。

❸避免坐浴　怀孕期间，准妈妈的阴道及子宫很容易受到细菌的感染，而坐浴时下半身浸泡在水中，水里的细菌极易进入阴

道或宫颈，从而引发炎症。

4 注意防滑　准妈妈身体比较笨重，洗澡时可以坐下来或者在浴室里铺上防滑垫，以免滑倒摔伤。

**Message**

准妈妈洗澡时最好不要用太多的洗发水和沐浴露，洗完澡后可以在身上涂抹橄榄油或婴儿润肤霜，以保持皮肤滋润。



## 206 准妈妈看电视的注意事项

1 看电视时要距离电视机 2 米以上，且要保持室内空气流通，以降低电视机电磁波辐射对胎宝宝的伤害。

2 连续看电视的时间不要超过 2 小时，以免眼睛过度疲劳。有妊娠高血压综合征的准妈妈更应该注意。

3 忌看恐怖、紧张、悲剧性电视节目，这些节目会影响准妈妈的情绪，使胎宝宝出现不安。

4 晚上看电视不要看得太晚，要保证充足的睡眠，尽量在 10 ~ 11 点之间就寝。

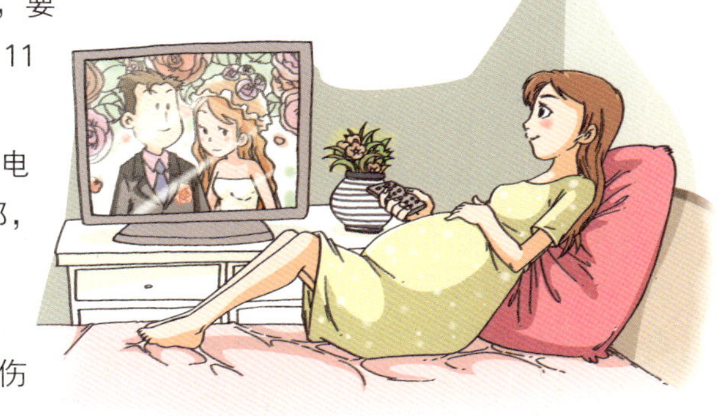

5 饱餐后马上看电视或边看电视边吃零食会使血液集中在脑部，影响肠胃的正常消化吸收。

6 电视音量不宜过大，以免对胎宝宝正在发育中的耳蜗造成伤害。

## 207 准妈妈遭蚊虫叮咬怎么办

准妈妈由于怀孕后体内激素的变化，汗腺和皮脂腺分泌旺盛，皮肤出汗、出油较多，因而会滋生大量的细菌，加上呼出的气体中含有多种不同的化学物质，因此，特别容易成为蚊虫进行攻击的首选对象。

准妈妈一旦遭蚊虫叮咬后，不要用手抓挠，以防感染，可在被咬处涂抹一点肥皂水或大蒜汁，最好不要使用花露水或风油精，因为花露水中含有冰片和麝香，而风油精中含有樟脑，这些成分都有可能造成流产。

另外，准妈妈防止蚊虫叮咬可以使用蚊帐或在居室里安装灭蚊灯，最好不要使用杀虫喷雾剂和蚊香（包括电蚊香片和电蚊香水），同时要注意经常清理存水的花盆、下水道、地漏等容易滋生蚊虫的地方；穿浅色的衣服也可在一定程度上降低遭蚊虫叮咬的几率。

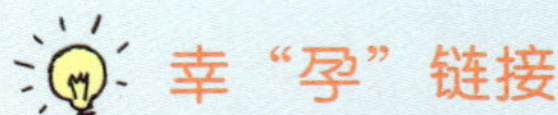

**幸“孕”链接**

蚊香在燃烧时会形成微粒，刺激人的呼吸道。而且蚊香的成分比较复杂，燃烧时形成的烟雾也对健康不利。

## 208 空调可以畅快地吹吗

准妈妈的体温比普通人偏高，夏天的时候很容易感到热。空调虽然具有快速而良好的降温效果，但是准妈妈却不能畅快地吹。

准妈妈对冷刺激较敏感，空调温度调得过低或直接对着风口，易引起头痛、头晕、疲乏无力等不适，还可能使表皮毛细血管收缩，动脉血压暂时升高，从而加重心脏负担。同时，空调的冷风会侵入因出汗而张开的汗毛孔，引起准妈妈受凉感冒，轻者流涕、鼻塞、周身不适，重者发热、呼吸道感染。

准妈妈吹空调时一定要注意不要将温度调得太低，26℃左右为宜，也不要直接对着风口吹。关空调后不要马上走出空调房，等室温稍稍回升，身体相对适应后再走出去，或者可以捏着鼻子走出去（屏住呼吸大概 5 秒钟），让皮肤先适应室外的温度，这样可以减少感冒的机会。

## 209 打麻将影响胎宝宝

迷恋麻将对人有百害而无一利，准妈妈如果有这个嗜好，则一定要戒掉。

打麻将时，准妈妈往往会处于大喜大悲、患得患失、惊恐无常的心境中，神经高度紧张，会导致体内激素分泌异常；而且麻将牌经过多人的手，会沾染有大量的致病菌，加上打麻将的场所往往空气流通欠佳，特别是在冬春季，门窗紧闭，室内人多，又恰逢是呼吸道传播疾病的高峰季节，准妈妈一旦染病，将对胎宝宝产生极为不利的影响；同时，打麻将时准妈妈会长时间坐着不动，易引发神经衰弱、头晕失眠、消化性溃疡、泌尿系统疾病、下肢血管病变、痔疮甚至心脑血管等种种疾患；而且来自坐位的压迫，可妨碍子宫的血液循环和供养，影响胎宝宝大脑发育，以致造成出生后智力低下和精神障碍等。

**Message**

建议无聊的准妈妈多尝试象棋、围棋、五子棋等动脑娱乐活动，既可以打发时间，又能起到健脑效果。



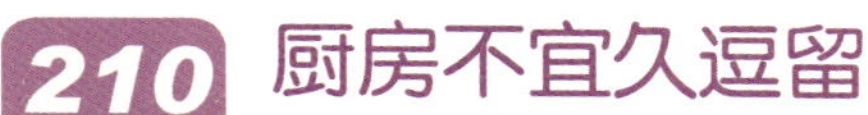

## 210 厨房不宜久逗留

厨房是人们生活中离不开的重要场所，不过对于准妈妈来说，下厨房似乎就变得不那么安全了。

煤气或液化气的成分都很复杂，燃烧后会产生二氧化碳、二氧化硫、二氧化氮、一氧化碳等有害物质。这些有害气体要比室外空气中的浓度高出很多倍，如二氧化碳的浓度超过国家标准的5倍，氢氧化物的浓度超过14倍，加之煎炒食物时产生的油烟，使得厨房被污染得更加严重。更为有害的是，在同时释放的粉尘和煤烟中，均含有强烈的致癌物——苯并芘。这些有害物质会经呼吸进入准妈妈的体内，并通过血液进入胎盘，影响胎宝宝组织和器官的正常发育。同时，厨房的水龙头上附着有大量的大肠杆菌、金黄色葡萄球菌等致病菌，准妈妈由于体质原因，更容易受到这些病菌的感染。

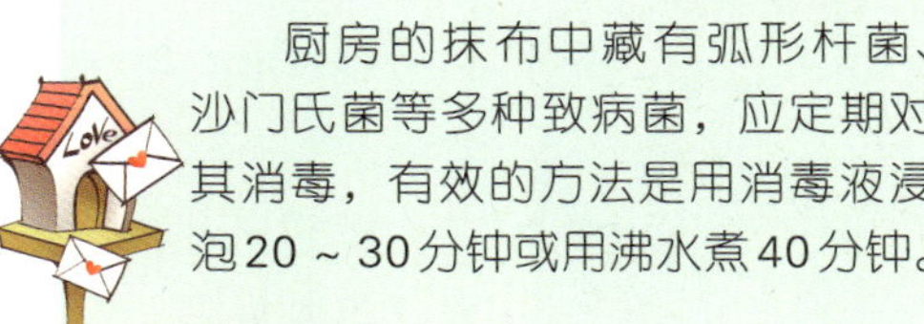

厨房的抹布中藏有弧形杆菌、沙门氏菌等多种致病菌，应定期对其消毒，有效的方法是用消毒液浸泡20～30分钟或用沸水煮40分钟。

**爱心提示**

# 日常用品常识

## 211 慎用含氟牙膏

目前市售的牙膏，绝大多数都含氟。氟是人体必需的一种微量营养元素，如果人体缺氟，会出现龋牙（也叫蛀牙）与骨质疏松的症状，但如果长期过量摄入氟元素，就有可能导致人体氟中毒，主要症状为牙齿变黄、变黑、腿呈 X 形或 O 形、弓腰驼背或者手臂只能弯不能伸等，中毒轻者造成氟斑牙，重者出现氟骨症，甚至完全丧失劳动和生活自理能力。准妈妈摄入过量的氟，可能会影响胎宝宝的大脑神经元的发育。中国属于高氟地区，如华北、西北、东北和黄淮海平原等地区，其水源中含氟量较高，如果在这些地区使用含氟牙膏，不但起不到防龋齿的作用，反而会增加人体摄入氟的几率。

**Message**

准妈妈一定要慎用含氟牙膏，每次的使用量约为 1 克，即挤出的膏体约占牙刷头的 1/3 或 1/4 即可。

## 212 还在用硬毛牙刷吗

硬毛牙刷对牙齿的清洁效果较好，但对牙齿的磨损作用和牙齿的损伤也较大，尤其是准妈妈牙龈部位的毛细血管通透性较强，较为脆弱，如果使用硬毛牙刷，则很容易损伤牙龈，引起疼痛、出血，严重的还会引发牙龈炎，影响进食，如果用药的话，还有可能对胎宝宝造成伤害。而软毛牙刷既可以进入龈缘以下及邻面间隙去除牙菌斑，还可以减轻对准妈妈牙龈的伤害。同时，因为软毛牙刷的刷毛弹性好、易于弯曲，所以清洁起来更容易。

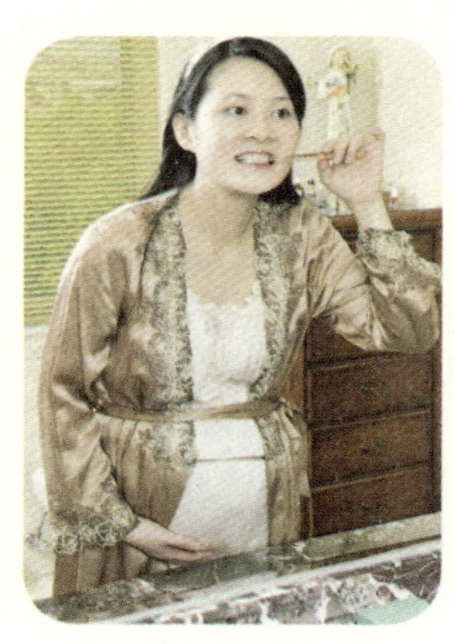

挑选牙刷时，要看刷毛是否光滑、富有弹性以及有无经过磨圆处理，以免刺伤或擦伤牙龈，且毛束排数最好不要超过 4 排。

## 213 换掉你的梳子

常梳头，不仅可以健发，而且还能活血通络、清醒头脑、放松精神。而一把好的梳子，可以将这些功效更好地发挥。准妈妈，你的梳子是什么样的？看看是否符合以下标准：

1. 梳子材质要坚固耐热，柔软有弹性、不扎手，适宜选择木梳或牛角梳。
2. 梳头时不会产生静电。塑料梳子较易产生静电，最好不要使用。
3. 梳齿头要圆润平滑，否则容易损伤头皮及发丝。
4. 梳齿不要过密，否则很容易使头发受到拉扯而发生断裂。

准妈妈在选择梳子时可以参考以上原则，在手背上用平时梳头的力度进行试验，如果有尖锐或疼痛感，则不要选择。同时要多备几把不同款式的梳子，以便梳理不同发式。

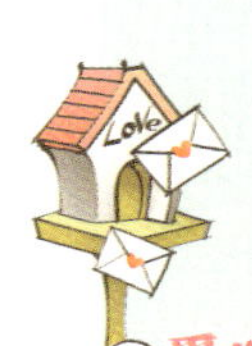


**爱心提示**

梳子要经常保持清洁，可以将梳齿浸在温肥皂水中轻摇数分钟，以去除附着在上面的油垢，然后擦去多余水分并自然风干。木梳不要长时间受潮或浸水，以免变形断裂。

## 214 洗浴用品，该选什么样的

准妈妈皮脂腺和汗腺分泌旺盛，需要经常洗浴来保持身体清洁，且准妈妈的皮肤较为敏感，因此，对洗浴用品的选择应该慎重。

首先应该选择对皮肤刺激较小的中性沐浴用品，不要使用碱性沐浴用品，如香皂，因为其中的碱性成分会大量去除皮肤表面的油脂，使皮肤失去必要的保护，从而加重皮肤干燥或敏感现象。其次，洗浴用品不要有过于浓烈的香味，味道太浓的洗浴用品往往是加入了过多的香料等化学用品，不但闻起来不舒服，还有可能会伤害皮肤。再次，要选择添加了天然成分的具有保湿功效的洗浴用品，这可以在一定程度上缓解皮肤过敏的症状。另外，不要

**幸“孕”链接**

准妈妈在洗浴时，不要将用于身体的洗浴用品用来清洗阴部，因为其中的碱性成分会破坏阴道的弱酸环境，使致病细菌趁机进入。

使用从来没有用过的品牌，建议使用婴儿专用的洗浴用品，因为婴儿用品的化学添加剂少，相对来说比较安全。

## 215 洗涤剂不宜多用

在日常生活中洗衣服、洗碗时，准妈妈会不可避免地使用到洗涤剂，但是这类洗涤剂，如洗洁精、洗衣粉等，其主要成分是烷基磺酸钠，它不仅具有协同致癌作用，还对胎宝宝有潜在的致畸作用。即使是相对安全的中性洗涤剂，长期大剂量使用也会危害身体健康。双手经常接触洗涤剂，其有害的化学成分可经皮肤渗透或进食时随食物进入体内。

因此，准妈妈在清洗衣物及餐具时，使用尽可能少的洗涤剂，并带上橡胶手套，避免洗涤剂直接接触到皮肤。同时，用洗涤剂清洗过的衣物、餐具，要用清水多冲洗几遍，减少其中的有害化学成分的残留物，还要将双手彻底洗干净。另外，在购买洗涤剂时，最好打开盖子闻一闻，气味清淡的为佳，如果气味刺鼻，则尽量不要选择。

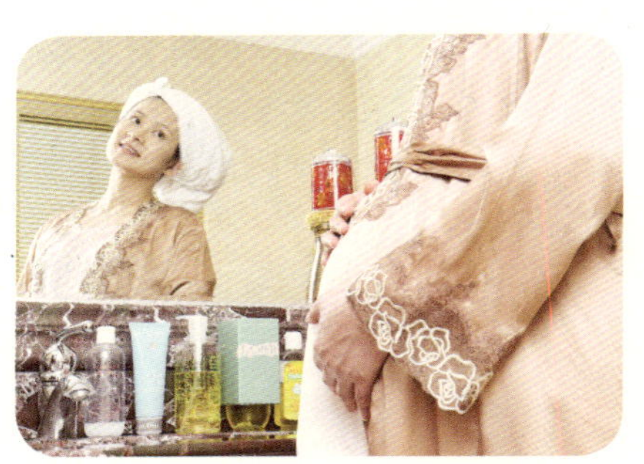

## 216 选择消毒卫生纸

准妈妈的阴部较为敏感脆弱，易被细菌感染，因此对卫生纸的要求比较高。

**Message**

准妈妈可以选择婴儿及妇女专用的卫生纸。大小便后要从前向后擦拭，避免将肛门附近的细菌带入阴道。

质量最好的卫生纸是由原生木浆制造而成，纸质柔软、吸水性好、含菌量少。而劣质的卫生纸多是由回收废纸再生而成，生产过程中，脱墨、洗浆、漂白、消毒等都难以达到卫生标准，如果长期使用这样的卫生纸，则很有可能感染病菌。

准妈妈在选择卫生纸时，一要看产品包装是否标明卫生许可证号，是否印有厂名、厂址和有无执行标准及保质期；二要看纸的色泽，纯木浆制纸因无任何添加剂，颜色应为自然的象牙白，纹理相对均匀，如果颜色惨白，则说明里面添加了可以致癌的荧光增白剂；三要看价格，市场零售价过低的卫生纸一般不可能含有纯木浆。

## 217 隐形眼镜，最好暂时休息吧

怀孕期间由于激素的变化，会引起准妈妈的眼睛角膜轻度水肿，使得角膜的厚度增加，而隐形眼镜会阻隔角膜与空气的接触，增加角膜的缺氧程度，降低角膜敏感度，容易诱发急性角膜损伤，出现眼睛干涩、疼痛、怕光、流泪、有异物感等症状。同时，准妈妈的泪液分泌减少，眼球表面的润滑度降低，长时间佩戴隐形眼镜，眼睛黑白交接处可能会产生新生血管，衍生出“眼球血管增生症”。

因此，有佩戴隐形眼镜习惯的准妈妈，孕早期可以适当佩戴，但要减少佩戴时间，每天 6 小时左右为宜；孕中期和孕晚期最好不要佩戴，换成框架眼镜。

**爱心提示**

准妈妈要慎重使用眼药水，因为多数眼药水的主要成分为氯霉素，其对骨髓有严重的抑制作用，容易影响胎宝宝的生长发育。

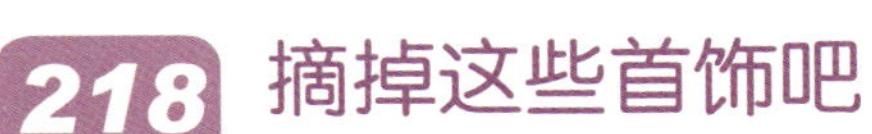

## 218 摘掉这些首饰吧

有一种传统的说法是“准妈妈要戴金”，不仅美观而且可以避邪，事实上这是不科学的。

准妈妈经常佩戴首饰，对健康是不利的。因为怀孕后准妈妈的新陈代谢会发生改变，手指、胳膊、下肢等部位容易出现水肿，而戒指、手镯等首饰的圈形大小一般都是固定的，手指、胳膊变粗后就会使得戒指、手镯变紧，从而影响肢体血液循环。而且准妈妈体温较高，容易出汗，金属首饰如耳环、项链、手镯中所含的镍、铬会溶于汗水中，并能渗入皮肤内，从而引起接触性皮炎，甚至全身性过敏反应而导致胎宝宝发育不良或流产。同时，首饰中的重金属及矿石（如钻石）都会有微量的辐射。因此，准妈妈应少戴首饰，尤其不要戴着首饰睡觉。

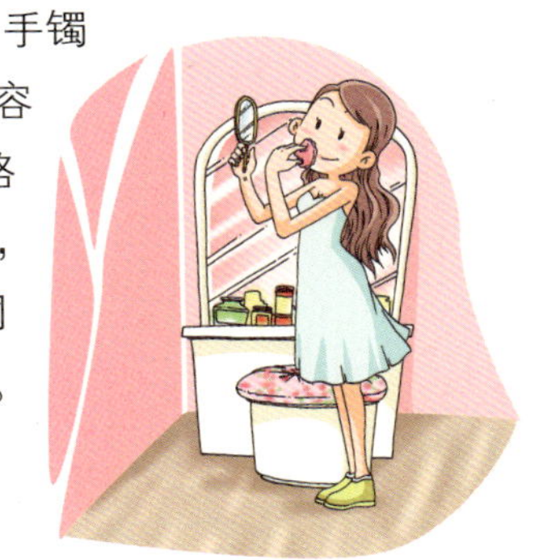

# 219 给电话机消消毒

有资料显示，黏附在电话机上的细菌和病毒有480种以上，而公用电话上黏附的细菌和病毒则更多。人们打电话时，会将口腔中潜藏的病菌随着唾液喷到话筒上。准妈妈在使用话筒时往往会忽略这一点，讲话时总是离话筒很近，有的准妈妈还喜欢一边打电话一边吃东西，这样更容易使病菌进入口腔和鼻孔中，引发上呼吸道感染等多种疾病，从而影响胎宝宝的生长发育，甚至可能导致流产、早产。

因此，准妈妈要定期给固定使用的办公电话及家庭电话消毒，可以用市售的电话消毒膜（片）消毒，也可用75%的酒精棉球来擦拭电话机的外壳部分，但因为酒精容易挥发，所以要经常擦拭。

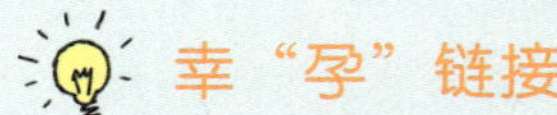


准妈妈尽量不要用外面的公用电话，不得已使用时，讲话时尽量与话筒保持远一点的距离，只要对方能听见即可，并在使用后马上洗手。

# 220 常用电吹风，对胎宝宝不利

准妈妈可别小看了小小的电吹风，它可是家用电器中的“辐射大王”呢。

电吹风在运作时产生的辐射量非常大，尤其是在开启和关闭的瞬间，且功率越高辐射也越大。家庭用的电吹风，一般都可以达到750瓦到1000瓦，对准妈妈和胎宝宝来说，其产生的辐射量已经是很大了。电吹风在使用时由于离头部较近，长期使用会引起准妈妈中枢神经和精神系统的功能障碍，主要表现为头晕、疲乏无力、记忆力衰退、食欲减退、失眠、健忘等亚健康症状。而对于胎宝宝来说，电吹风的辐射更是所不能承受的，尤其是在孕早期，这时的胎宝宝正处在重要的分化阶段，如果长期接受大量的辐射，很有可能会引起发育畸形，而且电吹风发出的噪音也可能影响胎宝宝的听力发育。

爱心提示

准妈妈洗完头后要尽量将头发擦干，然后再用干毛巾将头发包起来，这样既可以加速头发变干，又可防止受风。

## 221 暂时别用电热毯了

电热毯有极低频的电磁场，会产生 40 ~ 70 伏的感应电压，且有 15 微安的电流强度，这个电流虽小，但由于电热毯紧贴在准妈妈身下，对处于发育阶段的胎宝宝可能存在潜在危险，容易使胎宝宝的大脑、神经、骨骼和心脏等重要器官组织受到不良的影响。尤其是在妊娠前 3 个月使用电热毯的准妈妈，其自然流产率相当高。而且电热毯产生的电磁场有可能会扰乱准妈妈的大脑神经，使准妈妈睡眠中产生不适感。

因此，准妈妈应尽量避免使用电热毯，如果必须使用，则应先预热半小时，睡前关闭开关，拔掉电源插头。最好使用热水袋取暖。

**Message**

使用电暖气取暖时，要尽量离得远一些，并在室内放置水盆或加湿器，以免空气过于干燥而产生不适。

## 222 好睡眠，从床上用品开始

要保证良好的睡眠，选择好床上用品很关键，应从以下 4 个方面来考虑：

**铺：** 准妈妈适宜睡木板床，铺上较厚的棉絮，避免因床板过硬，缺乏对身体的缓冲力，从而转侧过频，多梦易醒。床垫过软会使身体深陷其中，醒来后容易产生疲劳感。

**枕：** 以 9 厘米（平肩）高为宜。枕头过高迫使颈部前屈而压迫颈动脉，会使大脑血流量过低而引起脑缺氧。

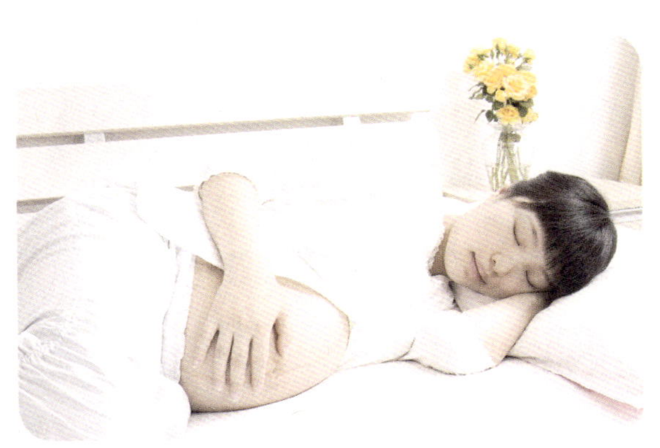

**被：** 理想的被褥是全棉布包裹棉絮。不宜使用化纤混纺织物作被套及床单。因为化纤布容易刺激皮肤，引起瘙痒。

**帐：** 蚊帐的作用不只是避蚊防风，还可吸附灰尘，起到过滤空气的作用。使用蚊帐有利于安然入眠，并使睡眠加深。

# 身体护理常识

## 223 清爽准妈妈，从“头”开始

一头漂亮飘逸的长发总能够让人心头一动，相信许多准妈妈也喜欢自己长发飘飘的样子，但是怀孕后，至少是在孕晚期，最好还是把头发剪短，这样打理起来就很方便。

首先，准妈妈的汗腺和皮脂腺分泌旺盛，皮肤爱出汗，这样就容易造成头发容易出油，如果清洗不及时，就会发痒，产生不适感，给准妈妈的生活带来小小的不便，如果是夏天，这种情况会更加严重。

其次，头发的生长需要营养，而准妈妈的孕期是最容易缺乏各种营养素的时候，如果头发太长，就有可能因营养供给不足而出现枯黄、分叉、没有光泽、难以梳理等情况，影响美观。

再次，宝宝出生后准妈妈会没有时间护理太长的头发，且宝宝有拉扯别人头发的习惯，长发会更有这方面的困扰。

### 幸“孕”链接

妊娠期间，准妈妈体内分泌的雌激素较平时增加，脱发的速度也就变慢了，这样一来，头发的寿命就延长了。因此，不少准妈妈的头发会变得又多又厚。



## 224 清洁嘴唇，好看更好“吃”

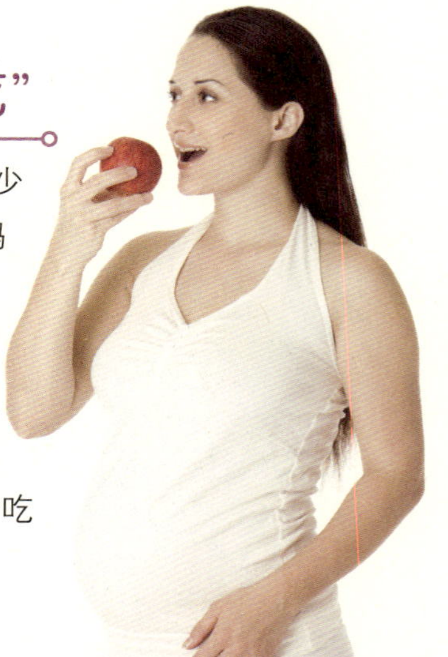

空气中不仅有大量的尘埃，而且其中还混杂着不少的有毒物质，如铅、氮、硫等元素。它们落在准妈妈的身上的同时也会落在脸上以及嘴唇上。准妈妈外出的时候通常会很注意，不随便用手拿东西吃，或者从外面一回到家就马上去洗手，可是很少会想到嘴唇也应该经常“做卫生”。空气中的有害化学物质及病原微生物落在准妈妈的嘴唇上，准妈妈在喝水或者吃东西的时候会把这些有害物质一同带入口腔及体内，这样就增加了准妈妈染病的危险，同时也会影响到十分敏感的胎宝宝。

因此，准妈妈要记得经常做好嘴唇的清洁工作，不要经常舔嘴唇，每次吃东西前要用消毒湿巾擦拭或用清水清洗嘴唇。

## 225 呵护乳房，为哺乳做准备

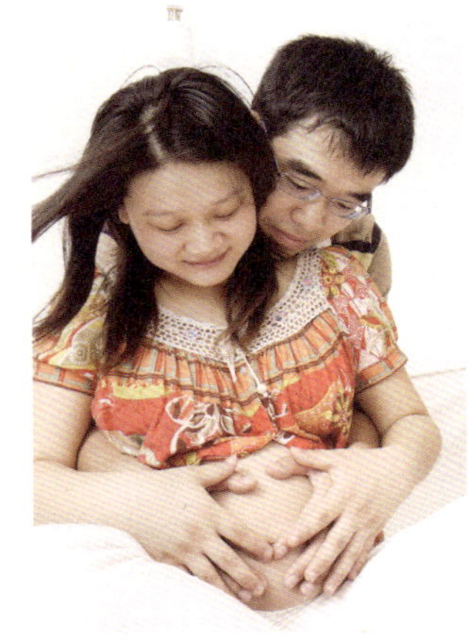

乳房是母乳喂养成功的基础，准妈妈应该从得知怀孕的那一刻起就开始保养自己的乳房，为以后的哺乳做好充足准备。保护乳房，准妈妈应注意以下几点：

1. 不要用香皂洗乳房。准妈妈皮脂腺与汗腺分泌物的增加会使乳头角质层被软化，如果用香皂去除这些角质层细胞，就会导致乳房皮肤，尤其是乳头部分干燥、肿胀。

2. 洗浴后坚持正确按摩乳房。每次清洗乳晕和乳头后，用热毛巾敷盖乳房并用手轻轻地按住，将乳房擦净后涂上一点橄榄油，用手指从乳房四周由内向外轻轻按摩或用指腹在乳房周围以画圈方式轻轻按摩。

3. 如果乳头上有硬痂样的东西，不要生硬去掉。可在睡前在乳头上覆盖一块蘸满橄榄油的纱布。第二天早晨起床后再把硬痂样东西擦掉。

**爱心提示**

乳头扁平或凹陷都会影响日后的哺乳，应该及时纠正。另外，准妈妈不要留长指甲，以免做乳房保养时损伤皮肤，引起感染。

## 226 准妈妈也可拥有好皮肤

孕期准妈妈的面部皮肤容易出现粗糙、敏感等现象，产后也可能出现松弛、黑斑或皱纹。积极预防这些情况的发生，准妈妈可以经常自己做一下面部按摩，相信可以打造出光泽有弹性的好皮肤。

**额头的按摩：** 将双手的中指及无名指放在额头上，分别自额心向左右两边做小按摩，一共按摩 6 圈，到两边太阳穴时轻轻地压一下，来回共做 3 次。

**眼角的按摩：** 为了避免眼角长出鱼尾纹，用两手的手指自两边眼角沿着下眼眶按摩 6 小圈，然后绕过上眼眶，回到眼尾处轻轻地按一下。

**眼睛周围的按摩：** 用手指沿着眼睛四周做绕圈按摩，按摩 6 圈后在太阳穴轻轻压一下。

**鼻头的按摩：** 用手指自太阳穴沿额头、鼻梁滑下，在鼻头两侧做小圈按摩，共按摩8小圈，由上向下按摩。

**唇部按摩：** 双手无名指放在唇上做 8 小圈的按摩。

**Message**

按摩时，准妈妈可以在脸上涂一点橄榄油或婴儿油，按摩的力度要轻柔，以免过度牵扯皮肤从而造成损伤。

## 227 暂停药物脱毛

长在手臂、腿部及腋下黑黑的毛发确实在一定程度上影响了美观，但是为了胎宝宝的健康，准妈妈还是不要太过在意它们，不要试图去除它们，尤其是使用药物脱毛膏。

药物脱毛膏大多含有硫、氨的化合物，既然是化学物质，肯定会对皮肤造成一定程度的伤害。它的原理是使毛囊开放，然后将药物渗透到开放毛囊中，杀死毛囊组织，从而达到脱毛的目的。这种方法对皮肤刺激很大，最容易导致皮肤红肿过敏。准妈妈的皮肤耐受性原本就较差，如果在孕期使用药物脱毛膏，其造成的损伤比没有怀孕时更大。而且准妈妈的皮脂腺和汗腺分泌旺盛，如果毛囊组织遭到破坏，势必会影响汗液等分泌物的顺利排出，从而可能会引起皮肤感染。

**幸“孕”链接**

准妈妈可以用专门的刮毛刀进行脱毛，刮完后一定要在皮肤上涂抹润肤油，避免皮肤干燥、瘙痒，引起过敏。

## 228 监测阴道分泌物

准妈妈的阴部较为敏感脆弱，一旦受到细菌感染，则会带来不小的麻烦，不但治疗起来比较棘手，而且还会使胎宝宝受到影响。因此准妈妈要注意自我观察阴道分泌物的状况，如有异样，则应立即就医。

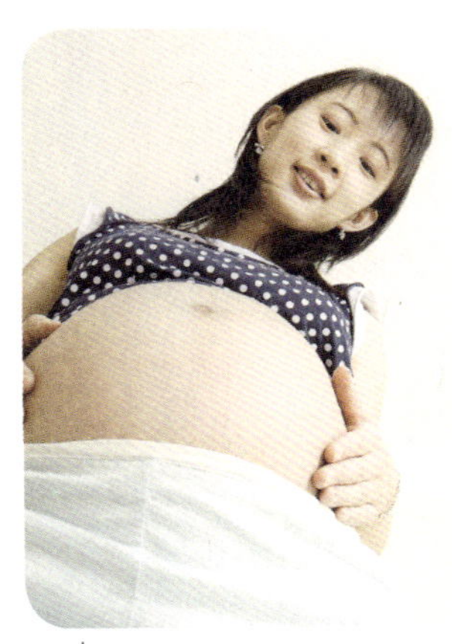

准妈妈孕期阴道分泌物增多属于正常现象，如果没有恶臭，没引起瘙痒，没有特别的颜色（如红色、咖啡色或黄绿色），则无需特别处理。如果白带较多、气味难闻或阴部瘙痒，就应该怀疑是否被细菌感染。一般来说，如果感染了白色念珠菌，白带量多且呈乳酪状，并伴有阴部剧烈的瘙痒；而滴虫感染会出现带有恶臭的水状白带，阴部也会瘙痒或疼痛；感染衣原体后，白带会呈脓样且气味难闻。

准妈妈最好穿着浅色内裤，以便正确判断分泌物的颜色及状态，及时发现异常情况。

## 229 给双脚做个安全的“SPA”

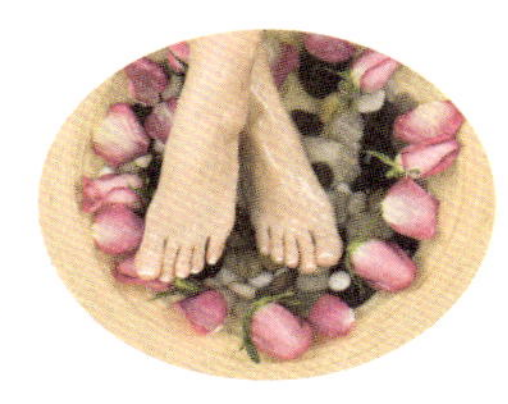

被称为人体第二心脏的脚，在准妈妈怀孕后的负担可不轻，它要支撑起准妈妈全身的重量，因而常常会导致酸痛、肿胀。因此，对足部的保养就显得尤为重要。

适当的足腿部按摩能够起到令准妈妈精神放松，舒缓怀孕时的紧张和不适的作用，但一定要在专业人士指导下选择合适的手法和部位，不主张对准妈妈的足部反射区进行按摩。

每天晚上，准妈妈要用温热的水泡脚，可以稍稍加入一点适合准妈妈用的浴盐，以起到清洁、舒缓、促进血液循环的作用。洗完后用毛巾将脚上的水分轻轻压干，然后涂上润肤乳，并轻轻按摩以促进吸收。还要定期给双脚去角质，热水泡脚后，用浮石轻轻摩擦足跟部及侧面，注意力度要适中，以免擦伤皮肤，一周一次即可。

吃剩的果皮是不错的美足品，如柠檬皮、西瓜皮、黄瓜等，用这些富含维生素C的蔬果摩擦脚面，可使皮肤柔嫩、白皙。

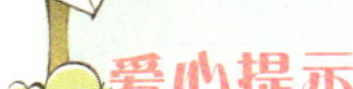

## 230 消除妊娠纹有秘诀

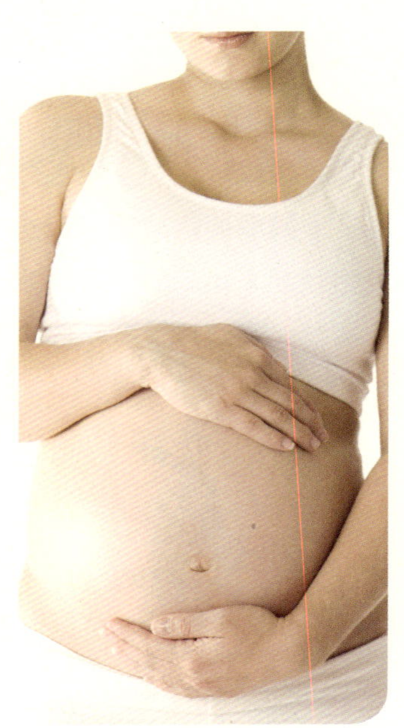

❶从怀孕初期即可选择适合体质的乳液、按摩霜，在身体较易出现妊娠纹的部位，如腹部、乳房、大腿内侧，勤加按摩擦拭，以增加皮肤、肌肉的弹性以及血流的顺畅。

❷怀孕期间注意多吃一些富含胶原蛋白和弹性蛋白的食物，如猪蹄、动物蹄筋和猪皮等，也有一定的预防效果。

❸怀孕 3 个月之后，要每天坚持涂抹妊娠霜、橄榄油或者加入美容用的维生素 E 油的婴儿油。

❹使用专业的托腹带承担腹部的重力负担，以减轻对皮肤的过度延展拉伸。

## 231 对妊娠斑说“NO”

妊娠斑，也叫黄褐斑或蝴蝶斑。由于孕期脑垂体分泌的促黑色素细胞激素增加，以及大量孕激素、雌激素，致使皮肤中的黑色素细胞的功能增强并产生沉淀。产后数月皮肤上的色素沉着颜色会变浅，并最终消失，也有可能会消退不全而遗留淡淡的茶色痕迹。预防或消除妊娠斑，准妈妈可采用以下方法：

1 不要服用安眠药，这样会导致脸部出现黄褐斑。

2 怀孕期间坚持体育锻炼，增加皮肤弹性，良好的皮肤状态将有助于承受孕期的变化。

3 洗脸时，冷水和热水交替使用，以促进面部血液循环，降低妊娠斑出现几率。

4 多吃富含维生素 C 的蔬菜水果，如番茄等。

5 夏季外出时，要戴上遮阳帽或涂抹相对安全的物理防晒霜，避免阳光直射面部，加重妊娠斑。

**Message**

一些自制的面膜也有祛斑功效，如：冬瓜捣烂，加入一个蛋黄、半匙蜂蜜，搅匀敷面 20 分钟；黄瓜磨成泥，加入一匙牛奶和面粉，调匀敷面 20 分钟。

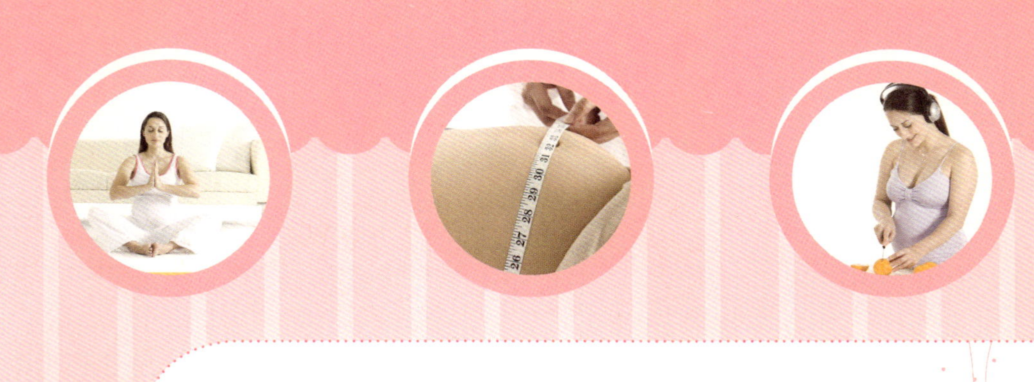

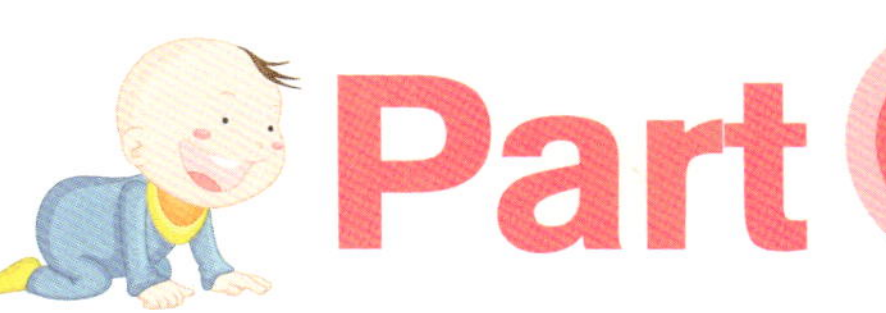

# Part 6

# 带“球”运动，“孕味”十足

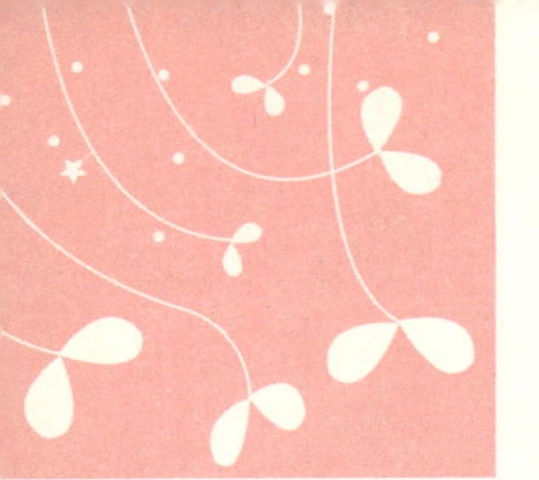



# 运动安全常识

## 232 孕期坚持运动有什么好处

1 适当的、合理的运动能促进消化、吸收功能，可以给肚子里的宝宝提供充足的营养，到时候会有充足的体力顺利分娩，分娩后也能迅速恢复身材。

2 怀孕期间进行适当的运动，可以促进血液循环，提高血液中氧的含量，消除身体的疲劳和不适，保持精神振奋和心情舒畅。

3 孕期运动能刺激胎儿的大脑、感觉器官、平衡器官以及呼吸系统的发育。

4 适当运动可以促进母体和胎儿的新陈代谢，既增强了准妈妈的体质，又使胎儿的免疫力有所增强。

5 运动时准妈妈肌肉和骨盆关节等得到了锻炼，为日后顺利分娩创造了条件。

### 幸"孕"链接

在怀孕第4~7个月是准妈妈最适合运动的时期。一般来说运动只能做到孕中期即孕7月前，而且运动的时间要越来越短，动作要越来越轻柔。



## 233 孕早期可以做运动吗

孕早期（1 ~ 3个月），由于胚胎刚刚种植到宫腔中，胎盘尚未完全形成，所以胎宝宝和准妈妈的连接还不稳定，这时候比较容易发生流产，因此，这个阶段的准妈妈应该注意休息，避免剧烈的运动，但并不是说这个阶段的准妈妈就不能动了，相反，适当的运动对准妈妈是很有好处的。

但在胎宝宝还不稳固的孕早期，不论是做家务还是运动，准妈妈都应该以轻松、缓慢的方式进行，激烈的运动要尽量避免，如跳跃、扭曲、快速旋转等。建议准妈妈在这个阶段不要再骑自行车，也不要再做拉伸背部的动作，以免影响胚胎着床。

孕早期的运动还必须本着循序渐进的原则，和缓地进行，最后慢慢平静而结束。保持可以边做运动边说话的程度即可，否则即可视为运动激烈。

## 234 哪些准妈妈不适合带“球”运动

准妈妈做运动对胎儿有好处，但并不是所有的准妈妈都适合做运动。

一般来说，有哮喘病、心脏病、糖尿病或妊娠高血压、怀孕期间下体出血、曾经早产或有流产的迹象、肾脏有疾病、怀有多胞胎、超声波扫描显示胎盘位置偏低、孕前体质过差、经妇科医生证实患有子宫颈松弛的准妈妈都不适合在孕期做运动。

如果准妈妈体质一向良好而且没有上述情况的话，可以适当做些孕期运动，但也最好能先向医生详细咨询，在保证胎儿安全的前提下，选择一些柔和、适合准妈妈的运动来做。若第一次运动后，有轻微腹痛或者阴道出血，准妈妈应停止运动并马上到医院检查。

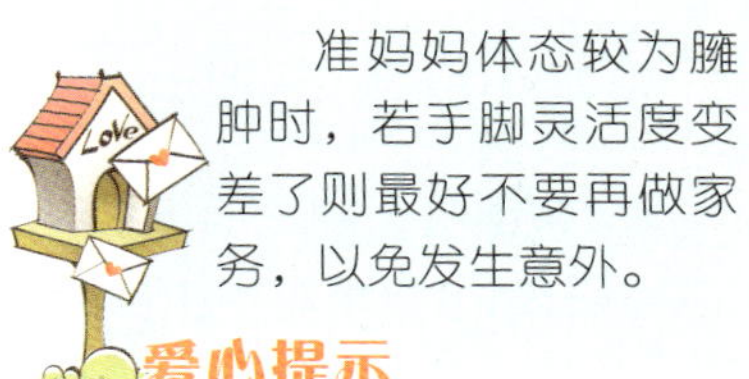


准妈妈体态较为臃肿时，若手脚灵活度变差了则最好不要再做家务，以免发生意外。

爱心提示

## 235 准妈妈运动前的准备

准妈妈在运动前最好先向医生了解一下自己的身体情况，并进一步了解自己适合做哪些运动，便于做一个孕期运动计划。

准妈妈的运动服装应该以舒适、宽大、洁净为原则，可以选择色调明快、图案柔和甜美、式样简单易穿脱的服装，另外，在运动的时候，短款的服装更便于行动，是准妈妈比较好的选择。准妈妈还要记得戴上有良好支撑的纯棉的胸罩以及一双合脚的运动鞋。如果想要下水游泳，准妈妈应穿专门为孕期设计的游泳衣。

运动前最好先排清大小便，挑选一个空气流通的地方，在正式开始运动前还应先做身体的准备活动，运动一下脚部、腿部和手部等，使全身关节和肌肉活动开。

**Message**

准妈妈不妨在选好的运动地点先进行10分钟左右的散步运动，既可以活动开手脚，也能顺便观察一下周围的地形和路线，运动中出现不便才不至于慌乱失措。

## 236 准妈妈运动项目黑名单

**快跑：**剧烈地快跑不仅会让准妈妈全身紧张，对胎儿的舒适感也很有影响。过分剧烈地快跑还可能造成孕早期意外流产。

**负重登山：**负重太多、路程过远地登山会让准妈妈感觉疲惫，而且出汗过多或者不慎摔跤也是非常危险的。不过，在不感觉疲惫的情况下登山，对准妈妈来说是有益的。

**滑雪：**温度过低，而且下身要负担沉重的滑雪工具和不断变化的坡度，即使对一般人来说，都有发生意外的可能，更不必说是准妈妈了。

**骑马：**骑马要靠掌握动物的习性来保证安全，在没有马夫牵马的情况下，让准妈妈一个人骑马是很冒险的。

**快速爆发类运动：**打羽毛球、网球等。

孕期运动项目黑名单还包括：蹦极、潜水、单双杠、跳高、跳远、滑冰、拔河、篮球、足球等。

**幸"孕"链接**

一般来说，适合健康准妈妈选择的运动项目有跳舞、游泳、瑜伽、骑自行车、散步等。

## 237 准妈妈运动期间要注意饮水

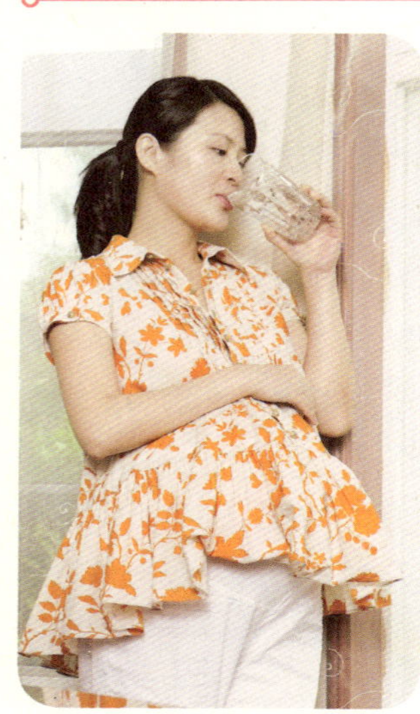

准妈妈在运动期间应注意饮水，这样活动时出汗就多，体热散得快，体温就不会过高。

由于水分从摄取到被人体吸收，一般需要20～30分钟的时间，因此一次喝下大量的水会使胃部集中过多的水分，不能真正达到补充水分的目的。

运动饮水应该分为前、中、后三阶段，运动前15～30分钟补充500毫升左右的水，运动中每10～15分钟间断补充100～150毫升的水，在大量运动后，不能马上饮用大量的水，最好先休息一下，喝水最好加点食用盐，更有利于身体的恢复。

不过，运动前补充过多的水分可能会使得腹部不舒服，因此如果喝不下500毫升，可以稍微减少水量。

## 238 准妈妈运动时需要注意哪些问题

**不要过热**

准妈妈不要运动到身体过热，也就是说不宜做出汗过多的运动。运动中过热对胎儿不利，当体温超过 39℃会对胎儿发育造成影响，尤其是在孕早期内，所以，天气热时，不要活动过度。炎热的夏天（上午 10 点到下午 3 点之间）不应在户外活动。

**不要过度疲劳**

准妈妈在运动中的一个大忌是疲劳，同时，不要选在自己已经有点疲劳的时候进行运动。

**要有限度**

以浑身发热、微微出汗为佳，不要运动到上气不接下气的程度。对于准妈妈来说，运动的限度以不累、轻松舒适为宜。

怀孕超过 4 个月后，应避免仰卧姿势的运动，运动时还应注意测量脉搏，准妈妈运动的强度应控制在每分钟脉搏 150 次以内。另外准妈妈还要注意保暖，以免着凉。

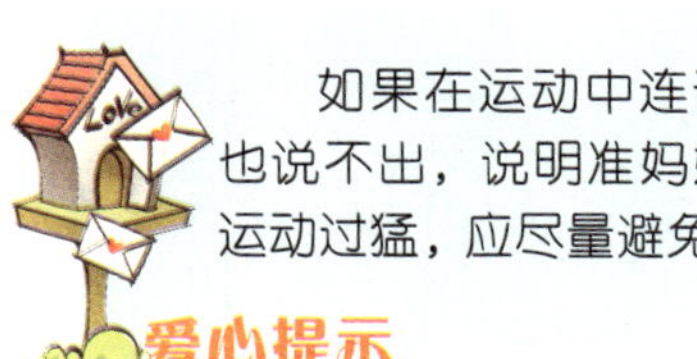


如果在运动中连话也说不出，说明准妈妈运动过猛，应尽量避免。

爱心提示

## 239 准妈妈运动之后的注意事项

准妈妈运动后不要马上坐下来休息，而是慢慢地走一走，做一些简单的放松和伸拉练习，对手臂而言，采用环绕、轻微地甩动来放松；大腿主要靠手来回地搓动达到放松的目的；小腿最好先压一下，再用手来回地搓动。建议准妈妈做一下肌肉拉伸，这样有利于肌肉疲劳度的快速恢复。

准妈妈汗干了后，心率在每分钟 120 次以下 5 ~ 10 分钟，身体冷却时，可以用沐浴方式洗个温水澡，对缓解疲劳、放松全身很有帮助。洗头发时，可以请准爸爸帮助清洗，但要采用头往前倾的姿势。准妈妈运动后一定不要立即冲冷水澡，运动后毛孔张开，冷水刺激很容易着凉。

**Message**

运动过后，准妈妈心跳加速，因此心理也需要放松，准妈妈不妨找一个安静的地方，坐下来闭上眼，做深呼吸。

## 240 运动前后该如何进食

准妈妈不要空腹运动或刚吃完东西就运动，运动之前半小时最好吃少量食物，以免因为体力活动而导致消化功能紊乱。但是要避免食用难以消化的食物，比如油炸食品等，最好食用奶制品、谷类、水果等，这些食物很容易消化，又能提供糖类作为运动时的能量来源。

运动后的进食要科学地搭配，令身体的支出与摄入达到平衡，从而达到运动的真正目的。准妈妈应保证每天至少一餐有肉或鱼，同时也不能单以高营养的食物为主，水果和蔬菜也是每天都不可缺少的。

运动后体内的糖、脂肪、蛋白质会大量分解而产生较多的酸，使肌肉酸痛，疲劳倦怠。若是吃肉类等酸性食品，会增加血液的酸度，从而加重肌肉的酸痛程度，使疲劳无法及时消除。

**爱心提示**

饭后半小时到幽静的小道上散散步是适合准妈妈的不错的活动方式。

# 运动项目，因人而异

## 241 散步，要天时地利人和

准妈妈活动的最佳方式是经常散步，不仅有助于呼吸新鲜空气、调节情绪，还可以提高准妈妈的神经系统和心、肺功能。长期坚持，对胎儿的发育大有好处，不过准妈妈散步也有窍门。

**散步地点：**尽量选择空气新鲜、人流量不多、尘土和噪音都比较少的地点，比如小区花园等，有条件的准妈妈也可以去公园、植物园等绿树成荫、花草茂盛的地方散步，但应尽量少去商场、影院等人流量大、空气污浊的地方。

**散步时间：**一般日出之后散步比较合适，日出前空气中的有害物质较多，晚上则在7点以后较好，此时路上车辆相对较少。散步的时间长短要根据准妈妈的个人感受来决定，但每天散步最好不要超过1小时。

准妈妈最好和准爸爸一起去散步，可以边散步边聊天，既能解除疲劳，又能增进感情。

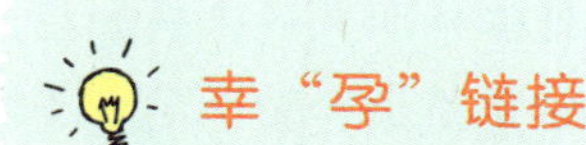

幸"孕"链接

准妈妈在散步的过程中，速度不要过快，以免身体振幅过大发生意外。

## 242 孕期游泳都有哪些好处

❶游泳让全身肌肉都参加了活动，促进血液流通，能让胎宝宝更好地发育。游泳能耗较大，准妈妈可通过游泳来控制增长过快的体重。

❷水的浮力能够减轻身体负担，从而缓解或消除孕期常有的腰背痛症状，并促进骨盆内血液回流，消除瘀血现象，有利于减少便秘、痔疮、四肢浮肿和静脉曲张等问题的发生。

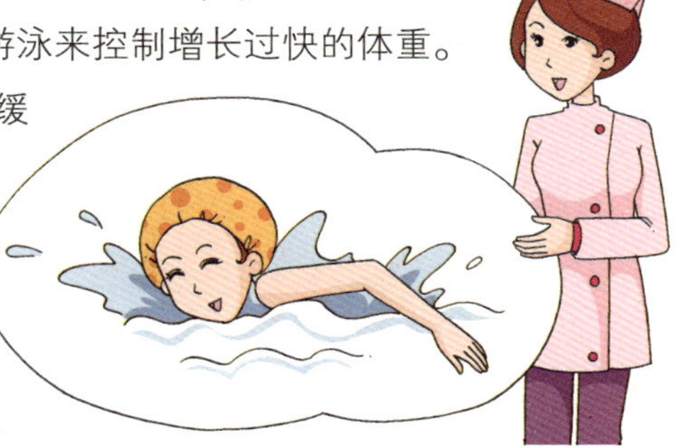

❸孕期经常游泳还可以改善情绪，减

轻妊娠反应，对胎宝宝的神经系统有很好的影响。

4 游泳还可以锻炼准妈妈的肺活量，让准妈妈在分娩时能长时间地憋气用力，缩短产程。

## 243 哪种泳姿最适合准妈妈

游泳对准妈妈来说是相当好的有氧运动，当然这也需要根据身体而定。建议准妈妈制定游泳计划前先咨询产科医生。

在诸多泳姿中，蛙泳是准妈妈的最佳选择，只需要两臂的划动力量，比较省力。另外，仰泳也是准妈妈比较好的选择，可以减轻水的重力对身体产生的影响。

不过怀孕未满4个月或怀孕8个月以上的准妈妈不适合游泳，有过早产、流产史或其他影响胎儿的疾病如阴道流血等的准妈妈也是不适合游泳的。准妈妈最好事先征询医生自己是否适合游泳。

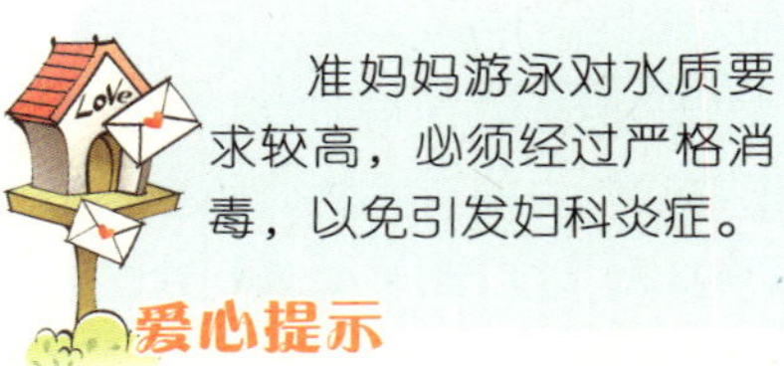


准妈妈游泳对水质要求较高，必须经过严格消毒，以免引发妇科炎症。

爱心提示

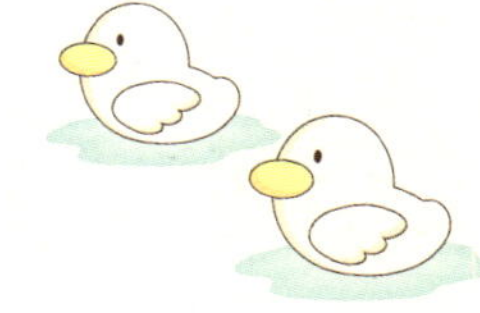

## 244 准妈妈的游泳注意事项

1. 选择卫生条件好、人少的游泳池。最好能选择室内恒温的，水温在29～31℃之间为宜，并能避开阳光的直射。

2. 下水前先做一下热身，下水时戴上泳镜；上岸时注意擦干身体，避免感冒。

3. 游泳时动作不宜剧烈，时间也不要过长，一般不宜超过1小时，大致游300～400米即可。游泳前要做好充分准备，不能纵身跳水。

4. 进行游泳锻炼时，要控制好运动量，每次运动时间不宜超过半小时。运动量以活动时心跳每分钟不超过130次，运动后10分钟内能恢复到锻炼前的心率为限。

## 245 按摩，要注意部位和技巧

很多人都觉得准妈妈不能做按摩，否则容易导致流产等不良后果，其实除了高危险群的准妈妈，孕早期适度的按摩有助于改善孕期不适。

按摩是通过手的力量和技巧，借着按压的动作，来调节准妈妈的生理和心理机能。目前按摩被认可的功效包括：促进血液循环、活血化淤、消肿止痛、减轻及消除肌肉痉挛、解除神经压迫、缓解压力、增强新陈代谢、增强抵抗力等。

给准妈妈按摩时力道要尽量温柔平缓，先轻后重，速度先慢后快，腹部、乳房、大腿部位容易引起子宫收缩，不适合按摩。按摩过程中若有任何不舒服，应立即停止。

**Message**

准爸爸不妨多学习一些按摩技巧，经常替准妈妈按一按，会令准妈妈直接感受到自己的关怀，不仅有助于放松身心，更是甜上心头。

## 246 瑜伽，不是每个准妈妈都适合

准妈妈练习瑜伽有不少好处。

温和的瑜伽可以增加准妈妈的心肺功能，促进血液循环及新陈代谢，减少怀孕期的疲倦感。瑜伽的重点在下背、脊椎的活动，除了能舒缓孕期腰背酸痛外，也能锻炼下腹及大腿的力量，有助于生产。瑜伽还有益于改善睡眠，形成积极健康的生活态度。

不过并不是所有的准妈妈都适合练习瑜伽。

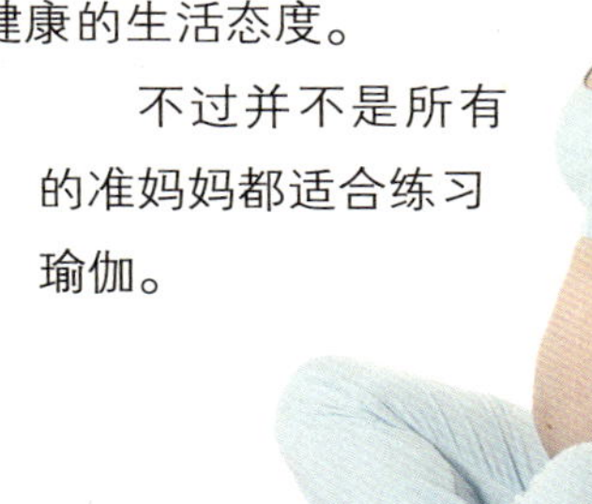

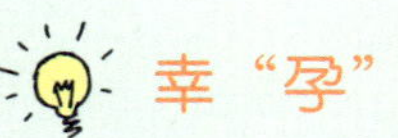

**幸“孕”链接**

瑜伽的练习因人而异，在整个妊娠过程中，准妈妈可以根据自己的需要和实际情况来练习不同的瑜伽姿势，练习时如有不适感，可以改用更适合自己的练习姿势。

怀孕前3个月和后1个月及有流产史或合并症，比如前置胎盘、高血压等的准妈妈不宜练习。怀孕前3个月，胎儿不稳定，容易造成流产，临产前1个月，准妈妈体重增加较多，行动不便，尤其不要做一些幅度较大的运动。

## 247 轻松跳舞，有益身心

怀孕期间跳舞，就如瑜伽和散步一样，能够给准妈妈和胎儿带来很多益处。

妊娠期间，虽然肚子会变大，可是由于卵细胞激素的作用，准妈妈的身体会令人意外地自由和柔软，因此，准妈妈愉快地运动身子比如跳舞，会促进令人快乐的激素，并通过胎盘感染宝宝，使得准妈妈和宝宝都拥有愉悦的身心，也可促进生产的顺利进行。

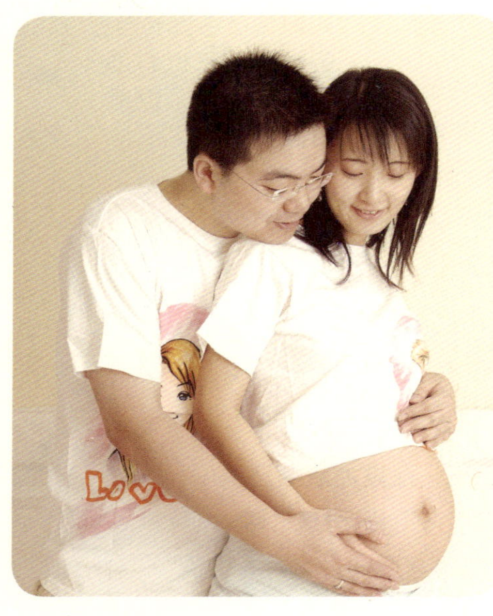

跳舞还有助于提高在怀孕前、分娩中和分娩后的耐力，减短产后恢复所需的时间等。

准妈妈可以配合旋律，使手、脚、腰等部位自然摆动，让肌肉充分伸展、放松，以达到运动的目的。怀孕是一个较漫长的过程，准妈妈在家里待不住时不妨走出家门，参与一些社交活动，跳跳舞。

**爱心提示**

准妈妈不必担心自己不会跳舞，只要按照自己的感觉跟着旋律自然运动，感觉快乐就好。

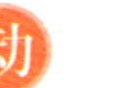
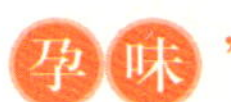
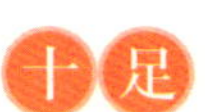

# 特殊运动，让分娩更顺利

## 248 锻炼骨盆肌肉组织的运动

骨盆底的肌肉是支撑肠、膀胱以及子宫的肌肉，怀孕后这些肌肉会变得柔软且有弹性，由于胎儿的重量压迫，准妈妈会感到沉重并且不舒服。到了怀孕后期，甚至会有漏尿症状，因此，为了分娩更顺利，准妈妈应该经常锻炼盆底肌肉。下面的运动方法可以提供参考。

1 侧卧在床上，上身抬起，右臂屈肘支撑身体，右腿向内屈膝，左手臂自然地放在胸前，左腿抬起并向前伸直。心里默数到 10 并深呼吸，复原。保持刚才的姿势，反向侧卧，做同样的动作。

2 侧卧，右手臂平放在地毯上并伸直，头枕于上，右腿向前屈膝弓起，左手臂自然地放在胸前，屈肘并手掌着地，左腿抬起伸直，保持腿部肌肉的张力和弹性，并使骨盆得到活动。

## 249 爬行运动，增强腹肌力量

准妈妈怀孕期间经常会感到腰背疼痛，这与盆骨及韧带放松有关，勤做产前运动可以平衡整体关节及韧带的松紧度，令生产更容易，这对自然生产尤为重要。

爬行是适合准妈妈进行产前运动的不错方式，准妈妈进行适度的爬行运动可以增强腹肌力量，预防难产，有助于胎儿顺利分娩，另外产后爬行还有利于子宫复位。

准妈妈在床上的时候，可以找个机会从床的这头爬到另一头，不过在肚子比较不方便的时候要格外小心不要翻下床来。如果是在地毯上运动，则要记得穿一些宽松、舒适的衣物，为了保护膝盖可以戴上护膝，爬速要慢一点，爬幅宜小，来回爬 2 ~ 3 次即可，每次间歇 20 ~ 30 秒为好。

**Message**

提前两到三个月进行助产运动练习，换取生产时的顺利，对准妈妈来说是值得的。

## 250 孕期体操，帮助顺利分娩

准妈妈坚持做准妈妈操，有助于顺利分娩。

孕期体操能帮助准妈妈更好地控制自己的身体，减少分娩时的阵痛，而且通过体操运动，可以拉伸全身的肌肉和韧带，减少胎儿在分娩过程中所承受的压力。体操锻炼还可以增加腹肌、腰背肌和骨盆底肌肉的张力和弹性，使关节、韧带松弛柔软，有助于分娩时肌肉放松，减少产道的阻力，使胎儿能较快地通过产道。孕期体操还可以缓解准妈妈的疲劳和压力，增强自然分娩的信心。

孕期体操可以分为孕中期操、孕晚期体操、产后体操等三个部分，准妈妈可以根据自己所处的阶段选择适合自己做的体操内容，应尽量选择动作柔和的动作，一般健康的准妈妈在怀孕3个月后可以每周做一次。

**幸“孕”链接**

准妈妈在练体操时要规划好运动时间和量，做好热身准备，不要在疲劳时练习。

## 251 准妈妈体操的特别叮咛

① 训练的前一阶段以盘腿运动、骨盆运动为主，后一阶段重点练习呼吸运动。

② 每天训练10分钟左右，在不感到身体疲劳的前提下练习，也可只练习其中一两个运动，训练时最好铺上地毯。

③ 训练时注意动作缓慢、轻柔，强度要适度，最好在优美的音乐伴奏下进行训练。训练开始前注意排空膀胱，不宜在餐后进行，禁止过度训练。

④ 所有的运动进行完毕，不要马上躺下休息，放松身体地稍散散步，然后在椅子上安静地休息片刻。

⑤ 如果准妈妈患有心肺疾病，或既往发生过流产征兆，如先兆流产、早产、羊水过多、前置胎盘、阴道流血、子宫颈提前开口等，不宜进行训练，以防引发意外。

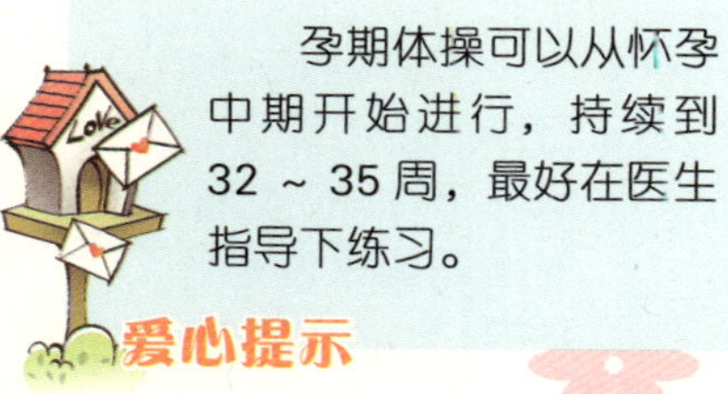

孕期体操可以从怀孕中期开始进行，持续到32～35周，最好在医生指导下练习。

**爱心提示**

## 252 孕期体操：增强肩臂肌肉力量的运动

❶ 盘腿或取舒适姿势坐在地毯上，面向前方；两条手臂向上屈肘，两只手的五指并拢，然后两手放在肩上。

❷ 两肘分别向前移动，然后两手的手指略弓，手腕用力，稍加用力按压肩部。心里默数到 10，先深吸气再做呼气动作，两手恢复原状。

❸ 盘腿或取舒适姿势坐在地毯上，面向前方。左手臂屈肘并小臂着地，右手臂向上举起，上身向左侧弯曲，同时右手臂向右伸展。心里默数到 10，先深吸气再做呼气动作，身体恢复原状。

❹ 准妈妈盘腿或取舒适姿势坐在地毯上，面向前方。右手臂屈肘并小臂着地，左手臂向上举起，上身向右侧弯曲，同时左手臂向左伸展。心里默数到 10，先深吸气再做呼气动作，身体恢复原状。

**Message**

这一组运动中的每一个动作，可以重复做 10 次，要注意掌握节奏和疲劳程度。

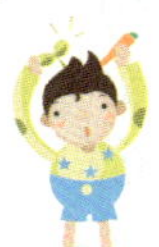

## 253 孕期体操：增强臂腿肌肉力量的运动

1 取舒适姿势端坐地毯上，两条手臂自然地放在身体两侧，两只手掌着地，面部朝两腿向前平伸；然后稍稍屈膝弓腿，脚跟着地，脚趾向上用力翘起，保持放松，小腿、脚踝、脚趾用力。心里默数到 10，先深吸气再做呼气动作。

2 保持刚才的姿势，两腿向前平伸，脚跟着地，脚面向前，脚趾伸进。心里默数到 10，先深吸气再做呼气动作，可以使整个腿部、脚部受力，然后身体恢复原状。

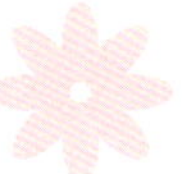

## 254 孕期体操：增强腰背肌肉力量的运动

❶以舒适的姿势侧卧在地毯上，右手臂自然地放在身上，左手臂屈肘向头部弯曲，并且把小臂枕于头下，左腿向下伸直，右腿向上屈膝并放在一个枕头上。以闭目养神的样子心里默数到 10，先深吸气再做呼气动作。按照这个姿势，上身再向相反方向侧卧，做同样动作。

❷将两条腿放松地跪在地毯上，向前弓腰，双臂下伸，两只手扶地，两条手臂与大腿平行，两条小腿着地。心里默数到 10，先深吸气再做呼气动作，使身体重心移向两手和两膝。

❸保持刚才的姿势，准妈妈将头慢慢地低下，让颈部用力地挺直。心里默数到 10，先深吸气再做呼气动作，然后身体恢复原状，使背部受力。

**幸"孕"链接**

这一组运动中的每一个动作，可以重复做 5 ~ 6 次，一定要注意动作轻柔缓慢，充分放松腹部。

## 255 孕期体操：增强骨盆肌肉力量的运动

1 以舒适姿势侧卧在地毯上，上身抬起，右小臂着地并屈肘做支撑动作，右腿向内屈膝，左手臂自然地放在胸前，左腿抬起并向前伸直。心里默数到 10，先深吸气再做呼气动作，身体恢复原状，增加大腿牵引力，使骨盆放松变得灵活。保持刚才的姿势，身体再转向相反方向侧卧，做同样的动作。

2 以舒适姿势侧卧在地毯上，右手臂平放在地毯上并伸直，头枕在臂上，右腿向前屈膝弓起，左手臂自然地放在胸前，屈肘并手掌着地，左腿抬起伸直，保持腿部肌肉的张力和弹性，并使骨盆得到活动。

3 取舒适的姿势端坐地毯上，左腿屈膝盘起，右腿向前伸直，右手臂自然地放在身体旁边，左手臂自然地放在右腿旁边，弯腰并上身向前倾，头低下。心里默数到 10，先深吸气再做呼气动作，伸展脊柱，活动骨盆底肌肉和髋关节。保持刚才的姿势，两条腿交换位置，右腿屈膝盘起，左腿向前伸直，做同样的动作后，身体恢复原状。

## 256 锻炼腰部，减轻准妈妈的“负担”

以下小动作可以帮助准妈妈增加腰部力量，缓解腰部的酸痛：

1 双手扶椅背，在慢慢吸气的同时使身体的重心集中在双手上，脚尖立起，抬高身体，腰部挺直，使下腹部靠住椅背，然后慢慢呼气，手臂放松，脚还原。每日早晚各做 5~6 次，可减少腰部的酸痛。

2 仰卧，双腿弯曲，腿平放床上，利用脚和臂的力量轻轻抬高背部，可以减轻怀孕时腰酸背痛。怀孕 6 个月后开始做，每日 5~6 次。

3 仰卧，双膝弯曲，双手抱住膝关节下缘，头向前伸贴近胸口，使脊柱、背部及臂部肌肉成弓形，伸展脊椎然后再放松，怀孕 4 个月后开始做，每天练数次。这是减轻腰酸背痛的最好方法。

4 双膝平跪床上，双臂沿肩部垂直支撑上身，利用背部与腹部的摆动活动腰背部肌肉。在怀孕 6 个月后开始做，可放松腰背肌肉。

**爱心提示**

为了减轻腰部负担，建议准妈妈穿柔软轻便的低跟鞋或平跟鞋，避免经常弯腰或长久站立，可有效缓解腰痛。

## 257 拉梅兹呼吸法，顺产的良方

拉梅兹呼吸法是减缓生产时的疼痛、加速产程进展的好方法，有助于轻松顺利地生产，具体做法为：

### 基本姿势

准妈妈可以盘腿坐在地毯或床上，室内播放一些优美的音乐，在音乐声中，准妈妈应首先让自己的身体完全放松，眼睛注视着同一点，开始按照以下步骤进行练习：

### 拉梅兹呼吸法五步骤

◆ 第一步——胸部呼吸法

怎样操作：由鼻子深深吸一口气，随着子宫收缩就开始吸气、吐气，反复进行，直到阵痛停止才恢复正常呼吸。

何时操作：在分娩开始的时候，准妈妈可以感觉到子宫每 5 ~ 20 分钟收缩一次，每次收缩约长 30 ~ 60 秒，此时宫颈开 3 厘米左右，所采用的呼吸方式是缓慢的胸式呼吸。

◆ 第二步——嘻嘻轻浅呼吸法

怎样操作：让自己的身体完全放

松，眼睛注视着同一点，用嘴吸入一小口空气，保持轻浅呼吸，让吸入及吐出的气量相等，完全用嘴呼吸，保持呼吸高位在喉咙，就像发出“嘻嘻”的声音。

练习时由连续20秒慢慢加长，直至一次呼吸练习能达到60秒。

何时操作：宫颈开至3～7厘米，子宫的收缩变得更加频繁，每2～4分钟就会收缩一次，每次持续约45～60秒，这个时候婴儿一面转动，一面慢慢由产道下来。随着子宫开始收缩，准妈妈可以采用胸式深呼吸，当子宫强烈收缩时，采用嘻嘻轻浅呼吸法，收缩开始减缓时恢复深呼吸。

◆ 第三步——喘息呼吸法

怎样操作：准妈妈先将空气排出后，深吸一口气，接着快速做4～6次的短呼气，感觉就像在吹气球，比嘻嘻轻浅式呼吸还要更浅，也可以根据子宫收缩的程度调解速度。练习时由一次呼吸练习持续45秒慢慢加长至能达90秒。

何时操作：当宫颈开至7～10厘米时，准妈妈感觉到子宫每60～90秒钟就会收缩一次，这已经到了产程最激烈、最难控制的阶段了。胎儿马上就要临盆，子宫每次收缩维持在30～90秒。

◆ 第四步——哈气运动

怎样操作：阵痛开始，准妈妈先深吸一口气，接着短而有力地哈气，如浅吐1、2、3、4，接着大口吐出所有的“气”，就像在吹一样很费劲的东西。准妈妈学习快速、连续以喘息方式急速呼吸如同哈气法，直到不想用力为止，练习时每次需达90秒。

何时操作：进入第二产程的最后阶段，准妈妈想用力将胎儿从产道送出，但是此时医师要求不要用力，以免发生阴道撕裂，等待宝宝自己挤出来，准妈妈此时就可以用哈气法呼吸。

◆ 第五步——用力推

怎样操作：准妈妈下巴前缩，略抬头，用力使肺部的空气压向下腹部，完全放松骨盆肌肉。需要换气时，保持原有姿势，马上把气呼出，同时马上吸满一口气，继续憋气和用力，直到宝宝娩出。当胎头已娩出产道时，准妈妈可使用短促的呼吸来减缓疼痛。

每次练习时，至少要持续60秒用力。

何时操作：此时宫颈全开了，助产师也要求产妇在即将看到婴儿头部时，用力将婴儿娩出。准妈妈此时要长长吸一口气，然后憋气，马上用力。

**Message**

要想在分娩时更好地运用拉梅兹呼吸法，平时应当认真努力练习，这样才能在分娩时熟练应用。不要等到临盆前才匆匆忙忙去上课。这样的话，一旦上了产床，会因方法运用不够熟练使效果大打折扣。

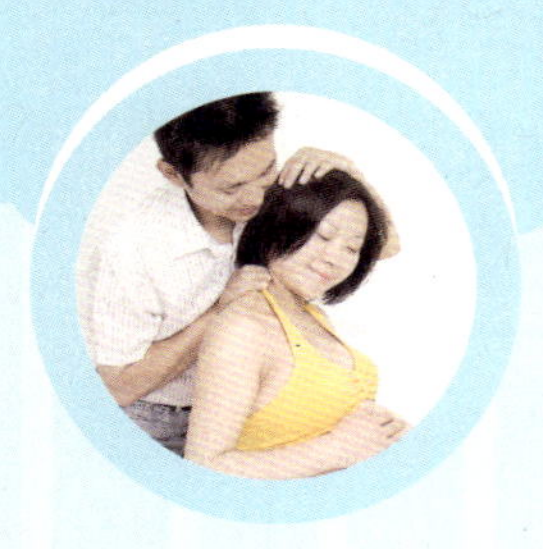
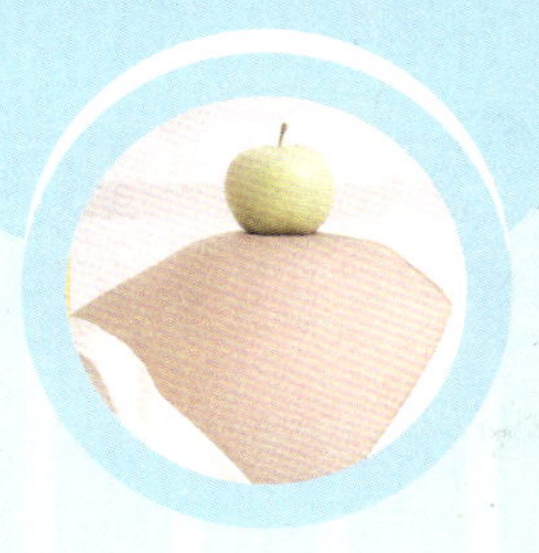
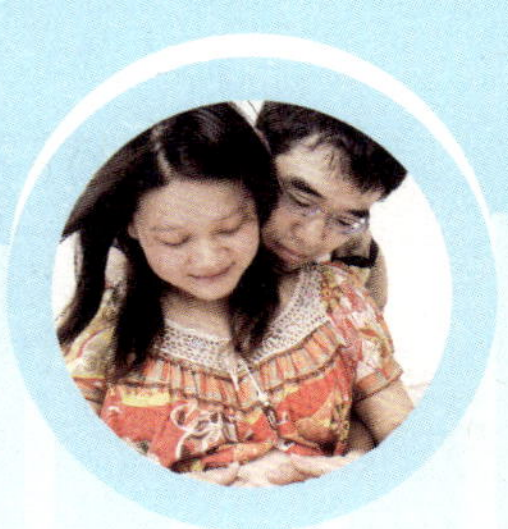

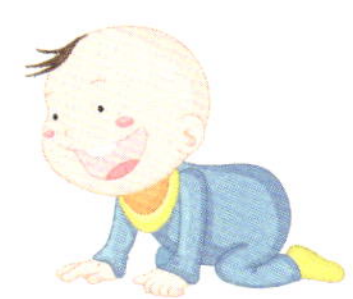

# Part 7

# 幸“孕”40周，做快乐“老妈”

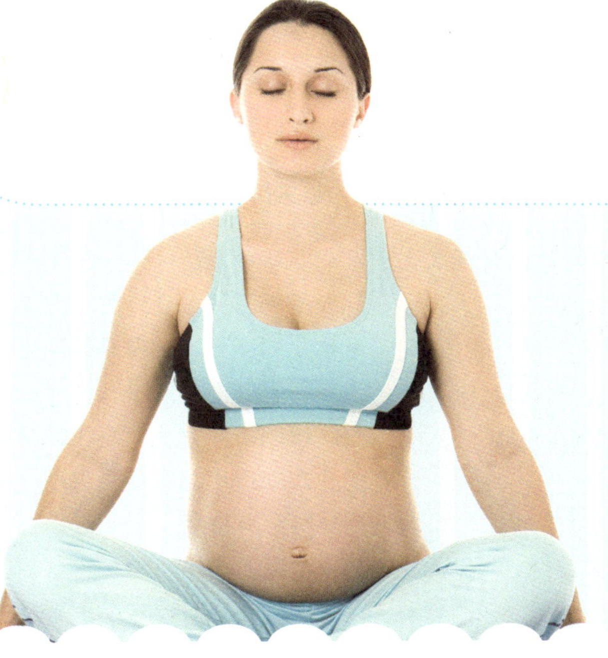

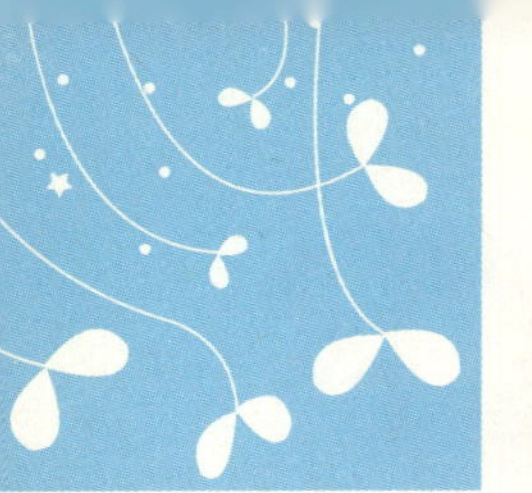



# 乐享甜蜜性事

## 258 准妈妈进行性生活安全吗

按照传统的说法，准妈妈怀孕期间是不宜过性生活的，但实际上在怀孕期间，很少有夫妻真正停止过性生活的。

其实，有的准妈妈因为担心性生活对胎宝宝不利而不敢过性生活，以及认为性生活对胎宝宝没有影响的想法都是片面的。

如果性行为对胎宝宝很容易产生不利影响的话，那大多是因为准妈妈或准爸爸有疾病。对于大部分的夫妻来说，在怀孕期间进行性生活都是安全的，虽然性高潮和乳房的刺激可能会引起子宫收缩，但是只要采取相应的措施，掌握分寸，一般是不会有问题的。实际上，适度的性高潮造成的子宫收缩对胎宝宝反而是一种锻炼。

**Message**

对健康的准妈妈来说，性高潮是一个很好的情绪释放，因此在怀孕期间，准爸爸准妈妈适当地过性生活对准妈妈和胎宝宝都是有好处的。

## 259 孕期性生活，优势不少

一方面，怀孕后准爸爸准妈妈再也不必为了担心不小心怀孕而感到紧张焦虑，从而提高了性感受。另一方面，由于怀孕后激素水平的变化，使得孕妇的生殖器官充血，阴道变得湿润而容易进入，对性刺激也会更加敏感。所以，部分准妈妈在怀孕期间的性要求可能会表现得比非孕期更强烈一些，性感受也会明显高于非孕期。

孕后，准妈妈的阴道比较容易润滑，性唤起会更容易，所以对绝大多数夫妇而言，孕期的性生活反而更加和谐，更容易达到高潮。

**幸“孕”链接**

妊娠头3个月及最后2个月需禁房事。同时需要注意，孕期性生活也必须使用避孕套，并且尤其要注意性生活的卫生，以免发生交叉感染。

## 260 哪些情况下不适合过性生活

❶准妈妈过去曾有流产的经历。这时准妈妈怀孕前几个月最好禁止性生活，直到流产的危险期过去为止。

❷准妈妈已有流产的威胁存在时。如果性交中出现阴道流血的情形，或有下腹疼痛的现象，应去医院检查一下，若有流产的迹象，应暂时停止性生活。

❸准爸爸患有性病。彻底治愈之前，应禁止性生活。

❹准妈妈阴道发炎。彻底治愈之前，应禁止性生活。

❺胎盘有问题时。性交可能会导致流产，应暂时停止性生活，等情况稳定后再恢复。

❻子宫收缩太频繁。为了避免发生早产，要避免性生活，并进行检查。

❼子宫闭锁不全。随时都有流产的危险，应避免性生活。

❽早期破水。因保护胎宝宝的羊膜已破裂，病菌感染胎宝宝几率高，此时应避免性生活。

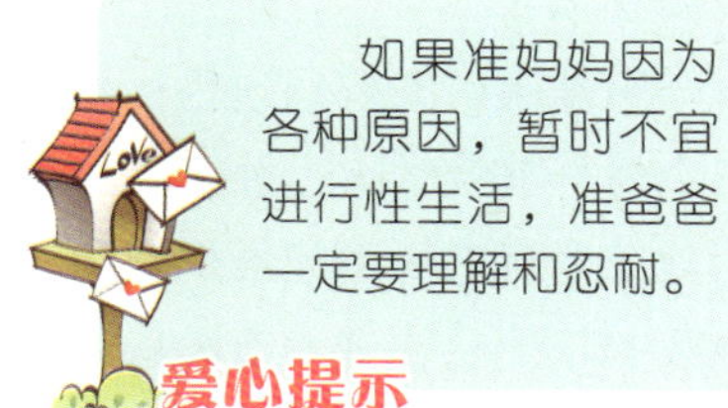


如果准妈妈因为各种原因，暂时不宜进行性生活，准爸爸一定要理解和忍耐。

爱心提示

## 261 准妈妈“性”趣不高，准爸爸理解为重

准妈妈在怀孕期间，性欲有时会大大减弱，特别是在怀孕的头三四月内，对任何性接触都表现出冷淡或强烈的反感。尽管有些准妈妈性欲未减，但一到晚上，她们会感到特别劳累，以致对性生活失去了足够的反应。

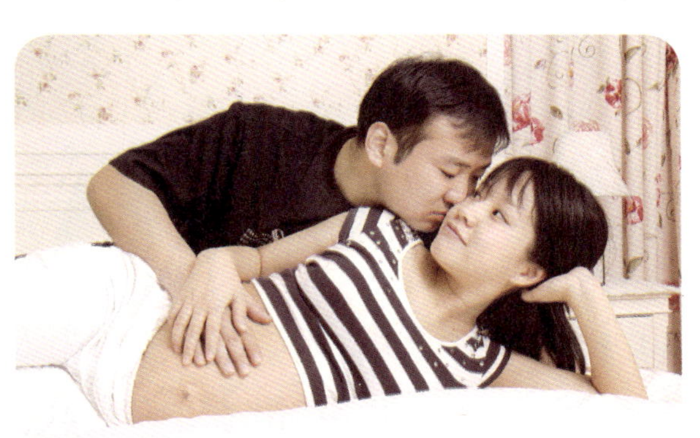

对此，准爸爸对准妈妈应有足够的理解，可以尝试采用各种各样的方式来进行补偿，如帮助准妈妈多干一些家务事，或陪准妈妈散散步，千万不可过于勉强，尤其是不可粗

暴地进行性交，这往往会造成子宫日益膨胀等不良后果。

受到内分泌的影响，准妈妈的乳房对爱抚的反应更加强烈，虽然这种变化对性生活有提升作用，但容易引起子宫收缩，从而造成流产或早产，因此准爸爸不要过度抚摸。

**Message**

如果准妈妈"性"趣不高，准爸爸可以通过拥抱、爱抚等方法，帮准妈妈重新找回性欲，这样夫妻之间才能真正得到满意的性生活。

## 262 选对时间，孕期性事也安全

一般来说，准妈妈过性生活对胎宝宝的影响，主要表现在孕期的前三个月和后三个月，其余时间过性生活对胎宝宝的影响不会太大。

前三个月容易引起准妈妈流产，而后三个月则常常导致准妈妈早产。妊娠初期，胚胎正处在快速发育阶段，胎宝宝与母体的连接还不十分强韧，外界刺激如性生活等容易诱发子宫收缩而导致流产。在妊娠后期，尤其是怀孕36周以后，随时可能出现分娩征象，性生活时阴茎对子宫颈的刺激以及精液内的前列腺素会造成子宫收缩，从而易引起早产、子宫出血或感染。

妊娠的其余月份是可以进行性生活的，但是性生活的频度和强度也要有所节制，以每周在1次以内为宜。

**幸"孕"链接**

性生活前要认真进行局部的清洁工作，避免诱发宫腔感染，危害准妈妈和胎宝宝的健康。

## 263 孕期安全性姿势盘点

妊娠期间姿势的选择应以准妈妈感觉舒适且腹部不承受挤压为原则，以下几种姿势可以提供参考：

1. 准妈妈跪卧后入式。准爸爸上身体重应由自己的腿部支承，不可过分前倾，动作宜小，以防准妈妈腹部受压。

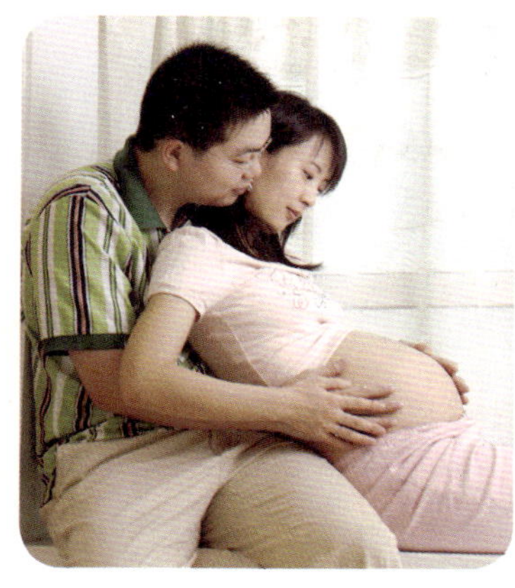

❷准妈妈半仰卧侧入式。准爸爸准妈妈同向侧卧，准妈妈在前，向后斜倚，双腿分开，准爸爸双腿置于准妈妈双腿间。

❸双立位后入式。准妈妈站立、上身前倾、双手扶住支承物，两腿分开、臀部抬起，准爸爸立于其后交接。

❹卧跪前入式。准妈妈仰卧、准爸爸跪立。准爸爸上体应始终保持较直，不可过于前倾，且体重支撑点不离于自身腿部。

## 264 注意事项，准爸准妈瞧仔细

### 1 要做好个人卫生

不注意卫生容易引发细菌感染，尤其是手部的卫生，如果不清洁的手与性器官接触，也会导致细菌感染，要充分对手掌以及指甲等进行清洗，并且要养成勤剪指甲的习惯。

### 2 前戏不要过于激烈

过度刺激乳头会使得有些准妈妈引发腹部肿胀，要尽量避免过度抚摩胸部。另外，还要尽量避免过于激烈地爱抚阴道。

### 3 选择不压迫腹部的体位

准爸爸的动作要尽量温柔，准妈妈感到压迫时，千万不要强迫自己忍耐。

如果感到十分疼痛，就要暂停，等到肿胀感消失后，还可以继续，但如果还是感到疼痛，准妈妈就应停止。

## 265 孕期性生活也要使用避孕套

孕期过性生活最好使用避孕套。这是因为，精液中的前列腺素被阴道黏膜吸收后，可促使怀孕后的子宫发生强烈的收缩，不仅会引起腹痛，还易导致流产、早产。戴避孕套时，需要注意以下事项：

1. 必须在性交开始前戴上，套上前应捏瘪避孕套顶端供贮存精液用的小气囊，以防止气囊中的空气遇热膨胀促使射精时精液向阴茎根部溢出。

2. 避孕套不宜事先展开，而应在勃起的阴茎头上自龟头部分顺势向下展开，保证安全套套住整个阴茎。

3. 避孕套只能使用水基润滑剂。液体石蜡、凡士林、食油、搽脸油等均可在短时间内增加避孕套的脆性，加速其破裂。

4. 射精后应在阴茎疲软前以手指按住避孕套底部连同阴茎一起抽出，每个避孕套只能使用一次，用过的避孕套应装入塑料袋扔进垃圾桶。

## 266 产后享性事，至少六周后

通常，妈妈产后 6 周经检查恢复正常后，就可以进行夫妻生活。但是，如果产后恶露持续时间较长，节欲时间也要相应延长。

无论自然分娩还是剖宫产，生完宝宝后，子宫及产道都需要从极度扩张的状态逐渐收缩回来，恢复以前的状态至少需要 6 周的时间。

产后 10 天左右，宫颈口才开始关闭，而胎盘附着处的子宫内膜在正常情况下需要 6 ~ 8 周才能完全长好、愈合。此外，产后一段时间内，阴道壁黏膜脆弱，过早进行性生活容易造成损伤，如果存在会阴裂伤、阴道裂伤及宫颈撕裂等，性生活时会发生疼痛、不规则出血等问题，从而影响伤口愈合。

因而，产后 6 周之内应严格禁止行房。

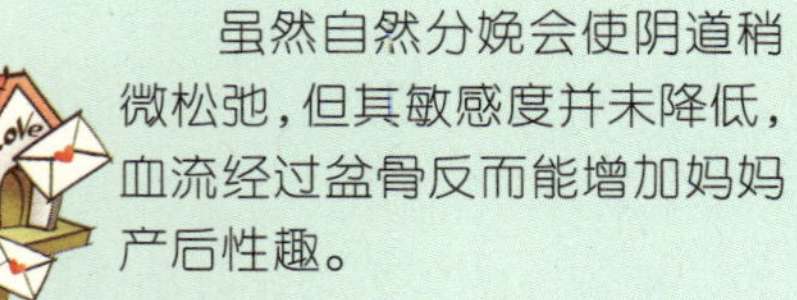

虽然自然分娩会使阴道稍微松弛，但其敏感度并未降低，血流经过盆骨反而能增加妈妈产后性趣。

爱心提示

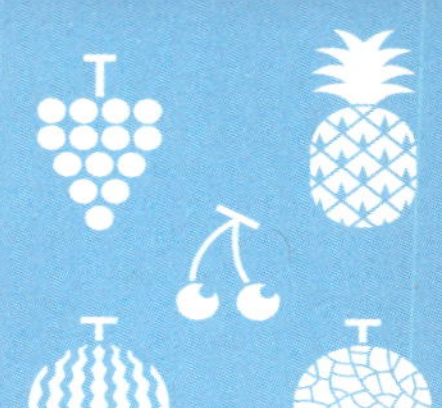

# 缓解情绪，摆脱孕期抑郁

## 267 准妈妈情绪好，胎宝宝更优质

一个幸福美满的家庭主要是因为具有良好的心态和融洽的感情，这也是准妈妈达到优孕优生的重要条件。

准妈妈心态良好，受精卵才会“无忧无虑”地在子宫内发育和成长，生下的宝宝才更加健康和聪慧。健康向上、愉快乐观的情绪能使血液中有利于健康发育的化学物质增加，这样能促使胎宝宝正常发育，同时也使得分娩更顺利；反之，不良的情绪会使血液中有害于神经系统和其他组织器官的物质剧增，并通过胎盘影响胎儿发育，导致胎动异常、胎儿畸形、早产、智力低下、未成熟儿等。

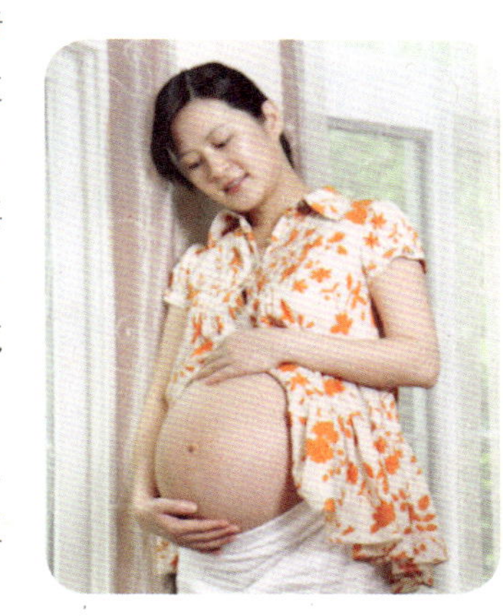

孕期准妈妈的心理状态，如恐惧、紧张、悲伤、忧愁、抑郁、狂喜等均在一定程度上影响胎儿的正常成长和健康发育。

## 268 准妈妈，你的情绪OK吗

如果在一段时间，当然至少是两周内有以下的 4 种或以上症状，则说明准妈妈可能已患有孕期抑郁症。如果其中的一两种情况在近期特别严重，则必须引起高度重视，需及时就医治疗：

- 注意力无法集中，记忆力减退
- 总是感到焦虑、迷茫
- 脾气变得很暴躁，非常容易生气
- 非常容易疲劳，或有持续的疲劳感
- 不停地想吃东西或者毫无食欲
- 睡眠质量很差，爱做梦，醒来后仍感到疲倦

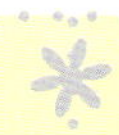

- 对什么都不感兴趣，懒洋洋的，总是提不起精神
- 持续的情绪低落，莫名其妙地想哭
- 情绪起伏很大，喜怒无常

## 269 角色转换调节好，情绪问题不来扰

在中国的风俗习惯里，打从准妈妈怀孕开始，就会被周围人高高供起，准妈妈的任何要求都能得到满足，这对准妈妈来说是一个考验，如果准妈妈因此而将自己特殊化，那么由于心理落差就很可能爆发情绪问题。

除了生理上的变化外，准妈妈的社会角色也发生了改变，周遭的家人和朋友，对准妈妈的态度也发生了微妙的转变。如果准妈妈们无法在短时间内适应这些外部情境的转变，并很好地处理这些变化，那么诸多准妈妈情绪问题就会随之而来了，严重的甚至会转化成孕期抑郁症，导致很多极端的后果出现。

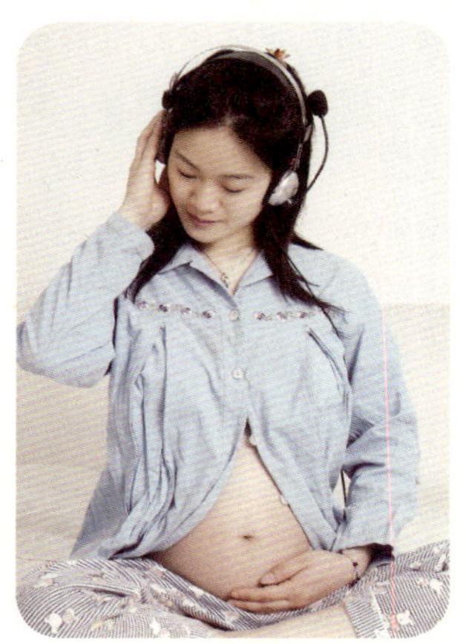

准妈妈的情绪与宝宝将来的行为和情绪存在着微妙的联系，因此准妈妈应该尽量地将自己的角色转换调节妥当，保持一个好情绪。

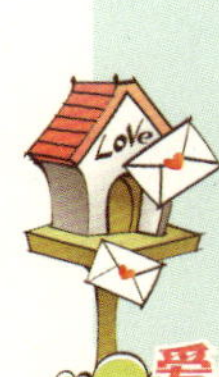


准妈妈的好情绪与自我调节密切相关。一般的情绪问题通过与朋友聊天和其他一些休闲方式就能化解，准妈妈不用过于担心。

**爱心提示**

## 270 面对孕期抑郁，准妈妈要学会"减负"

1. 尽量放松自己。放弃那种想要在婴儿出生以前把一切打点周全的想法，尽量多做一些会使自己感觉愉快的事情，照顾好自己，是孕育一个健康可爱宝宝的首要前提。

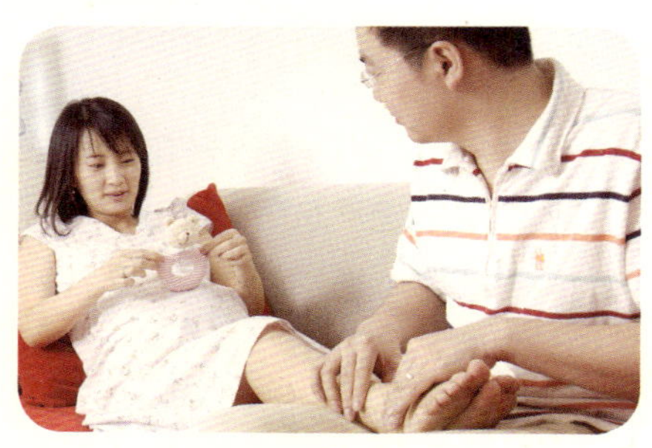

2. 和准爸爸多多交流。保证每天有足够的时间和配偶在一起，并保持亲昵的交流，如果身体允许，可以考虑一起外出度假，有准爸爸做坚强的后盾，可以让准妈妈放心。

3. 把情绪表达出来。在怀孕的非常时期，准妈妈需要爱人和朋友的精神支持，而

只有当准妈妈表达出了自己的感受时，他们才能给予最有效的安慰。

4 和压力作斗争。不要生活充满挫败感，时时注意调整情绪，深呼吸，充分睡眠，多做运动，注意休息。

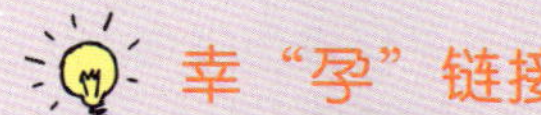

**幸“孕”链接**

如果准妈妈经过调试之后，抑郁情况仍不见好转，甚至有伤害自己和他人的冲动，这时应该寻求医生的帮助，以免情况延误。

## 271 准妈妈缓解情绪的六个妙招

**告诫法：** 在孕期要经常告诫自己不要生气、不要着急，想象宝宝正在看着自己。

**转移法：** 消除烦恼的最好办法是离开使人不愉快的环境。

这是相当有效的情绪调剂方法，设法使烦恼烟消云散，得到令人满意的“释放”。

**社交法：** 闭门索居会使准妈妈郁郁寡欢，要将自己置身于乐观向上的人群中，充分享受友情的欢乐。

**协调法：** 每天抽出 30 分钟，到附近草木茂盛的宁静小路上散散步、做做体操，心情会变得非常舒畅。

**美容法：** 经常改变一下自己的形象，如变一下发型，换一件衣服等，让自己保持良好的心境。

**Message**

准妈妈不要过多地食用肉、鱼、巧克力、甜食等，过量地食用这些食物可使体液酸性化，血中儿茶酚胺水平增高，从而出现烦躁不安、爱发脾气、容易伤感等消极情绪。

## 272 深呼吸法，帮准妈妈减负

正确的深呼吸方法对准妈妈稳定情绪和集中注意力非常有效。

在进行呼吸法时，准妈妈可以选择任何场所，可以在床上，也可以在沙发上，要尽量使腰背舒展，全身放松，双目微闭，手可以放在身体两侧，也可以放在腹部。

衣服尽可能穿宽松一些。

准备好以后，用鼻子慢慢地吸气，以 5 秒钟为标准，在心里一边数 1、2、3、4、5，一边吸气。肺活量大的准妈妈可以选择 6 秒钟，感到困难的话可以选择 4 秒钟。吸气时，准妈妈要让自己感到气体被储存在腹中，然后慢慢地将气呼出来，用嘴或鼻子都可以。总之，要缓慢、平静地呼出来。呼气的时间是吸气时间的两倍。也就是说，如果吸时是 5 秒钟的话，呼时就是 10 秒。就这样，反复呼吸 1 ~ 3 分钟，准妈妈就会感到心情平静，头脑清醒。

实施呼吸法的时候，尽量不去想其他事情，要把注意力集中在吸气和呼气上。一旦习惯了，注意力就会自然集中了。

**Message**

准妈妈可以在每天早上起床时，中午休息前，晚上临睡时，各进行一次这样的呼吸法，这样，妊娠期间动辄焦躁的精神状态可以得到改善。

## 273 消除准妈妈的致畸幻想

许多准妈妈都会忧虑胎宝宝的健康问题，比如发育的是否健康，器官是否健全，是否有比较严重的疾病，等等。心理学家认为，这是典型的“致畸幻想”的表现。

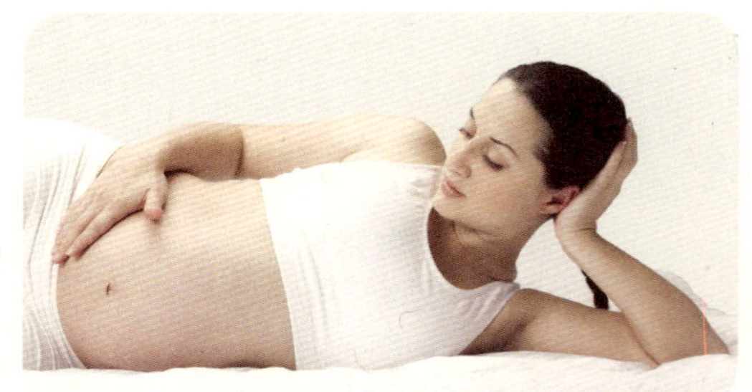

其实造成胎宝宝畸形的原因主要有两种：一种是遗传基因缺陷导致胎宝宝畸形，属近亲婚配或有家族遗传性疾病者婚配最易发生此类问题；另一种是非遗传性基因缺陷导致胎宝宝畸形，往往是由于准妈妈在怀孕期间对致畸因素忽视所致。常见的致畸因素包括微生物（如病毒）、药物和某些化学制剂、某些金属和放射性物质等。

所以，如果准妈妈在孕前进行了优生咨询和体检，并确认没有致畸因素的威胁，完全没有必要担心胎宝宝的健康问题。

**爱心提示**

没有进行孕前检查的准妈妈，孕期也可以去医院作相关的咨询，以缓解这些不必要的忧虑。

## 274 安定心神，准妈妈不妨多冥想

怀上宝宝以后，有的准妈妈会感觉到压力，甚至担心胎教问题，因此情绪变得更差了，准妈妈不妨将冥想与胎教结合，对情绪调节有很好的作用。

在悠扬的音乐声中，准妈妈可以坐在安静的屋子里，用心静静端详自己和肚子里的宝宝，想象宝宝的样子，并想象自己正在跟宝宝交流，试着在心里跟宝宝讲一讲自己的感想，甚至也可以跟宝宝讲讲自己现在的苦恼，这个方法能有效地帮助准妈妈平静心灵、减少压力，使身体和心灵都归于平和。

准妈妈随时都可以进行冥想来帮助稳定心境。冥想实际上是瑜伽的一种重要方式，瑜伽这种古老而温和的运动，可以帮助准妈妈保持心神安定。

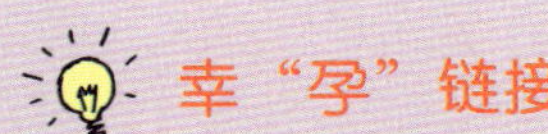


快乐的准妈妈会更美丽。因为，当人们开心的时候，肌肤自然地释放出一种名为恩多芬（Endorphin）的因子，它能刺激肌肤细胞，直接影响肌肤的品质。因此，快乐的人经常容光焕发，肌肤显得更有活力。

## 275 加入“准妈妈俱乐部”

准妈妈俱乐部所服务的对象是准妈妈，在网络上和现实生活中都有，网络上主要以论坛的方式组织，现实生活中则以普通俱乐部的形式组织，有点类似于培训班。

**Message**

准妈妈有时间可以适当地上上网，看看育儿、早教频道，到论坛上去逛一逛，多认识一些准妈妈，可以与她们交流怀孕心得。

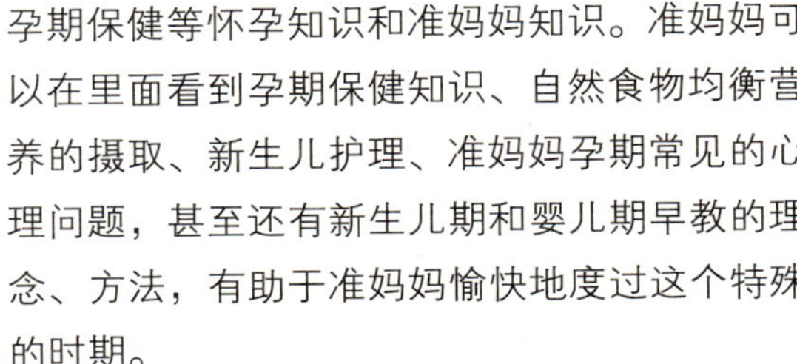

准妈妈俱乐部里一般都有关于如何怀孕、孕期保健等怀孕知识和准妈妈知识。准妈妈可以在里面看到孕期保健知识、自然食物均衡营养的摄取、新生儿护理、准妈妈孕期常见的心理问题，甚至还有新生儿期和婴儿期早教的理念、方法，有助于准妈妈愉快地度过这个特殊的时期。

在俱乐部里，准妈妈怀胎十月里的每一个细微变化与感受都会有分享者，积极参与准妈妈俱乐部活动，广交朋友是调节情绪的好方法。

## 276 准妈妈唠叨点，心情也会好一点

一般，女性喜欢跟丈夫或好友倾诉内心的痛苦和烦恼，这是有利于健康的，相反，若以酗酒、吸烟等方式来缓解压力，均会不同程度地导致情绪低落、神经衰弱等。可见唠叨对于调节情绪是比较有效和健康的。

此外，爱撒娇和唠叨的女性血液中血清素、乙酰胆碱的含量会相对高，这使得她们性格温柔、待人和气、不易发脾气，也较少发生身心疾病。

女性怀孕以后，因为各种原因情绪和压力会变得更大，因此在生活中，准妈妈不妨试试唠叨宣泄法，尽量让自己的不良情绪发泄出来，有烦恼就倾诉，让紧张情绪及时得到释放。

**爱心提示**

准妈妈不用担心天天唠叨会使得周围的人听烦了而造成新的人际问题，在周围每一个人眼里，准妈妈都是可爱和值得原谅的，当然职业准妈妈在上班时例外。

## 277 不要远离朋友同事

准妈妈不要因为怀孕而把自己隔离起来，要与同事朋友保持联系，分享一些感受和体会，必要的时候也要多找自己信任、知心的朋友倾诉，让朋友一起分担一些不良情绪。

倾诉是一种很好的减压方式，准妈妈不要觉得找朋友倾

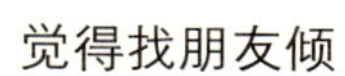

诉是一种无能的表现，如果心理压力大而又远离朋友同事，时间长了很容易导致心理上的抑郁症，身体上的食欲不振、睡眠不好等诸多毛病。

当准妈妈置身于人群中时不会有孤独感，当敞开心扉向人倾吐时，内心会感到非常愉悦，不但能够释放自己的情绪，而且更容易找到问题与困惑的原因，同时还可以得到朋友良好的建议。

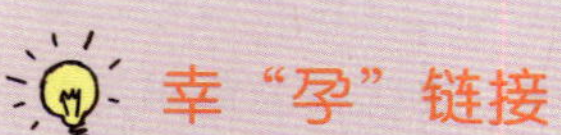

**幸“孕”链接**

当出现不良事件、面临压力时，准妈妈要把自己的感受与家人、朋友、同事多交流，感觉有人在意自己、陪伴自己，能增加渡过难关的勇气。

## 278 准妈妈倾诉对象也需挑一挑

准妈妈找人倾诉时，应该选择一个适合的对象，如果倾听者也有同样的困扰，不但提供不了积极的解决方法，而且还会使双方的负面情绪互相影响，事情反而会向着消极的方向发展。

假如准妈妈最近工作不顺，找朋友倾诉，可那个朋友那段时间做事也老是不顺，没有心情听人诉说，聊过之后，准妈妈的心情不但不会好转反而会越来越糟。所以找人倾诉最好选择积极乐观的家人、朋友，这样对方才会认真倾听并提供好的建议，使自己尽快地从苦闷中走出来。

找自己的好朋友也比较好，但是好朋友也分很多种，有情绪要倾诉最好找比较懂事理的朋友，这些朋友懂得比较多，也许平时不一定表现出来，但是在准妈妈倾诉烦恼时反而会给出很不错的建议。

**Message**

建议准妈妈不看恐怖、紧张、色情的电视、电影和小说，不要让胎儿受到任何不良刺激，使之一直生长发育在温馨的环境中，这对宝宝未来的性格行为的形成有着良好的作用。

## 279 给居室换妆，给自己换心情

居室环境可以直接影响准妈妈的心情，准妈妈如果看腻了现在的居室设置，那不妨自己动脑想一想怎么给居室换换妆容，如果喜欢，还可以展现一下自己的奇思妙想，将自己的想法变成现实，装点一下居室。

居室中可以用艺术作品来加以装点，如果居室小，东西多，使人感到拥挤和紧张，不妨用优美宜人的风景图片、油画来开阔视野，帮助准妈妈忘记紧张和疲劳，解除忧虑和烦恼。另外，活泼可爱的娃娃照也有助于连结准妈妈与胎宝宝之间的感情，从而使得准妈妈心情更为舒畅。

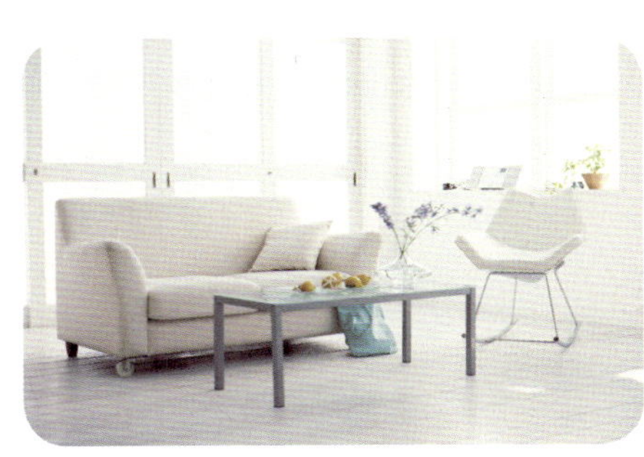

挂一些准妈妈喜欢的精美的图画、照片，摆放一些鲜花和小工艺品，可以使准妈妈感到优美、和谐、充满生机和温馨。

## 280 颜色也可以影响准妈妈的情绪

色彩对人的心理能产生明显的暗示作用，从而能影响到情绪，红色和强烈刺激的色调会容易刺激人的情绪，使人情绪易激动或者易怒，对准妈妈和胎儿会产生不利的影响；而黄色则是一种快乐的颜色，黄色是属于太阳的颜色。在准妈妈心情有一些灰暗的日子里，不妨在花瓶中插上黄色的花朵，或者使用黄色的枕头、靠垫或者黄色的桌布，它们有着神奇的魔力！当准妈妈的眼睛饱餐了欢快的颜色，心情自然也就开心起来。

在家居色彩上，建议准妈妈多使用绿、浅蓝等使人感觉宁静的颜色，而只把深红、橙色等艳丽的色彩作为客厅、餐厅等地方的小小点缀。

**爱心提示**

不同妊娠期，准妈妈对不同的色彩也会有不同的感觉。准妈妈可以选择自己喜爱的颜色来装饰居室，让自己心情舒畅。

## 281 孕期日记——一份好心情带来的见面礼

准妈妈每天坚持记孕期日记，不仅可以方便产科大夫查看准妈妈的日常行为，还有利于准妈妈宣泄心中的不良情绪。

记孕期日记操作起来很方便，可以每天都记，也可以两三天或四五天记一次，随准妈妈的喜好来就好，至于记的内容则可随心所欲地发挥，什么都可以写，可长可短，比如早孕反应怎么开始和结束的，什么时候听到胎心音了，哪一天感觉到胎动了，等等。这对产科医生了解准妈妈的孕期健康也是很有帮助的。

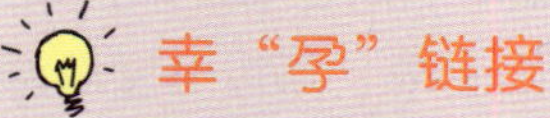

**幸“孕”链接**

准妈妈可以不定期地让准爸爸给自己拍一些照片，贴在日记里面，让孕期日记图文并茂，并可以把这份珍贵的日记作为永久的纪念。

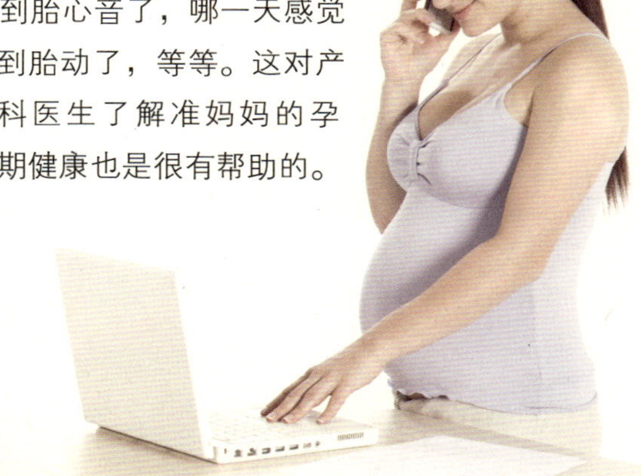

其实在怀胎10个月里，准妈妈的身心感受、胎宝宝的成长状况都会发生一系列的变化，所以准妈妈可以写的东西是很丰富的。

## 282 接受音乐的洗礼

优美的音乐能使准妈妈获得美感，陶冶准妈妈的情操，让准妈妈有一个好心情。

其实，准妈妈听音乐主要不是为了培养胎儿的音乐素养，更多的是愉悦准妈妈的情绪。在乐曲的选择上，建议准妈妈选择一些名曲中舒缓、轻柔、欢快的部分或者是动听悦耳的轻音乐，可以减轻燥热情绪，还能给胎儿以安宁感，使胎儿心律平稳。

要是准妈妈不喜欢古典音乐，那么任何可以令心情放松的音乐——除了热摇滚或迷幻摇滚以外都可以。如果准妈妈选择录制一盘包括了多位音乐家作品的歌碟，要尽量让前一种曲子和后一种曲子间的转变较平缓和自然些，不要因为自己营造出来的气氛让情绪变差。

**Message**

要使准妈妈获得良好的情绪和心情，主要不是靠音乐，而主要靠准妈妈自己的主动调节，以及最亲近的人给予的理解、关心、爱护和体贴。

## 283 通过阅读宁静心绪

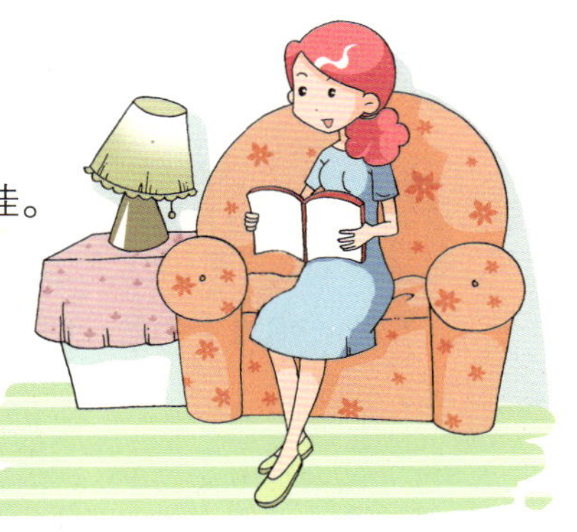

在所有放松活动中，阅读舒缓心情的效果最佳。心理学家认为，阅读时人们的思绪会集中在文字上，进入文学世界，紧张的身体和大脑可以因此得到放松，从而可以抚平凌乱的心绪。

书上的文字能够激发准妈妈的创造力，从而进入另一种状态，如读小说能让准妈妈从日常生活的压力中暂时逃脱；看杂志甚至菜谱能令人感到安慰。阅读是一种放松大脑的好办法，可以将大脑从不良情绪中解脱出来。

因此，准妈妈平时不妨多读书，还可以准备一些怀孕、生产方面的书籍，可以让准妈妈心情放松、情绪状况稳定，这也是为腹中宝宝进行“胎教”的方法之一。

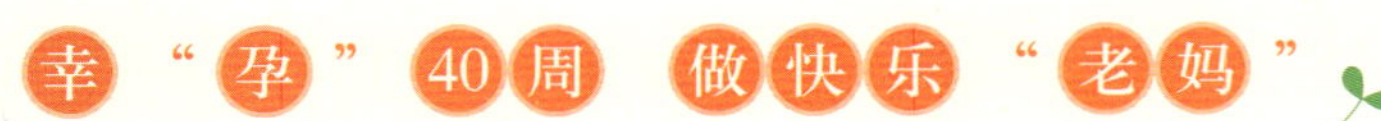


# 职场妈妈好"孕"常识

## 284 职场准妈妈享有哪些权利

《中华人民共和国妇女权益保障法》明确规定：任何单位不得以结婚、怀孕、产假、哺乳等为由，辞退女职工或单方解除劳动合同。

另外，女职工在医疗期、孕期、产期和哺乳期内，劳动合同期限届满时，用人单位不得终止劳动合同。劳动合同的期限应自动延续至医疗期、孕期、产期和哺乳期满为止。

此外，准妈妈还享有以下权利：

- 准妈妈享有不被降低工资的权利。
- 女职工在孕期禁止从事危险劳动的规定。
- 关于女职工的劳动时间安排的规定。
- 女职工生育享受90天产假，难产的增加产假15天，多胞胎生育的，每多生育一个婴儿，增加产假15天。

**爱心提示**

女职工怀孕流产的，应当根据医务部门的证明，给予一定时间的休假。产假期间工资照发。

## 285 工作餐一样吃的营养丰富

千篇一律的工作餐一般没什么营养，必须吃工作餐的准妈妈，该怎么调整自己的饮食呢？

1 对待工作餐要秉持挑三拣四的第一原则，避免吃到那些对孕期不利的食物。毕竟工作餐是为普通人设计的，可不会对准妈妈进行特殊照顾。建议准妈妈少吃或不吃以下食物：过度油腻的食物、刺激性的食物、生冷食物、不新鲜的食物、过度加工的食物、含咖啡因的食物，以及不知名的药膳。

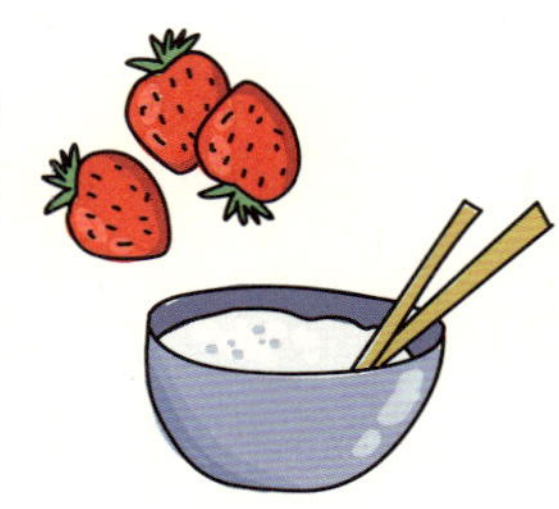

2 注意食物种类要丰富。准妈妈应该讲究五谷杂粮、平衡膳食，不能再由着性子爱吃什么就吃什么，而应该从营养的角度出发来选择食物，降低对口味的要求。

3 自备些零食，如水果、面包、坚果、牛奶等，饿了就吃。

**幸“孕”链接**

即使工作再忙，也不要边工作边进食，这样不仅工作无法专心，还会降低身体的消化吸收功能。吃饭要细嚼慢咽，让食物比较容易消化。

## 286 化险为夷的职场良方——沟通与和解

在现实生活中，若员工搬出法律条文抵抗企业的决定，往往会遭遇到软暴力，比如孤立、不给安排具体工作、开会不通知等。在职准妈妈遇到这样的情况，可以先尝试与企业沟通，或采取和解、调解、向劳动行政部门投诉等方式，如能通过这些方式解决纠纷，实际上无疑是更“合算”的。

如果准妈妈的劳动权利受到了侵犯，也可先向本单位劳动争议调解委员会申请调解；调解不成，可以向劳动争议仲裁委员会申请仲裁。若对仲裁裁决不服，再向人民法院提起诉讼。

**Message**

在沟通与和解时，准妈妈也要换位思考，站在企业的立场上看问题，看看自己这样做是否合适，这样的思维能使准妈妈在沟通中取得有利地位。

## 287 做职场准妈妈，好处多多

一面怀孕，一面工作其实并不是有些妈妈想的那样无可奈何，做职场准妈妈也有不少好处。

**减少“致畸幻想”** 有些准妈妈会有“致畸幻想”，担心孩子生下来兔唇、斜颈等，而忙碌会冲淡这样的担忧。

**增大运动量：** 在怀孕 6 个月以后，如果没有外出工作的

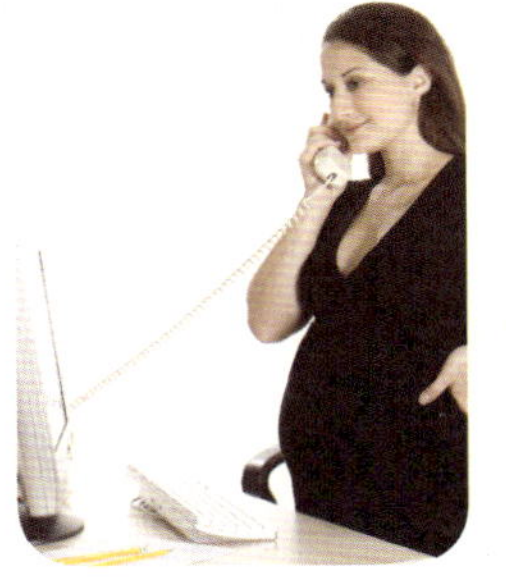

动力，人会变懒，觉得一动就吃力，这将导致体重激增和难产机会增加。

**汲取更多育儿经验：** 那些作为过来人的女同事，能提供相当多的育儿经验供借鉴，可以体会到别样的温暖。

**返岗恐惧小：** 竞争压力大，一旦放假松懈下来，对重返高强度的工作节奏会心生畏惧。身体状态良好的准妈妈，甚至可以一直坚持工作到预产期前的3～5天。

出来工作也使准妈妈的接触范围扩大，众人态度的友善对准妈妈保持乐观的情绪十分有益。

爱心提示

## 288 对准妈妈胎宝宝不利的工作因素

### 电脑

电脑开启时，显示器散发出的电磁辐射，对细胞分裂有破坏作用，在怀孕早期会损伤胚胎的微细结构，在怀孕3个月以前，准妈妈应尽量少接触电脑，上机时应与屏幕保持一臂的距离，时间尽量短。

### 电话

电话是一项最容易在写字楼里传播疾病的办公用品，准妈妈最好能拥有一部独立的电话机，并经常清洁自己所使用的电话。

### 空调

写字楼里的中央空调人工制造了一种凉爽宜人的环境，但在里面待久了会容易导致空调病。在空调环境中工作的准妈妈一定要注意补充水分，并注意调整衣着，避免感冒。

### 复印机

由于复印机的静电作用，空气中会产生出臭氧，它使人头痛和晕眩，启动时，还会释放一些有毒的气体，建议准妈妈尽量减少与复印机的亲密接触。

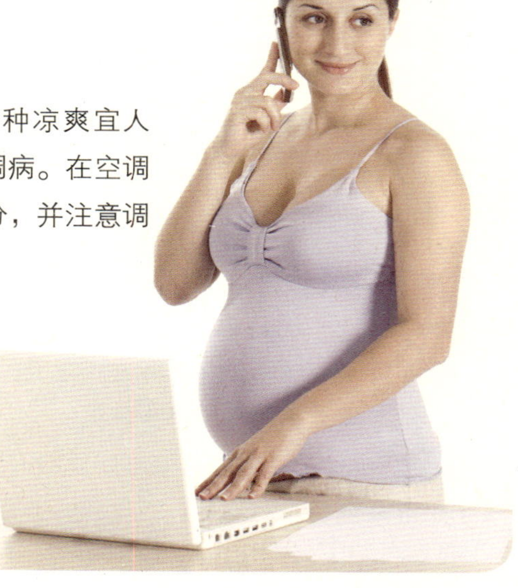

## 289 如何对付工作中的妊娠反应

在办公室工作时，准妈妈可能会突然感到要吐，这也许会妨碍怀孕期的正常工作，可以事先做好准备。

首先，要随身携带着毛巾和漱口用品，办公室里要储备一些呕吐袋，同时可以申请让自己的位子离洗手间近一些，以方便呕吐时尽快到达。上下班时注意沿途的公用设施，随时计算去卫生间的最快路程。

如果呕吐过程持续时间比较长，而且比较严重，要趁早告知单位，以免影响单位整体的工作安排，也便于得到同事的理解和体谅，并提前做好孕期工作计划。呕吐通常会在怀孕3个月时终止，准妈妈应根据实际情况估计自己的承受能力和可能遇到的困难，对工作做出实事求是的承诺，尽量把工作安排好。

**幸"孕"链接**

如果暂时还不能把怀孕的事情告诉单位，就要预先想好一个比较有说服力的理由，但这也只是权宜之计。

## 290 如何安度忐忑不安的上下班高峰时段

**搬到单位附近住：** 如果单位到家的路程实在太长，而打车的费用也是一大笔的话，不如在公司旁边租房，这样还可以把路上的时间争取为休息时间。另外，最好步行就可以上班，既锻炼身体，又不迟到。

**寻找顺风车：** 上下班的时间其实也是最难打到车的时段，可以在网上发帖子，征求住在自家旁边的、目的地基本一致、热心的有车族，搭顺风车，并友情赞助油钱，互惠互利，皆大欢喜。

**避开高峰时段：** 避开高峰时段，路况就会好很多，人也不会那么多。不过，这样的话可能要迟到，扣工资那是一定的了。但是为了宝宝，这也是值得的，同时自己也舒服些。

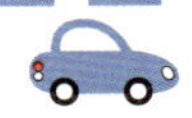
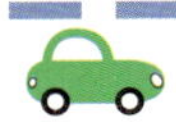
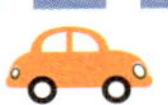
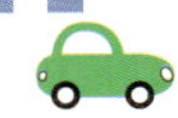

**Message**

准妈妈可以早点出门坐车，既可以避开拥堵的交通，又不会迟到，还能呼吸到新鲜空气，一举多得。

## 291 自己开车的准妈妈要注意什么问题

**1. 准妈妈不宜长时间开车。** 开车时长期处于单一姿势，坐的时间过久，会使得准妈妈腰部受力最大，致使腹压过大，从而可能引发流产。而且，开车时长期处于震动和摇晃之中，对准妈妈来说过于疲劳，胎宝宝长时间处于颠簸状态，可能会引起不正常的胎动和腹痛。

**2. 开车时一定要戴上安全带。** 准妈妈宜将安全带的肩带置于肩胛骨的地方，而不是紧贴脖子。肩带部分应该以穿过胸部中央为宜，腰带应置于腹部下方，不要压迫到隆起的肚子。身体姿势要尽量坐正，以免安全带滑落压到胎宝宝。

**3. 避免在凹凸不平或弯曲的路面上行驶。** 更不要快速行驶，以防紧急刹车碰撞腹部。

**爱心提示**

孕早期应尽量避免驾车。因为，孕早期的准妈妈由于体内激素的变化，心理状态不稳定，注意力容易分散，也容易产生困倦，对于需要高度集中精神的开车来说是不适合的。

## 292 准妈妈公交“抢”座妙方

很多准妈妈觉得很难开口要求别人让座给自己，可有时车又挤又堵，自己又真的很累，实在是很想有个位子。怎么办呢?

**瞄准会让座的目标人群：** 一般，热情善良、助人为乐的学生，情侣中的男生，有男子气概的中、青年男乘客，感同身受的女乘客，占着“老弱病残孕”专座的非老弱病残孕乘客等，会比较容易让座，准妈妈可以开口请他们让个座，或者直接站在他们面前，总会有热心人站出来让座的。

**要求别人让座的方法：** 首先准妈妈要把自己打扮成准妈妈的模样，尤其是身子还不明显的时候，否则别人很难看出来。如果实在不好意思向其他乘客开口，可以和司机和售票员说，告诉他们自己随时可能会孕吐，他们一定会给安排一个靠窗通风的好位子的。

**幸“孕”链接**

建议怀孕之后的准妈妈不要再骑自行车上下班。自己开车的准妈妈也要注意行车安全，最好把开车的任务交给准爸爸去做。

## 293 对付办公室烟味的“锦囊妙计”

**群发 E-mail：** 可以在 E-mail 的开头先简单描述一下自己喜悦的心情，与大家分享；再对怀孕在工作上给大家造成不便表示歉意；接下来可以讲述自己的担忧，比如被动吸进二手烟的可怕后果等等，表达希望在同事的帮助下顺利生产的心情。写的时候，要动之以情、晓之以理，特别注意措辞，将打招呼和提要求表达得自然而诚恳。

**无声提醒：** 如果觉得写 E-mail 太麻烦，或这样比较柔情的提醒还不能起到作用，那可以试着幽默一下，例如在自己桌上放一块写着“这里有准妈妈，No smoking!”的牌子。

**请上司和女同事帮忙：** 准妈妈还可以把同样反对在办公室抽烟的女同事联合起来，一起呼吁和制止。如果以上都不奏效，就请上司帮忙出面制止，相信这个肯定有作用。

**Message**

办公室人来人往、办公人员又较多，空气容易变污浊，准妈妈要注意经常打开办公室的窗户通通风，保持室内空气的流通。

## 294 脚垫得高一点，让浮肿离得远一点

孕中期的职场准妈妈容易发生腿部浮肿，尤其是经常坐着办公的准妈妈，更容易浮肿，并且不易消肿。为了减少浮肿，建议准妈妈垫高脚部，以减轻浮肿。

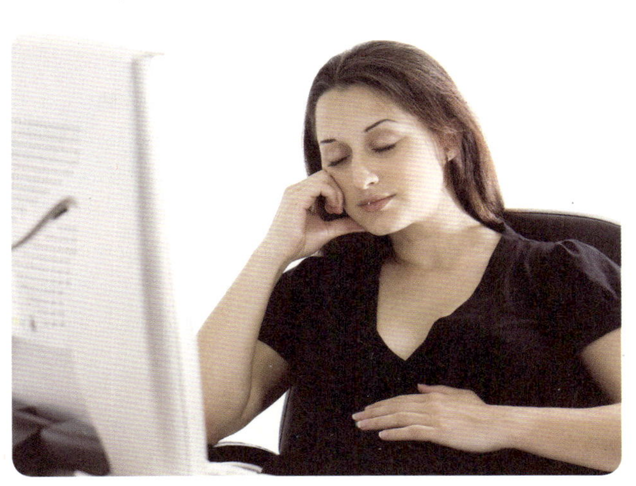

准妈妈不妨为自己买个小凳子放在座位的下面，如果对于小凳子感觉不舒服，可以找个矮些的小箱子放在桌子下。每隔 1 小时左右，将自己的脚放在小凳子或小箱子上面一段时间，以缓解脚部的疲劳。

每工作 2 小时，准妈妈应该活动一下自己的腿，

可以站起来去倒一杯水，或是起身整理一下散落在桌面上的文件。但是，准妈妈的活动不能剧烈，要禁止在办公室急走，否则胎宝宝很容易给您制造麻烦。

按照由下向上的方向做做小腿按摩也可以减少浮肿的发生。

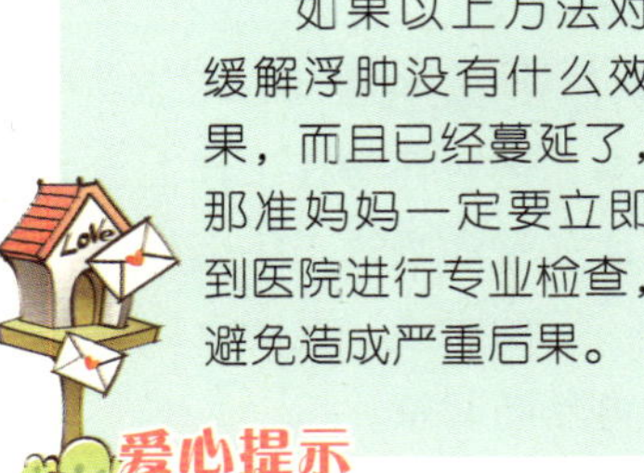

**爱心提示**

如果以上方法对缓解浮肿没有什么效果，而且已经蔓延了，那准妈妈一定要立即到医院进行专业检查，避免造成严重后果。

## 295 准妈妈应多多争取“办公室日光浴”

充足的光照是准妈妈自身产生维生素 D 的重要条件，而维生素 D 又是促进钙质吸收的营养素，所以，接受一定的日光照射可以帮助准妈妈的身体更好地吸收钙质，避免出现牙齿松动、指甲变薄、变软及梦中盗汗、小腿抽筋等缺钙症状。

常坐办公室的准妈妈，座位所处位置最好有充足的阳光。照射不到阳光的准妈妈，可以向单位申请调换一个能接收到阳光的在窗边的座位，以争取能尽量多地晒晒太阳。

注意，准妈妈在享受日光浴的时候一定要做好防晒工作，以免皮肤受到阳光的伤害。建议准妈妈选择 SPF 值在 30 左右的防晒霜。此外，防晒产品要比较温和，这样不容易对胎宝宝产生影响。

**幸“孕”链接**

如果在办公室能接受到阳光照射的时间较短，准妈妈可以在每天中午休息时，到室外有阳光照射的相对安静的地方散散步，时间最好控制在1小时左右。

## 296 保持良好的职场形象4条妙计

❶让老板成为第一个知道你怀孕消息的同事，并且将自己的孕期工作计划合理安排，与老板和同事积极沟通。

❷尽量少在办公室内跟同事诉苦，以免同事认为你以准妈妈自居，把工作当成次要的负担。工作上也要不落在他人后面，向他人证明你的能力和优势。

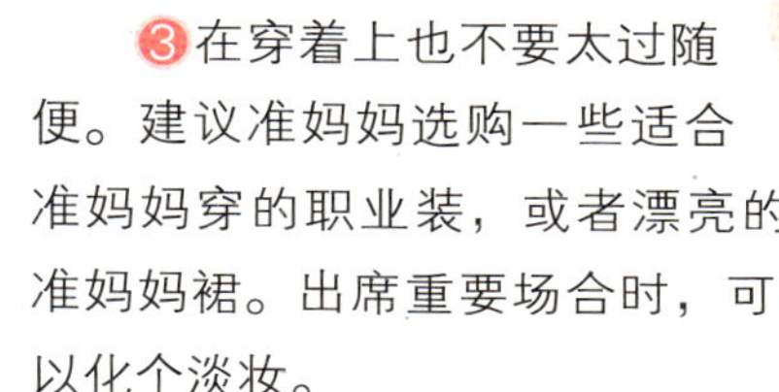

**Message**

准爸爸也应与自己的老板谈谈即将出生的孩子，并把自己需请的陪产假计划告诉老板，以便让公司妥善安排工作日程。

❸在穿着上也不要太过随便。建议准妈妈选购一些适合准妈妈穿的职业装，或者漂亮的准妈妈裙。出席重要场合时，可以化个淡妆。

❹当开始要休产假时，确定手边的事情都已告一段落了，并且可以完美地将工作交接给其他同事。

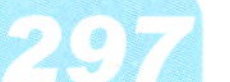

## 297 职场准妈妈能否出差

妊娠是一种正常生理状态，健康的上班族准妈妈不必禁止出差，但是在以下情况时，准妈妈要慎重：

❶ 怀孕3个月以前，这段时期，准妈妈最好不要长途出差，因为胎盘未完全建立，一直到孕12周才能成为一个完整器官，它对维持日后胎儿的正常生长发育很重要。

❷ 孕晚期，上班族准妈妈定期产前检查时间缩短而且行动不便，此时准妈妈最好待在熟悉的地方以便及时发现异常情况并进行处理。尤其是孕期最后1个月，这期间随时会临产，因而不宜出差。

❸高原地区，准妈妈出差不宜去，因为气压、氧分压均低，易导致人体缺氧。

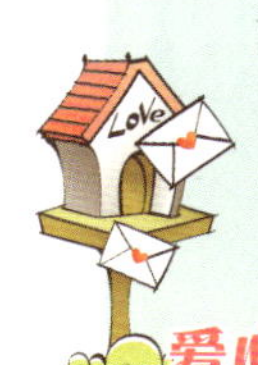


**爱心提示**

准妈妈最适宜出差或旅游的时间应该是在孕中期，但过多的活动、旅途疲劳也对准妈妈和胎宝宝不利，即使是必要的、短期的出差，也应根据准妈妈的具体情况来决定。

## 298 准妈妈停止工作的最佳时间

如果工作环境相对安静清洁，危险性比较小，或是长期坐在办公室工作，同时身体状况良好，那么准妈妈可以在预产期的前一周或两周回到家中静静地等待宝宝的诞生。

如果工作性质是饭店服务人员、销售人员，或每天至少需要行走4小时以上的，建议准妈妈在预产期的前两周半就离开工作回到家中待产。

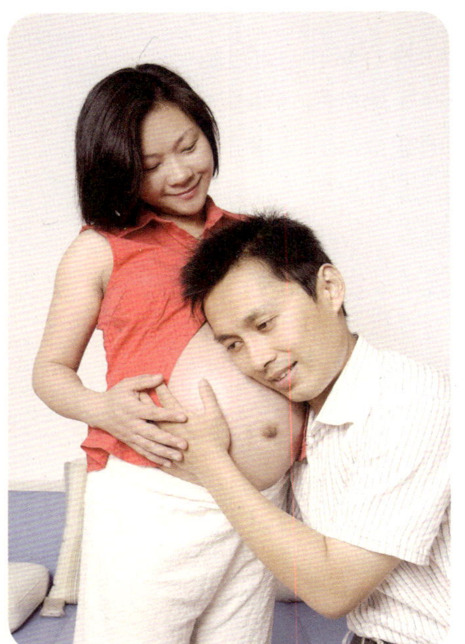

如果工作中需要长期使用电脑，或需要经常在工厂的操作间中工作，或是要在暗室等阴暗嘈杂的环境中久待，那么建议准妈妈应在怀孕期间调动工作或选择暂时离开待在家中。

如果工作运动性相当大，建议准妈妈提前一个月开始休产假，以免发生意外。

### 幸“孕”链接

怀有双胞胎的准妈妈，一般分娩时间会提前，建议双胞胎准妈妈根据医生嘱咐，提前休产假，确保自己和胎宝宝的安全。

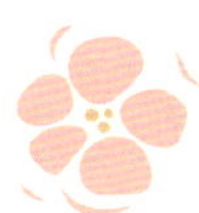

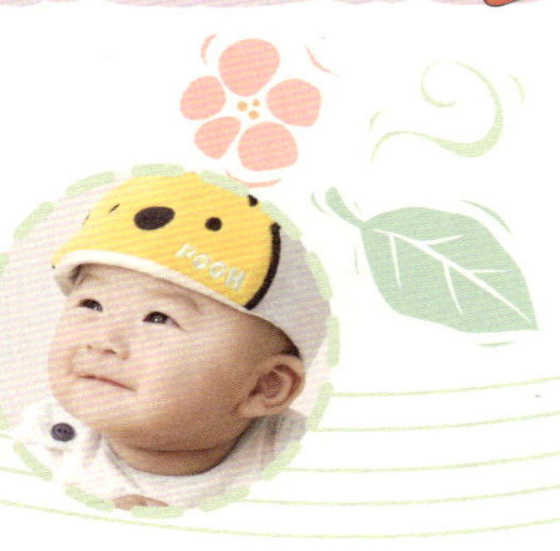

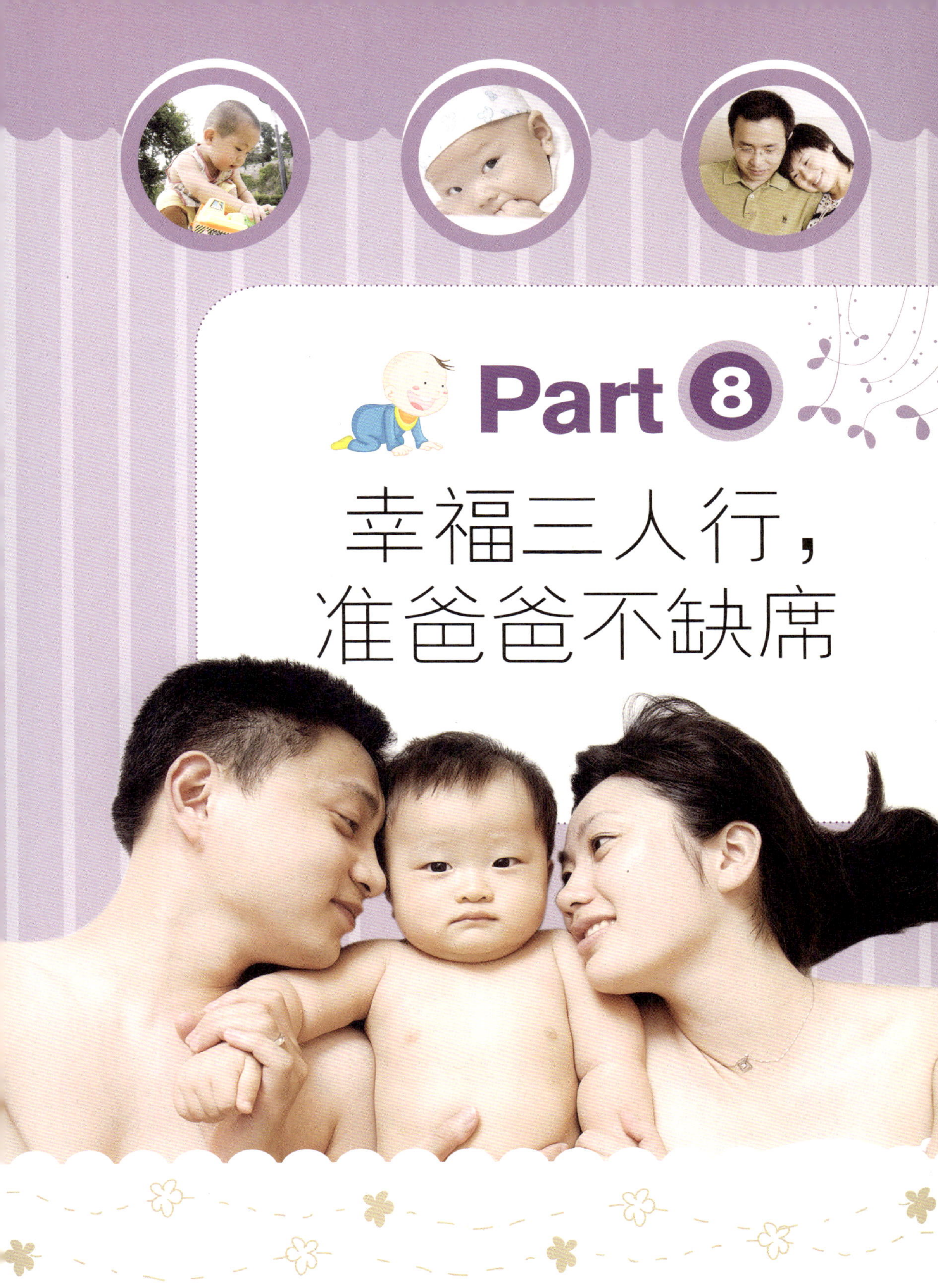

# Part 8

# 幸福三人行，准爸爸不缺席

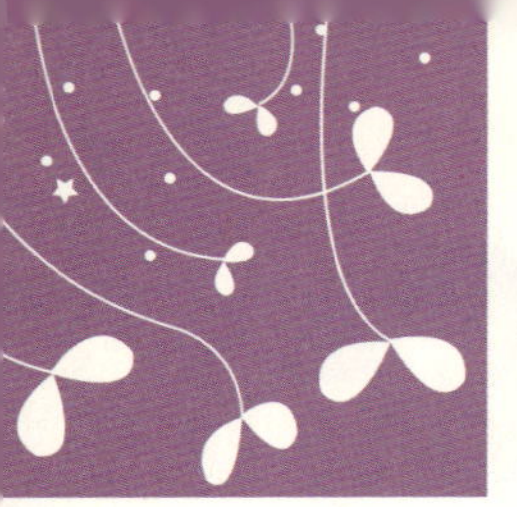

幸福三人行 准爸爸不缺席

# 妈妈怀孕，爸爸做“全陪”



## 299 陪准妈妈定期到医院做孕检

准爸爸应该尽量抽时间陪准妈妈去做每一次孕检，这不仅能给准妈妈最大的支持，而且还能一起感受小生命的变化。

准妈妈的每一次产前检查中，胎儿的发育程度如大小、身长等都会被测量。从孕中期开始，听宝宝胎心就是常规的检查项目了，准爸爸准妈妈听到宝宝强有力的心跳声，能够更真实地感受到宝宝的存在，这是一件令准爸爸准妈妈兴奋的事情。

在陪准妈妈孕检的过程中，准爸爸有机会参与对胎儿的超声波检查，一旦机会来临，准爸爸一定不要错过，因为，这时从屏幕上可以看到还未出世的宝宝打呵欠、翻身的动作，这对准爸爸来说恐怕会成为终生难忘的经历。

**Message**

每一次产前检查都会帮助准爸爸更加有效地了解准妈妈和胎宝宝的健康状况，同时也能对医生的态度、医院的服务和硬件设施等情况有所了解，这些都将有助于准爸爸分析出最适合的分娩医院和主治医师。

## 300 陪准妈妈学习孕期知识

学习一些必要的孕期常识和分娩知识不仅是准妈妈的事，准爸爸也有必要参与进来，与准妈妈一起学习。

首先，准爸爸可以帮准妈妈挑选合适的关于孕期知识的书籍，有时间的时候读给准妈妈听，或者是一起看。此外，准妈妈不方便上网查找资料的时候，准爸爸可以代劳，并将资料用笔和纸整理归纳出来给准妈妈看。

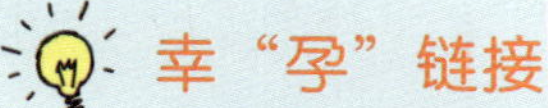

**幸“孕”链接**

在陪准妈妈学习的过程中，无论准爸爸学习孕期知识扎不扎实，这种“同学”的交流对准妈妈来说都是很大的心理支持。

现在很多医院都开设有“准妈妈学校”或“准爸爸学习班”，全面教授孕期及产后的育儿知识，准爸爸在课堂里可以学到很多关于怀孕和分娩的必要知识，如果有兴趣准爸爸可以陪准妈妈去参加。

## 301 陪准妈妈做运动

孕期适当活动好处多多，能促进机体新陈代谢与血液循环，增强心、肺功能，助消化，增强全身肌肉力量，还可加强胎宝宝的脂肪代谢，防止胎儿巨大。

所以，准爸爸要注意引导和陪同准妈妈做运动，最好能一起去室外活动，这样可以经常呼吸新鲜空气，并获得充分阳光，有利于胎宝宝骨骼的发育，也可防止准妈妈骨骼软化。

在怀孕早、中期，准妈妈身体尚灵活，准爸爸可以根据准妈妈的身体素质和爱好，陪她适当地参加一些太极拳、散步、准妈妈体操等运动。

哪怕工作再忙，准爸爸也要争取每天抽出时间陪妻子散散步等，这些亲密小举动将会永远保存在准妈妈的甜蜜回忆里。

**爱心提示**

准爸爸是准妈妈最好的运动监督者和指导老师，一个贴心的准爸爸应该熟知孕期运动的注意事项，保证准妈妈能安全地进行身体锻炼。

## 302 和准妈妈一起制定孕期日程表

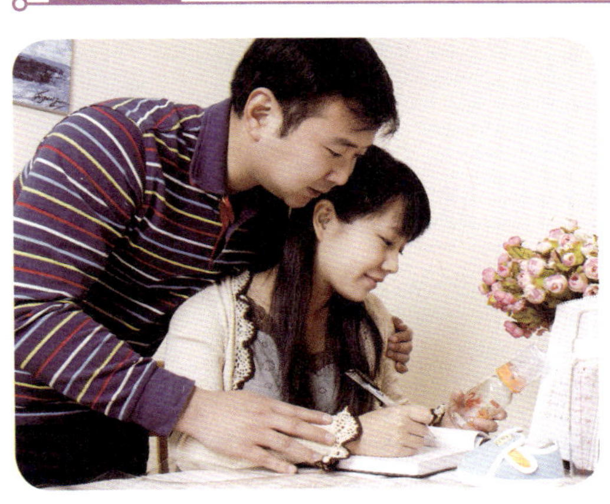

准妈妈怀孕以后，为了宝宝和准妈妈自身的健康，在日常生活和产前检查等方面都会有一些需要格外注意的地方，在怀胎十个月的时间里，这些每天都可能需要做的事情会显得有些繁琐，准妈妈一不小心就容易忘记或忽视，因此准爸爸要帮助准妈妈制定一张孕期日程表，以提醒准妈妈需要做些什么。

从怀孕的第一天起，未来宝宝的时间就被排得很满，他每天都有新的进步，器官每天都有新的发育。准爸爸和准妈妈一起制定的这份孕期日程表，最好能够罗列一周必须要做的事情，为了方便迅速查看，最好能从末次月经的第一天开始排起，正好排满 40 周，让准妈妈可以每天“照表行动”。

**Message**

在整个孕期，准妈妈要经历各种大大小小的检查项目，建议准爸爸在孕期日程表中将进行各种产检的日期突出标示，以提醒准妈妈按时产检。

## 303 陪准妈妈参加社交活动

准妈妈怀孕期间，情绪会比非孕期差，找朋友聊聊是个不错的排解方式。

但是，到了怀孕后期，准妈妈的出行成了一个大问题，活动量会减少，除了必须要做的事，比如上下班，其他的外出活动就能少则少了。可是这样每天局限在家里，面对的只是准爸爸或其他家人，缺少了以前的社交活动，准妈妈难免会觉得生活乏味，情绪低落。

准爸爸这时候应该承担起“司机”和“护花使者”的责任，陪准妈妈去参加社交活动，让准妈妈的这种状况得以改变。在有朋友聚会的时候，准爸爸应事先打听好聚会环境是否适合准妈妈，如果适合就积极陪同准妈妈去参加。周末有空，还可以带准妈妈去看看朋友，尤其是去有孩子的朋友家做客，让准妈妈和自己都能实地感受一下家有“小天使”的氛围。

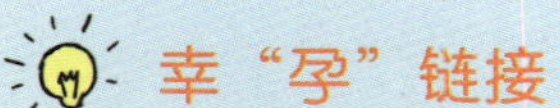


准爸爸不妨在自家举行一些小派对，这样准妈妈就可以在家里参加社交活动了。

## 304 和准妈妈一起进行胎教

在一般人的观念中，总以为胎教是准妈妈一个人的事，但要提醒的是，准爸爸也要积极参与胎教才行。

胎儿对准爸爸低频率的声音比对准妈妈高频率的声音还要敏感。因此，宝宝虽然是在准妈妈的肚子里孕育长大的，可还是会与准爸爸有着一种很自然的亲密关系。陪同准妈妈一起和胎儿“玩耍”，对胎儿讲故事，描述每天的工作和收获。如果准爸爸能经常这样对宝宝进行胎教，可以密切与胎宝宝之间的感情。

准爸爸和准妈妈一起进行胎教，能让准妈妈感觉受到被重视与疼爱，胎儿也能感受到准妈妈愉快的心情，这对宝宝以后的情绪培养有帮助，因此准爸爸在胎教中所扮演的角色非常重要。

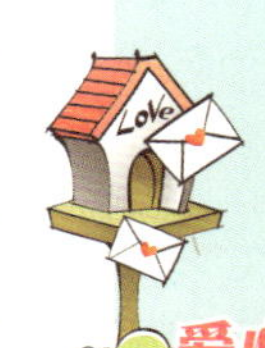


准爸爸不仅应该积极地配合准妈妈进行胎教，还应该让自己成为胎教的主力军。

爱心提示

## 305 准爸爸参与胎教支一招

很多准爸爸可能会认为胎教太费时间，再者工作那么忙，哪有时间？其实胎教并不费时间，最重要的是能坚持下来。

准爸爸应提前进入角色。每天早晨起来，都跟准妈妈肚子里的宝宝打声招呼，下班回来后第一件事情应该就是问候一下宝宝；吃饭的时候也可以跟宝宝说说今天吃了些什么，怎么吃才营养等。

只要坚持做，宝宝就能感应到。准爸爸应该坚信虽然是隔着老婆的肚皮和宝宝交流，宝宝是有感应的，每次胎动很厉害的时候，如果准爸爸把手轻轻放在准妈妈的肚皮上说说话，比如“要乖啊，不然妈妈会很累的。”宝宝多会安静下来。

**Message**

准爸爸不要以为每天对着准妈妈的肚子“叽哩呱啦”没什么用，而应该调整好心态，想象有一个小生命在准妈妈的肚子里，很投入进行胎教活动。

## 306 和准妈妈一起替未来宝宝取名字

对宝宝进行语言胎教时，不妨首先给宝宝起个乳名，并时时呼唤，此外在宝宝出世前准爸爸准妈妈也可以一起发挥自己的聪明才智，给未来宝宝把名字取好。

在怀孕5～6个月的时候，胎宝宝就有了听觉，这个时候如果准爸爸准妈妈经常呼唤胎宝宝的乳名，他会记忆深刻，等到出生后，当他听到有人呼唤他的乳名时，这种熟悉的感觉会使他产生一种特殊的安全感，烦躁、哭闹明显减少，有时会露出高兴的表情。

虽然宝宝出世以前并不知道是男孩还是女孩，但是这并不妨碍准爸爸准妈妈给宝宝起个中意的名字，反而还能让爸爸妈妈对宝宝的未来充满期待，激发他们的慈爱之心，不会觉得取很多个名字备用会很麻烦。

## 307 和准妈妈一起购买婴儿用品

在怀孕中后期，宝宝离出世越来越近，准爸爸准妈妈应该提前做好准备，将宝宝出生的时候需要的东西买好，避免宝宝出生之后准备不周，手忙脚乱。

买婴儿用品前，准爸爸要多与准妈妈商讨，以确定买些什么和什么时候去买等，越到后期，准妈妈的行动会越来越不便，因此，准爸爸最好是能陪同准妈妈一起前去购买。

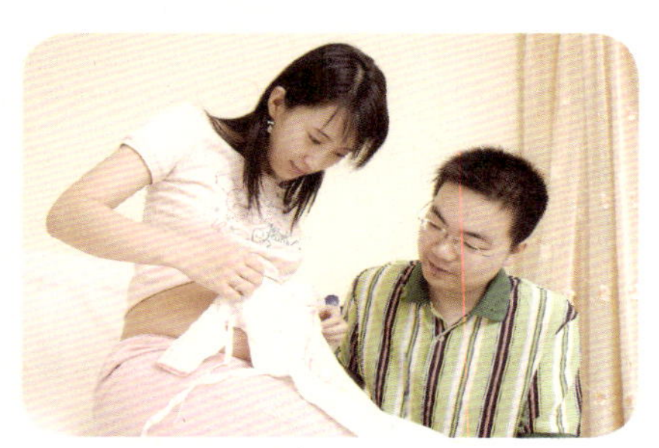

另外，准爸爸可以不时去逛逛商店，考察一下，看看哪家商店比较适合准妈妈去买东西，以后需要买的时候可以直接陪准妈妈过去。

买东西前，准爸爸要先问问医院配备了什么东西，以免买重了，一般医生会对需要买的东西给出建议。

## 308 准爸爸买婴儿用品的“经济法则”

1 **打探市场行情。**在选择婴儿用品之前，准爸爸最好打探一下市场行情，了解各类商品的价格，货比三家不吃亏，多走几家比较同型商品的价格，不要急着下决定。

2 **请求亲朋好友援助。**奶瓶、尿布等消耗品，是在宝宝出生前必须准备好的用品，其余像婴儿床、婴儿车等单价高的物品使用期限也长，而且孩子长得快淘汰也很快，不妨考虑向亲朋好友请求援助。兼具资源利用再回收的环保功能，何乐而不为。

3 **适量选购。**第一次购买婴儿用品，最好酌量选购。大型量贩店出现后，许多准爸爸准妈妈习惯一次大量购买婴儿用品，然而这种行为往往在无形中浪费了资源而不自知，有时候东西太多也容易搞丢。

## 309 跟准妈妈一起布置婴儿房

在布置婴儿房时，应注意以下家居要点：

**居室环境：**婴儿居室应选择向阳、通风、清洁、安静的房间。新生儿体温调节中枢尚未发育成熟，体温变化易受外界环境的影响，故选择能使新生儿保持正常体温，又耗氧代谢最低的环境很重要。婴儿居室的室温在 18 ~ 22℃之间，湿度在 50% ~ 60%左右为佳。

**室内湿度要适宜：**过于干燥的空气使婴儿呼吸道黏膜变干，抵抗力低下，也可发生上呼吸道感染，故需注意保持室内一定湿度。加湿方法，如有空气加湿器更好，也可在冬季时往暖气片上放些干净的湿布。夏季时地面上洒些清水。

**居室的装修布置：**婴儿居室的装修、装饰，要简洁、明快，可吊挂一个鲜艳的大彩球及一幅大挂图，以刺激婴儿的视觉，为以后的认物打基础，但勿将居室搞得杂乱无章，使婴儿的眼睛产生疲劳。不能让婴儿住在刚粉刷或刚油漆过的房间里，以免中毒。

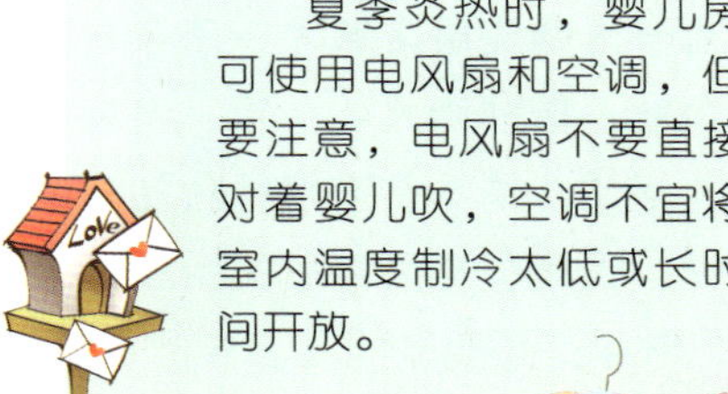

爱心提示

夏季炎热时，婴儿房可使用电风扇和空调，但要注意，电风扇不要直接对着婴儿吹，空调不宜将室内温度制冷太低或长时间开放。

## 310 准爸爸陪产，准妈妈更坚强

准爸爸进产房陪产，有以下好处：

1. 能给准妈妈精神支持，有效地消除产妇的恐惧、紧张等情绪，产后出血减少，且缩短产程，孩子发生窒息等不适症状也会得到有效缓解。
2. 在准妈妈发生阵痛时，可以帮助进行按摩，减轻阵痛的不适。还可以给准妈妈以精心的照顾：喂饭、擦脸、按摩、讲故事、唱歌、放音乐等等，减轻准妈妈的痛苦。

不过有的准爸爸陪产后有心理障碍，不愿进行性生活。因为看到妻子痛苦分娩，产后再进行性生活时，就会联想到受孕、分娩，有些人会感到内疚、恐惧甚至不由自主地厌恶性交，从而出现心因性的勃起功能障碍。所以，要不要进产房陪产，要看准爸爸个人的承受能力。

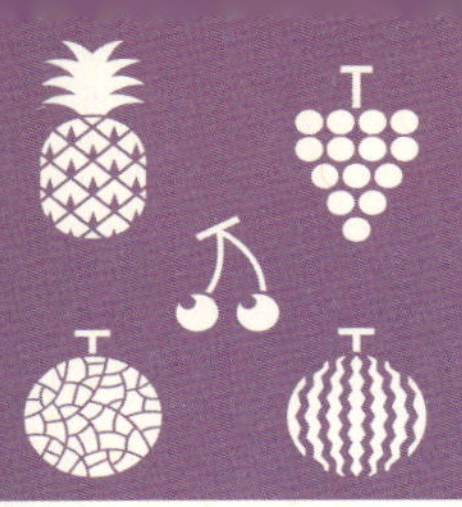



# 参与胎教，小家庭和乐融融



## 311 避开胎教误区

科学胎教，才能做到事半功倍，准爸爸准妈妈要避开一些胎教认知上的误区。

1 胎教并非越早开始实施效果就越好。胎儿的生理发展直接影响并制约着胎儿心理发生发展的过程。胎儿8个月时大脑皮层区域才有了各自特殊的功能，指挥胎儿听、嗅、发音等器官的活动，并具有连续性和初步的节律性，因此孕8月以后的胎教行为产生的效果是最明显的。

2 依赖音像资料并非一定能做好胎教。胎儿在妊娠末期只会有一定的听觉记忆，且此时胎儿的检测、辨别和定位等基本听觉能力还极为有限，只能对语言和音乐两种听觉刺激进行初步的感知和信息加工。

## 312 实施胎教三注意

准爸爸准妈妈在胎教实施过程中，要注意以下事项：

1 要适时适量地胎教。准爸爸准妈妈应该首先学会观察和了解胎儿的活动规律，一定要选择胎儿觉醒时进行胎教，并且每次胎教时间最好不超过10分钟。

2 要有规律性地胎教。每天给胎儿进行胎教的时间最好能固定下来，这样可以让胎儿养成规律生活的习惯，同时也利于胎儿出生后习惯的养成，可以为其他认知能力的发展奠定基础。

3 要有情感交融地进行胎教。在胎教过程

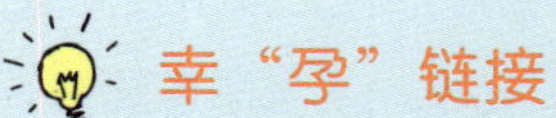

**幸“孕”链接**

准妈妈的情绪可以直接影响到胎宝宝的生长发育。所以，准爸爸若能对准妈妈体贴入微，准妈妈情绪好，也是很有效的胎教方法。

中，准爸爸准妈妈应集中注意力，全情投入，与胎儿共同体验，达到与胎儿的身心共振共鸣，建立起最初的亲子关系。

总之，胎教的过程不仅是一个语言、音乐学习的过程，也是加深准爸爸准妈妈与胎儿情感的过程。

## 313 音乐胎教有讲究

音乐可直接引起大脑的反应，比语言引起的反应，有时更加直接和迅速，因此音乐在胎教中成为主要工具是顺理成章的，不过在进行胎教时一定要讲究方法才能获得更好的效果。

在妊娠后期，即准妈妈怀孕第 25 ～ 40 周的时候，可以选择一些低频音乐在离准妈妈腹部 2 ～ 5 厘米的地方，用耳机对胎儿进行刺激，每次持续时间为 5 ～ 10 分钟。

音乐的内容、节奏、旋律应当视情况不同而作出一些选择。

胎儿活泼好动时，往往胎动频繁且较剧烈，最好给他听一些节奏缓慢、旋律柔和的音乐，以免胎儿胎动更剧烈。

而如果胎儿文静安定，则可以给他听一些节奏明快、跳跃性强的音乐，但不宜过于强烈、杂乱，以免引起胎儿体能消耗过大。

**Message**

给胎儿听音乐时，不要使用录音机、收录机等贴近腹部来播放，以免胎宝宝受到磁场辐射的伤害。

## 314 哪些音乐适合做胎教

一般，世界名曲中的一些舒缓、轻柔、欢快的乐段很适合拿来做胎教音乐，但悲壮、激烈、亢奋的乐段不适合做胎教，会影响胎儿的正常发育，严重的会造成婴儿心理闭锁。

准妈妈应该经常听一些节奏柔和舒缓的轻音乐，像一些节奏起伏比较大的交响乐，尤其是摇滚乐、迪斯科舞曲等刺激性较强的音乐，都不适合准妈妈听。

用来作为胎教音乐的曲子应该在频率、节奏、力度和混响分贝范围等方面，尽可能与准妈妈子宫内的胎音合拍、共振，胎教音乐的音频应该保持在 2000 赫兹以下，噪声不

要超过 85 分贝。给胎儿听的音乐最好是选择经过医学界优生学会审定的胎教音乐，经过专业选择和设计的音乐对胎儿的伤害可以控制到最低。

## 315 光照胎教促进宝宝视力发育

在胎儿期适时地给予胎宝宝光刺激，可以促进他的视网膜光感受细胞的功能尽早完善，光照对胎宝宝视网膜以及视神经有益无害。

光照后胎宝宝会立即出现转头避光动作，这表明胎宝宝可以看到射入子宫内的光亮。

孕 5 个月以后，准爸爸可以每天用手电筒（4 节 1 号电池的手电筒）紧贴准妈妈腹壁照射胎头部位，光线不要太强，每次持续 5 分钟左右。结束时，可以反复关闭、开启手电筒数次。同时准妈妈应注意把自身的感受详细地记录下来，如胎动的变化是增加还是减少等。

通过一段时间的训练和记录，准爸爸准妈妈可以总结出胎儿对刺激是否建立起特定的反应或规律。

不要在胎宝宝睡眠时施行光照胎教，这样会影响胎宝宝正常的生理周期，而应该在能感受到胎动的时候进行。

爱心提示

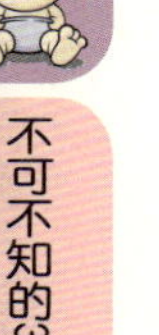



## 316 光照胎教的注意事项

❶进行光照胎教的时候，准妈妈应注意把自身的感受详细地记录下来，如胎动的变化是增加还是减少，是大动还是小动，是肢体动还是躯体动。通过一段时间的训练和记录，可以总结一下胎宝宝对刺激是否建立起特定的反应或规律。

❷切忌强光照射，同时照射时间也不能过长。

❸应在有胎动的时候进行光照胎教，而不要在胎宝宝睡眠时进行光照胎教，以免打乱宝宝的生物钟。

❹和其他胎教一样，光照胎教要取得预期的效果，就必须持之以恒、有规律地去做，这样才能使胎宝宝领会其中的含义，并积极地做出回应。

## 317 经常跟胎宝宝说说话

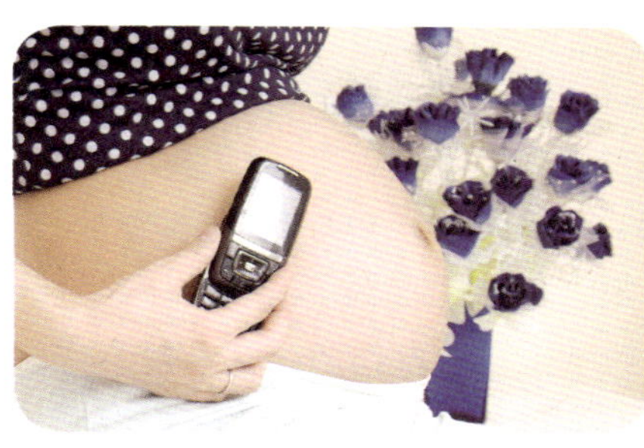

在胎儿期间，胎宝宝就产生了最初的意识。准爸爸准妈妈多和宝宝朗读一些优美的诗歌，或者是多跟宝宝聊聊天都会对宝宝的智力有促进作用。

准爸爸可以面对准妈妈的腹部和胎宝宝进行“对话”，比如，先用亲切的语调呼唤孩子的名字，夸宝宝一下，如“晓晓真听话！”等，以此逐步刺激宝宝的听觉，经常这样抚慰可以增进一家三口的亲情。

准爸爸还可以在陪伴准妈妈散步时，把所看见的景色悉心描述给宝宝听，让宝宝领略一下大自然的美好，就寝以前，准爸爸可以一边爱抚准妈妈的腹部，一边跟宝宝道晚安等，话题可以随心所欲。

准爸爸准妈妈与宝宝对话可以随时进行，但每次时间不宜过长，一般 3 ～ 5 分钟最好。

**幸“孕”链接**

跟胎宝宝对话的内容不限，可以问候，可以聊天，可以讲故事、朗诵诗词、唱歌等，但应以简单、轻松、明快为原则。

## 318 让胎宝宝多听听准爸爸的声音

胎宝宝不仅喜欢准妈妈的声音，对准爸爸低沉宽厚的声音更是情有独钟。

随着胎儿渐渐长大，他能听见子宫外的声音，准爸爸准妈妈说话的声音是最常听到的，并且因为羊水传递低音域的男性声音的效果比传递高音域的女性声音的效果好，所以，胎儿比较听得清楚准爸爸的声音。

如果准爸爸经常同腹中的胎儿说话，孩子出生后往往很快会对准爸爸的声音产生反应，可见，准爸爸的声音深深烙印在了宝宝的脑海中。因此，经常让胎宝宝聆听准爸爸的声音，必然会使他精神安定，为出生后形成豁达开朗的性格打下心理基础，还能增进亲子关系。

**Message**

虽然胎宝宝在怀孕后期才能真正感受到准爸爸的声音，但是准爸爸最好在怀孕一开始就经常性地跟宝宝讲话，这样可以提前进入角色。

## 319 抚摸胎教：让胎宝宝感受爱

抚摸胎教就是，准妈妈或者准爸爸用手在准妈妈的腹壁轻轻地抚摸胎儿，引起胎儿触觉上的刺激，以促进感觉神经及大脑的发育。

抚摸胎教能使胎儿神经系统活动更加旺盛，从而通过分泌激素让他情绪放松，内心安定，加速生长发育速度。出生后，也容易拥有乐观和自信的生活态度，能自然融入新环境，适应各种情绪变化。同时，还可增进胎儿在子宫里的活动能力。

在给宝宝进行抚摸胎教的时候，准爸爸准妈妈如果心里怀着能让宝宝长得更好的期望去做，会更激发自己的慈爱之心，能使宝宝感到舒服和愉快。

> **爱心提示**
>
> 如果胎儿在子宫中活动较强，出生6个月后，要比活动较差的小宝宝动作发育快，在站立、爬行、行走等运动方面的能力，要比一般的婴儿超前发育，手脚较灵活，步履也更稳健。

## 320 抚摸胎教的八个小常识

❶进行抚摸胎教之前，准妈妈最好能排空大小便。

❷进行抚摸胎教之前，应先将室内清理一下，开窗透透气，并将温度调整一下。

❸抚摸胎宝宝时，准妈妈要避免情绪不佳，应保持稳定、轻松、愉快、平和的心态。

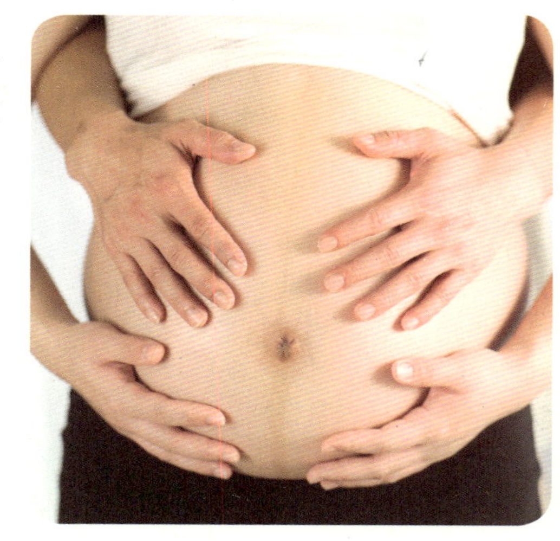

❹进行抚摸胎教时，最好能配合对话胎教和音乐胎教等方法，以使效果更好。

❺抚摸胎教应有规律性，坚持在固定的时间进行，每天2次，每次时间不要太长，5～10分钟即可。

❻曾有过流产、早产、产前出血等不良产史的准妈妈，不宜进行抚摸胎教，可用其他胎教方法替代。

❼有不规则子宫收缩、腹痛、先

兆流产或先兆早产的准妈妈，也不宜进行抚摸胎教，以免发生意外。

8 一般，在孕早期以及临近预产期内不宜进行抚摸胎教。

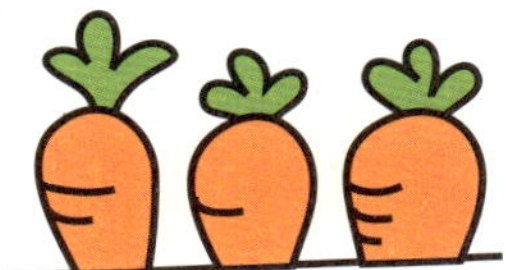

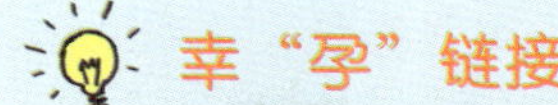


抚摸胎教可以和语言胎教、音乐胎教一起进行，那样会使胎宝宝神经系统活动旺盛，分泌出各种激素，让他们情绪放松，内心安定，加快生长发育速度。

## 321 与胎宝宝一起“看图说话”

准妈妈准爸爸用富于想象力的大脑将图画中的幻想世界放大后传递给胎儿，能够很好地促使胎儿的心灵健康成长，最常见的方式是看画册。

在看画册的时候，既要欣赏画册的美，也要把画册的内容或小知识讲给胎儿听。在讲的时候，如果对植物了如指掌，可以多讲讲植物；如果对美术造诣较深，不妨介绍美术；若是擅长绘画和写作，可以将图画赏析给胎儿听。

选择画册时，准爸爸准妈妈应尽量找一些色彩丰富、内容愉快、富于幻想、情节独特，能唤起人幻想、幸福和希望的幼儿画册等。最好将那些描绘残酷和恐怖场面的画页删除，以免胎儿感到不必要的恐惧。

**Message**

准妈妈还可以自己绘制一些图画。绘画的过程本身也是一种修身养性、陶冶身心的行为，还可以培养自己的美学修养，一举两得。

## 322 给胎宝宝讲个声情并茂的故事

如果准爸爸准妈妈定时念故事给腹中的胎儿听，可以让胎儿有一种安全与温暖的感觉，尤其是如果一直反复念同一则故事给胎儿听，会令其神经系统变得对语言更加敏锐。

那些读来非常有意思，能够使人感到身心愉悦的儿童故事、童谣、童诗等都是准爸爸准妈妈可以选择的，准爸爸准妈妈可以轮流将作品中的人事物详细、清楚地描述出来，比如：太阳的颜色、家的形状、主人公穿的衣服等等，让胎儿融入到故事中所描绘的世界中去。

准爸爸准妈妈可以想象胎儿正在身边聆听故事，根据故事情节的变化，变化多种音调。还可以利用自己的创造力，以周围常见的事物为题材，自编童话故事，并带感情地讲给胎宝宝听。

**爱心提示**

给胎宝宝讲的故事只要简单、温馨即可。长期坚持讲这个故事的话，宝宝出生之后也会对这个故事有反应。

## 323 给胎宝宝讲故事的七个要点

1 故事要避免过于暴力的主题和太过激情、悲伤的内容。

2 要描绘故事书中的图。不仅要读出故事书上的文字，同时还要告诉胎儿，书上画了些什么样的画。

3 在念故事前，最好先将故事的内容在脑海中形成影像，以便传达给胎儿生动形象的故事。

4 声音要富有感染力。在讲故事的时候，音调要有起伏变化，已达到更好的胎教效果。

5 准爸爸准妈妈最好是保持平静的心境并保持注意力的集中，以使感觉与思考能和胎儿达到最充分的交流。

6 讲故事的方式可以根据具体情况而定。可以读故事书，也可以是随意编就的故事。

7 要坚持每天给宝宝讲故事，每次 20 分钟左右，一天累计 1 个小时左右。

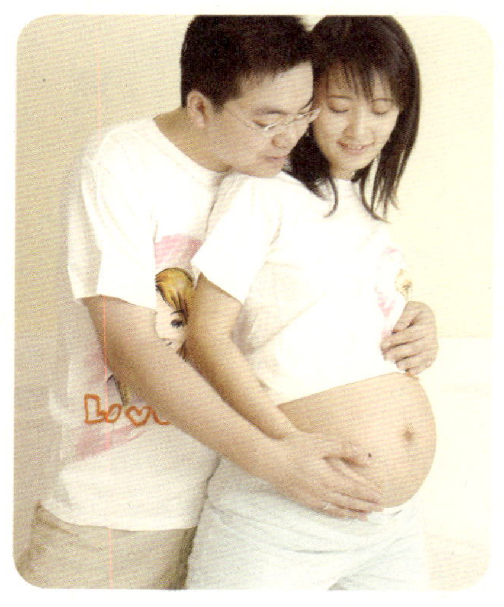

## 324 准爸爸给胎宝宝唱儿歌

爸爸为我听胎心，
爸爸耳朵有本领，
为我学着当医生。
隔着妈妈的肚子，
认真细心听胎心。
爸爸听了呵呵笑，
越听感到越高兴。
爸爸请你告诉妈妈，
我一切正常可放心。

未来的小天使，
像恬静的睡莲，
像戏水的小鸭，
像闪烁的星星，
像艳丽的鲜花，
像补天的女娲，
像闹海的哪吒，
不管是女娲还是哪吒，
欢迎你和我们见面吧。
未来的小天使！

我呀，未来的好爸爸
锅铲子唱歌嚓嚓嚓，
水龙头唱歌哗哗哗，
谁在那儿忙？
我呀，我呀，未来的好爸爸。
为了宝宝和他的妈，
爸爸我，辛苦一点不算啥！
像医学博士顶呱呱，
像幽默大师乐哈哈，
谁的本领大？
我呀，我呀，未来的好爸爸
为了宝宝和他的妈，
爸爸我，要叫干啥能干啥！

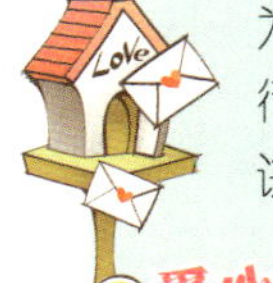


**爱心提示**

也许在不经意的哪一天，准爸爸会发现胎宝宝在孕妈妈的肚子里面“做运动”，开始能切切实实地感觉到胎宝宝的存在，而且他在用独有的方式跟你打招呼。小小的生命也将开始帮你建立起“已为人父”的概念，这个时候多和胎宝宝进行“交流”是非常重要的，唱歌、说话、讲故事等等都可以。

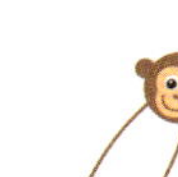

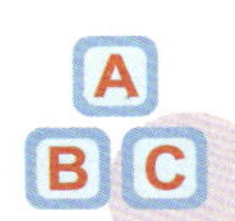

# 当好后勤部长，做万全准备

## 325 向当爸爸的同事、朋友汲取经验

准妈妈怀孕意味着准爸爸要“升格”做爸爸了。这个新角色对年轻准爸爸来说是完全陌生的，遇到很多以前从来没有经历过的事情是肯定的，当然也就难免会犯一些错误。所以，准爸爸最好在准妈妈怀孕期间了解一下哪些是新爸爸应该避免的，从准爸爸顺利晋升为一个合格的新爸爸。

准爸爸可以通过很多途径学习孕期经验，向同事和朋友交流是最直接有效的方式。同事和朋友是准爸爸比较熟悉的群体，他们中当爸爸的人往往能提供十分有价值和中肯的信息，同时，作为过来人，他们还可以帮助准爸爸规避一些在孕期很容易犯的小错误，另外同事和朋友的经验要比从网络和书本上看到的更鲜活、更具有操作性，印象也更深一些，不容易忘记。

**Message**

从老公到准爸爸再到爸爸的角色转变认知，对准爸爸自己以及小家庭来说，都十分重要。以一种为人父的成熟心态和责任感来对待孕育，可以让小家庭更加和睦与团结起来。

## 326 监督准妈妈饮食起居

怀孕生子不是准妈妈一个人的事，准爸爸除了埋头赚钱，还应该与妻子一起享受这一美好的怀孕经历，同时也要担负起家庭的细节工作和监督准妈妈饮食、体重、情绪、健康等的工作。

准妈妈的饮食、生活习惯会在某种程度上影响到肚子里的宝宝。因此，准爸爸的一个重要任务就是提醒准妈妈摒除一些饮食起居中的坏习惯。怀孕以后，准妈妈可能会变得越来越挑食、偏食等，准爸爸这时应该发挥自己的监督和辅助作用，例如准妈妈不爱吃核桃的话，可以将核桃

磨成粉，加在准妈妈喜欢喝的豆奶或者其他饮料中，这样不会引起准妈妈的排斥心理。

准妈妈在孕期的饮食起居要注意的很多很繁琐，准爸爸的监督和帮助能使准妈妈更安全地度过孕期。

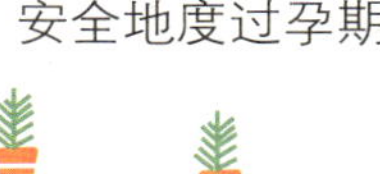

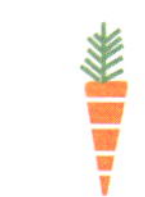

**幸“孕”链接**

准爸爸不妨将孕期需注意的事项列一个清单，提醒自己和准妈妈时刻记住这些事项，以免记不清楚。

## 327 营造干净温馨的居室环境

为准妈妈营养一个温馨、健康的家居环境，是准爸爸当仁不让的责任。要保持一个适合孕育的良好家居环境，需要注意以下事项：

**保持室内通风：**在天气晴朗的时候，准爸爸要注意多开窗通风，保持空气的流通，保持适当的温度和湿度。如果空气过于干燥，可采用加湿器加湿，或是在室内放置两盆水。

**给屋子去蟑灭螨：**蟑螂能携带的细菌病原体有40多种，螨虫的分泌物可引起多种疾病，准爸爸要定期用药物或者其他手段清除蟑螂和螨虫，此外一定要注意清洁地毯或者干脆暂停使用，螨虫通常栖息于此。

**购买家具认环保：**孕期购买新家具，准爸爸应尽量选择真正的木制品家具。在家具外面喷一层密封胶，可以防止甲醛雾气的散发。

**营造温馨卧室：**卧室要保持良好的采光、通风，床铺要放在远离窗户、相对背光的地方，以免准妈妈睡觉的时候吹风着凉，从窗户照进的光线太亮也影响睡眠。

**爱心提示**

从实施怀孕计划的最初，准爸爸就应牢记，不要在孕期装修房子，以免装修材料中的不良物质影响准妈妈的健康。

## 328 承担家务，避免准妈妈过度劳累

一般家庭里，家务活都主要由女性在承担着，准妈妈怀孕期间适当做些家务是没有问题的，而且有利于胎儿的生长发育，如买菜、洗菜、做饭、用洗衣机洗

衣服等都是可以的。

但准妈妈不宜拖地，地滑的话准妈妈容易摔倒，那些易磕碰到肚子的活儿准妈妈也不适合做，像往高处晾晒衣物或者从高处拿东西或挂东西等都是不适合的。此外，准妈妈也不宜抬重物、提拉重物或者弯腰拿东西，如果要拿低处的东西，最好是先蹲下来，再侧身拿，尤其要注意不能压到肚子。

所以，在孕期，准爸爸应该主动承担一些准妈妈不适合做的家务，有时间的时候更应该多做点，以免准妈妈过于劳累。还要注意保护准妈妈的安全，避免准妈妈遭受外伤。

**Message**

准妈妈做一些力所能及的家务时，建议准爸爸不妨给准妈妈打打下手，以免准妈妈乏味，还可以增进感情，何乐而不为。



## 329 给准妈妈做按摩的注意事项

在对付妊娠纹、下肢水肿等不良妊娠反应时，准爸爸可以做的有很多，按摩就是帮助准妈妈缓解这些症状的好方法之一。

按摩不一定非得有什么专业手法，只要找到让准妈妈感觉舒适的手法即可。不过，给准妈妈做按摩时，有诸多的注意事项：

1. 在开始按摩前，准爸爸应先去掉戒指、手镯或手表，并搓暖双手。
2. 在开始时，要轻轻按摩，逐渐增加力量，但要保证让准妈妈感到舒服，而且动作一直要慢。
3. 准妈妈的合谷、三阴交、肩井穴位是不能承受强刺激的，按摩这些穴位易引起堕胎。

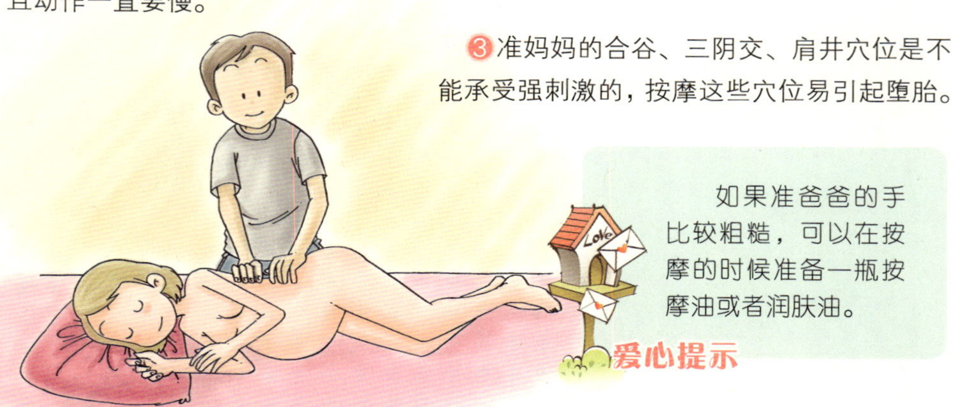


**爱心提示**

如果准爸爸的手比较粗糙，可以在按摩的时候准备一瓶按摩油或者润肤油。

# 330 协助准妈妈做好孕期自我监护

准爸爸是辅助准妈妈进行自我监护的最佳帮手。家庭自我监护的内容包括：

**数胎动：** 利用胎动次数可以监护胎儿安危。胎动的计数一般应在28周开始，每天早、中、晚3次固定时间数1小时，3次总数乘以4就是12小时的胎动数，正常胎动次数每天约30～40次，存在个体差异。

**听胎心音：** 观察胎心率变化是最简单实用的自我监护方法。准爸爸应每天听胎心音1～2次，每次1～2分钟。正常胎心在120～160次/分钟，范围之外表示胎心异常。

**测宫底高度：** 宫底高度可以了解胎儿在子宫内生长的情况。一般怀孕5个月达到脐平，怀孕9个月时在剑突下三横指，8个月时在脐和剑突连线的中点上。宫底高度可以每周测量一次。

**幸“孕”链接**

如果准爸爸和准妈妈能掌握足够的自我监护知识，就可以做到临阵不乱，还能及时发现妊娠并发症，预防早产，减少难产的发生率，从而保障母子的健康和安全。

# 331 学做孕期营养餐，为准妈妈“加油”

有健康的准妈妈，才有健康的宝宝，均衡足够的营养是宝宝能否健康发育很重要的因素之一，因此准妈妈要吃得营养、均衡，为宝宝成长所需提供充足的养分，才能为宝宝造就先天的好体质。

准爸爸可以为准妈妈开通私人专用的营养菜单，学着做孕期营养餐，原则上以“大众菜、大众饭”为主，既要色、香、味俱全，也要注意合理的营养搭配，还应做到粗细搭配、荤素搭配。尤其是在准妈妈发生早孕反应的孕早期，清淡可口而且营养丰富的食物，对准妈妈的营养补充来说，是十分重要的。

但千万不能胡乱给准妈妈进补，尤其是不要乱用中药材进补，以免在不了解的情况下，损害准妈妈的健康。

## 332 为准妈妈准备舒适的衣服、鞋子

准妈妈越到怀孕后期，对衣服和鞋子的要求是要尽可能地舒服和容易穿脱，而孕期十个月相对而言还是一个比较长的周期，尤其是到了后期准妈妈买衣服鞋子都会稍有不便，此时，准爸爸就要帮准妈妈准备了。

舒适应该是选择准妈妈衣服的最优先考虑的因素。一般说来，宽松的服饰会舒适许多，如果只考虑在家里穿，准爸爸不妨买稍大号的准妈妈装，这样不但在任何时期都会舒服一些，而且不必担心肚子渐大后穿不下。

另外，准妈妈穿的鞋也要跟以前有些不同，不然很容易使得腿脚部的水肿加剧，因此一旦准妈妈觉得脚部有不舒服的感觉，准爸爸就应该尽快准备一双稍大的、跟不超过 2 厘米的舒服的鞋子。

**Message**

陪准妈妈去采购准妈妈装是准爸爸的任务之一。最好是怀孕四五个月的时候去采购，这时肚子已经明显隆起，以前的衣服穿不下了；而准妈妈本人也正好处于身心稳定期，是最适合出门逛街的时期。

## 333 学会倾听与赞美，为准妈妈舒压

因为孕育新生命，准妈妈会失去之前的美丽与苗条，有些准妈妈还会承受越来越大的压力，比如担心宝宝的成长，担心自己的形象，担心分娩的剧痛，担心产后恢复困难等等。如果准妈妈的压力得不到舒缓，会使得准妈妈和胎儿的健康受到影响。

准爸爸应学会发现并赞美准妈妈的美，准妈妈在怀孕后通常都会变得更可爱，她们身上有一种慈爱之心，准爸爸如果能对准妈妈的这些魅力加以赞美，会令整个家庭都积极温馨起来。

准妈妈心情低落的时候，准爸爸不妨多加开导，让准妈妈说出自己的苦闷，并认真倾听，准爸爸少说多倾听会让奇迹发生，准妈妈也会感激准爸爸的倾听。

**爱心提示**

在孕中期的时候，准爸爸可以制定一个短期的旅行计划，带上准妈妈出去放松身心，用一种享受的心态来感受美妙孕期带来的奇异身心变化。

## 334 帮准妈妈排遣不良情绪

准妈妈在孕期的情绪容易变差，准爸爸要及时采取措施，帮助准妈妈调节情绪，以便以良好的心态度过整个孕期。

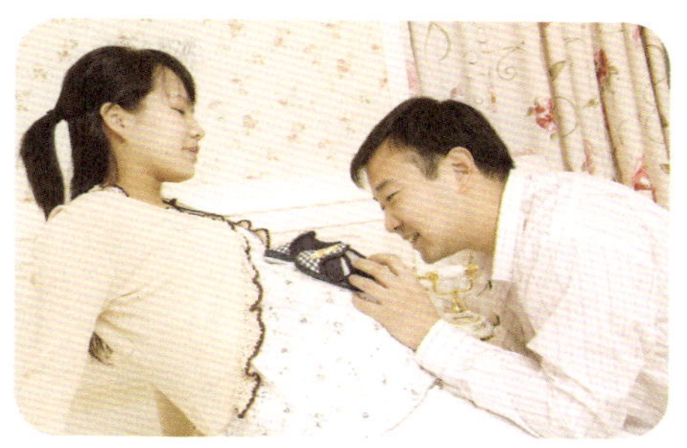

排遣准妈妈的不良情绪，作用最大、效果最好的莫过于准爸爸的影响和调节，准爸爸的体贴能使准妈妈得到宽慰。

当准爸爸发现准妈妈出现担心、紧张、抑郁或烦闷的情绪时，可以引导准妈妈做一件高兴或喜欢的事，如浇花、听音乐、欣赏画册、阅读或去郊游等。自然美感引起的情感，会使准妈妈对生活重新充满信心。准爸爸也可鼓励准妈妈把烦恼向密友倾诉，或写信、写日记，或者让准妈妈换一个发型等，都会给准妈妈带来一种新鲜感，从而改变沮丧的心情。

**幸"孕"链接**

如果准妈妈比较爱美，准爸爸可以悄悄地买上几件漂亮的准妈妈装送给准妈妈，给准妈妈一个惊喜，这绝对是非常值得一试的灵验方法。

## 335 学习孕产知识，做好科学育儿准备

据不完全统计，准爸爸们自认为的那些育儿词汇的含义，70% 是含有某种误解的，比如很多准爸爸以为脐带是连接准妈妈肚脐和胎儿肚脐的带子，而事实上脐带是将胎儿肚脐与胎盘相连的血管束，而准妈妈的肚脐并没有与胎儿的任何内脏器官相连。

**Message**

准妈妈产后的一个月内需要安心休养，可能无法全力照顾新生儿，准爸爸一定要提前做好心理准备，并安排好月子里的诸多繁杂事项。

因此，在准妈妈们努力学习孕期知识的同时，准爸爸们最好也能同样努力地学习一下，这样才不至于在认识上出现误解，也有助于准爸爸合理地安排孕期时间和帮助准妈妈。

准爸爸可以并同准妈妈一起阅读一些孕产期保健及育婴方面的书籍，有条件的话还可以

参加准爸爸学习班，了解相关的孕期保健及育儿新知识，学习一些基本的保健及婴儿护理方法，比如为婴儿洗澡、学习做婴儿辅食等。

## 336 入院前，准备好分娩必需品

一般，准妈妈都需要事先住进医院等待分娩，从分娩、出生到产后的护理，大约需要1个星期左右的时间，很多医院会准备一些必要的物品，但是对于准妈妈来说这是不够的，还需要根据实际的情况准备一些住院用品和婴儿用品。

在分娩医院确定下来以后，准爸爸需要事先确认医院里有些什么必备用品，除此之外的东西准爸爸要悉心准备并整理好，放入旅行袋或者准妈妈的专用包中备用。称心的衣服和物品能够让准妈妈更舒心地度过分娩期，准爸爸入院前的准备是很有意义的。

因此在分娩前，准爸爸要做好经济上、物质上的充分准备，检查准妈妈用品和孩子出生后的用品是否齐全，不够的要主动补充上。

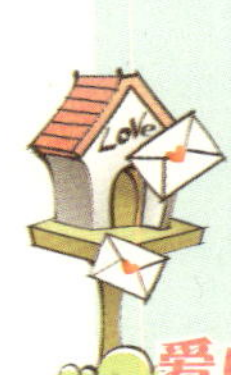


爱心提示

在选择住院用品和育儿用品时，准爸爸列一个购物清单是不错的方法。

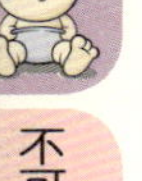



## 337 准妈妈入院待产前应准备的物品清单

**证件：** 准妈妈和准爸爸的身份证、户口本，准妈妈的保健手册、病历本等。

**现金：** 办住院手续时需要用的钱款。

**卫生巾：** 日用、夜用多准备几包，要勤更换。

**衣物：** 2～3套睡衣，方便更换；拖鞋1双；舒适的帽子1顶；防止乳汁渗漏乳垫2副；哺乳胸罩2个；一次性纸内裤1包。

**洗漱用品：** 牙刷、牙膏、毛巾、脸盆等。毛巾至少3条，洗脸、擦身、洗下身各1条；脸盆至少2个，洗脸、擦身各一个。

**日用品：** 饮水杯、饭盒等。

食物：待产有时是漫长的，要准备些食物补充能量，可准备巧克力、果汁（配上弯曲的吸管，可以方便喝水）。

宝宝用品：小毛巾、纸尿裤、湿纸巾。

哺乳用品：吸奶器、奶瓶、奶粉、奶嘴、奶瓶消毒锅、消毒钳、宝宝专用电暖水壶。

其他：准爸爸也要准备一些自己的必需物品。还可以准备好相机，拍摄宝宝出生后的珍贵照片。

**Message**

最晚在预产期一个月前就要把入院用品准备齐全，打包好行李，这样即使提前阵痛，也不会太过惊慌。

## 338 做好准备，随时待命

到了孕期的最后一个月，准爸爸应该随时处于待命状态，保证准妈妈随时可以找到准爸爸。如果准爸爸因为工作原因需要暂时离开本地，也可以委托一个亲友或亲自请假来陪伴妻子。

建议准爸爸把紧急时需要打的电话号码和住所等资料做成一览表贴在电话机旁，以便准妈妈在遇到紧急情况时不至于惊慌失措，内容如下：

| 联系人 | 电话号码 | 地址 | 备注 |
|---|---|---|---|
| 住院的医院 | | | （休假日、夜间就诊情况） |
| 丈夫公司 | | | （常去的地方、饭店等） |
| 娘家 | | | |
| 婆婆家 | | | |
| 兄妹 | | | |
| 好友 | | | |
| 出租汽车公司（不仅是 1 个，要有 2 ~ 3 个） | | | |

## 339 给准妈妈准备临产食物

临产期间，由于宫缩的干扰及睡眠的不足，准妈妈胃肠道分泌消化液的能力降低，蠕动功能也减弱，吃进的食物从胃排到肠里的时间（胃排空时间）也由平时的4小时增加至6小时左右，极易存食。因此，最好不吃不容易消化的油炸或肥肉类油性大的食物。

建议准爸爸给准妈妈准备一些富于糖分、蛋白质、维生素、易消化的食物。根据准妈妈自己的爱好，可选择蛋糕、面汤、稀饭、肉粥、藕粉、点心、牛奶、果汁、苹果、西瓜、橘子、香蕉、巧克力等多样饮食。每日进食4~5次，少吃多餐。

身体需要的水分可由果汁、水果、糖水及白开水补充。注意既不可过于饥渴，也不能暴饮暴食。

若准妈妈发生恶心、呕吐、进食过少时，应及时报告医生。

**爱心提示**

在宫缩间歇期间，准妈妈可以吃点巧克力，因为它营养丰富，含有大量的优质碳水化合物，而且能在很短时间内被人体消化吸收和利用，产生出大量的热能，供人体消耗。

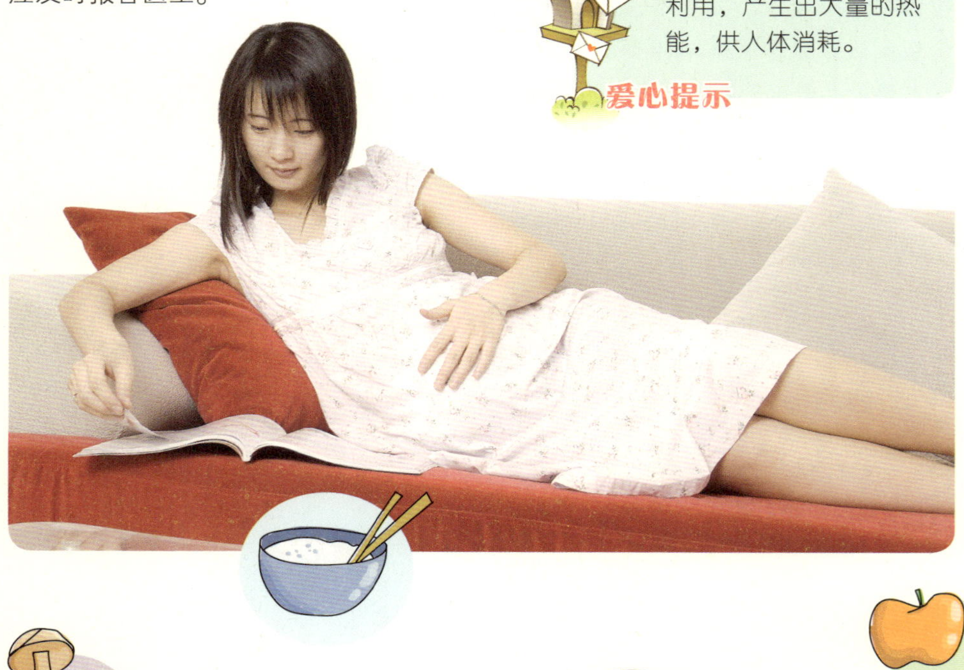

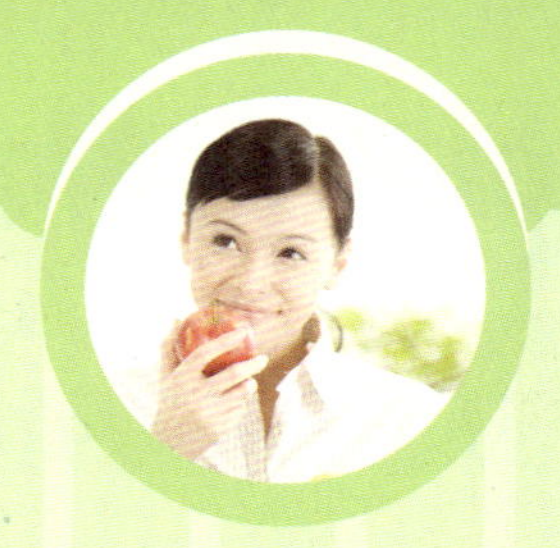

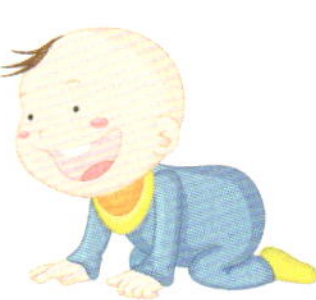

# Part 9

# 产后恢复，做超级妈妈

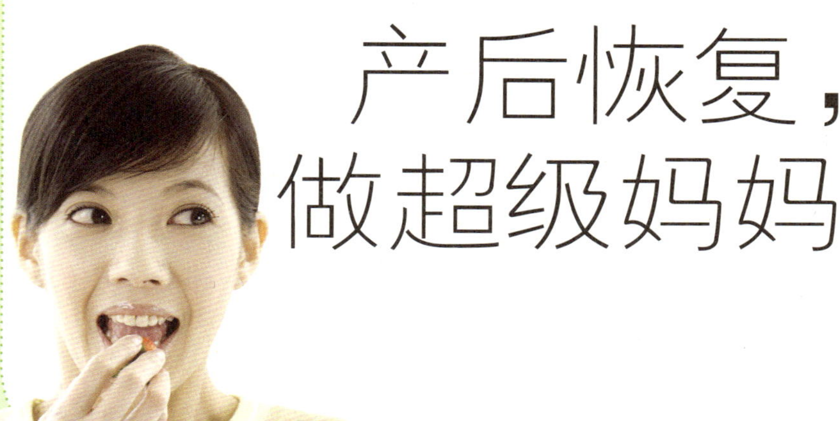

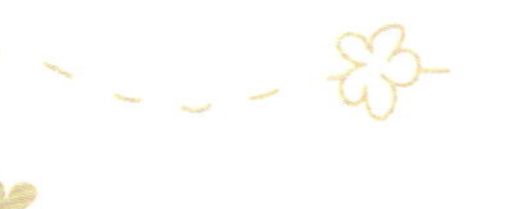

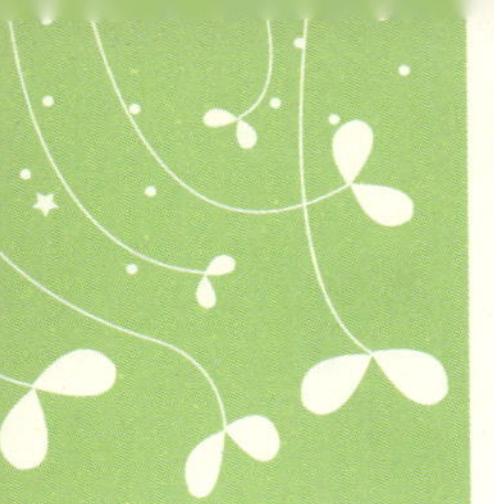

# 产后饮食，恢复体型的保障



## 340 蔬菜水果必不可少

产后，新妈妈仍然会被便秘所困扰。因为新妈妈在分娩过程中体力消耗大，腹部肌肉松弛，加上长时间卧床，运动量减少，致使排便肌无力，肠蠕动变慢，因而容易发生便秘。加之新妈妈分娩后代谢机能旺盛，出汗量和尿量增多，如果不吃蔬菜水果或吃得太少，则会由于得不到充足的膳食纤维，更会使大便干燥、秘结而不易排出。

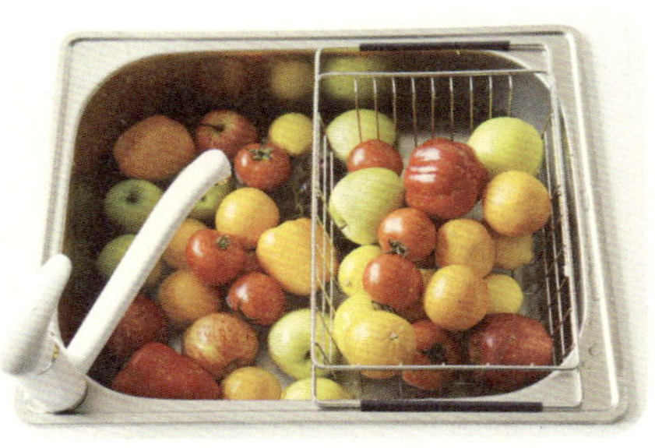

蔬菜和水果富含维生素、矿物元素和膳食纤维，可以促进新妈妈胃肠功能的恢复，增进食欲，促进糖分和蛋白质的吸收利用。同时，适当进食蔬菜水果还有助于改善乳汁质量，有利于宝宝的健康。

因此，新妈妈的每日饮食中，蔬菜水果一定不能缺席。但要注意不能太凉，不要吃从冰箱里拿出来的水果，还要注意清洗干净，以免引起腹泻。

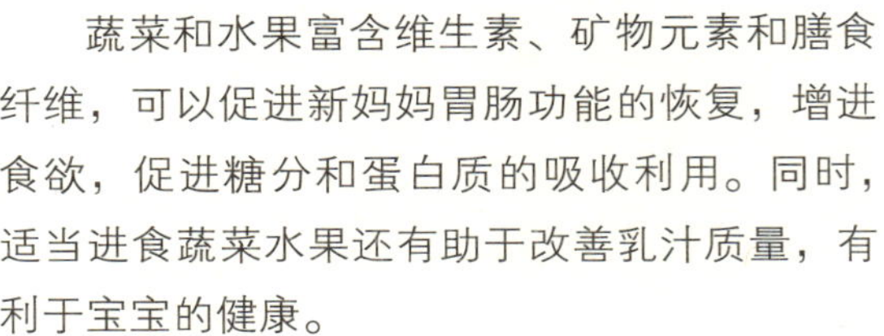

**Message**

新妈妈多吃油菜、白菜、卷心菜、白萝卜等蔬菜，有助于止血及促进伤口愈合；芹菜、红薯等富含膳食纤维，能够润肠通便。

## 341 产后滋补不宜过量

新妈妈在分娩后，为了补充营养及分泌充足的奶水，都会非常重视饮食滋补，几乎天天鸡鸭鱼肉，顿顿蛋奶肉汤。其实，这样过量的滋补不但没有必要，反而会为新妈妈及宝宝的身体健康埋下隐患。

首先，新妈妈滋补过量容易导致肥胖。肥胖会使体内糖和脂肪代谢失调，引发各种疾病，如糖尿病、高血压、冠心病等，且发病率是普通人的2~5倍。

其次，新妈妈营养太丰富就会使奶水中的脂肪含量增多，如果胎宝宝胃肠能够吸收，就会因为摄入过多脂肪而造成肥胖，若宝宝消化能力较差，不能充分吸收，就会出现脂肪泻、长期慢性腹泻等，从而造成营养不良。

新妈妈在产后前 3 天吃一些清淡且易消化的食物，3 天后恢复正常饮食即可，不必大补特补。

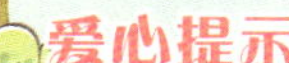


新妈妈产后容易患上腰酸背痛、腿脚抽筋、牙齿松动、骨质疏松等“月子病”，因此要多吃海米、芝麻、西兰花、牛奶等，以补足体内流失的钙质。

## 342 中药食疗要对症

某些中药虽然对新妈妈的身体恢复具有补益作用，但新妈妈也要根据自己的身体状况“对症下药”，切不可盲服乱补。

气虚畏寒等阳虚的新妈妈，可以选择一些温性的药物来服用，如红参，它具有益气养血、健脾暖胃、驱散风寒等作用。生化汤可以治疗产后小腹冷痛、加速恶露排出，但是新妈妈如果产后有血热且淤滞的现象，则不适合服用。用鲫鱼加当归、黄芪炖汤，可以补血活血、去淤生新、促进平滑肌收缩，使肠道蠕动正常，预防便秘的产生，还能够补气、抗菌、增强免疫力，并加速伤口愈合，最适合自然分娩的新妈妈食用。

另外，有些中药可以滋阴养血、活血化淤，但同时具有回奶的作用，如大黄、炒麦芽、逍遥散、薄荷等，新妈妈在哺乳期间要慎重食用。

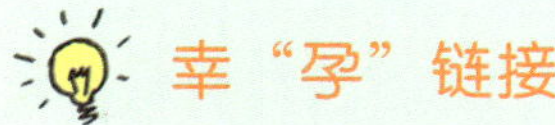


银耳红枣莲子汤可以败心火、养心气、解烦助眠，新妈妈在产后食用可以改善睡眠，尽快恢复元气。

## 343 寒凉辛辣仍是禁忌

新妈妈产后的饮食同孕期一样，仍然要避免食用生冷、辛辣的食物。

辛辣温燥的食物可助内热，容易使新妈妈上火，从而引起口舌生疮，大便秘结，或痔疮发作。同时，新妈妈内热，可通过乳汁让宝宝内热加重，从而引发宝宝厌食、轻度发热、大便干结，进而导致感冒的发生。因此，新妈妈在1个月内应禁食韭菜、大蒜、辣椒、胡椒、茴香、酒等。

生冷、坚硬的食物易损伤脾胃，引起消化不良，同时，生冷的食物还容易致使瘀血滞留，引起产后腹痛、恶露不尽等。进食坚硬的食物还容易使牙齿松动、疼痛。

因此，新妈妈的饮食宜清淡，尤其在产后5~7天之内，应以米粥、软饭、面条、蛋汤等为主，不要吃过于油腻的食物。

**Message**

新妈妈常吃卷心菜、萝卜、菠菜、青椒、番茄、草莓、柚子、豆制品、海产品及橄榄油等，可以预防乳腺癌。

## 344 饮食误区，适得其反

### 1 姜水红糖，多多益善

生姜性温热，可以促进恶露排出，但同时也有促进血液循环的作用，食用过多会增加血性恶露，使恶露排不尽，子宫内膜修复不好，造成贫血。新妈妈食用姜汤或姜醋，应等到恶露颜色转为淡黄或白色时。同样，红糖具有活血作用，食入过多易增加阴道出血。产后食用10天左右即可。

### 2 老母鸡汤可促进乳汁分泌

恰恰相反，新妈妈如果喝太多老母鸡汤，反而会缺奶。因为母鸡体内的大量雌激素会抑制催乳素的分泌，从而影响乳汁的分泌。准妈妈多食用大公鸡汤或肉，其雄性激素可对抗雌性激素，增加乳汁分泌。

**爱心提示**

新妈妈的饮食中不宜加入味精，因为味精中的谷氨酸钠会随乳汁进入宝宝体内，与宝宝血液中的锌结合成难以被身体吸收的锌化合物，导致宝宝缺锌。

## 345 产后前三天，适当补点盐

食盐中所含的钠离子是人体不可缺少的，钠可以维持体内水和电解质的平衡。如果体内缺钠，就会出现头晕眼花、恶心、呕吐、乏力、无食欲等表现。新妈妈由于在生产时和产后多会大量流汗，这样就会导致体内缺水、缺盐，如不及时充分地补充，就会影响体内钾、钠离子的平衡，出现低血压、四肢无力、食欲不振等状况，不但妨碍产后恢复状况，如是亲自哺乳，对宝宝的生长发育也不利。且新妈妈在产后恢复期，常有食欲不佳的现象，如果饮食平淡无味，新妈妈吃饭时将会很没胃口，从而影响营养物质的吸收。

因此，准妈妈在产后前三天要适当多地摄入盐分，每日6~7克为宜。之后就可恢复到低盐水平。

**幸“孕”链接**

孕期患有妊娠高血压综合征的新妈妈，产后还是要尽量控制盐分的摄入，以便尽快使血容量恢复正常，改善浮肿和蛋白尿现象。

## 346 鸡蛋吃太多增加肠胃负担

有些新妈妈为了补充营养，每天吃很多鸡蛋，有的甚至多达十几个，这种做法实在不可取。因为鸡蛋中含有大量的胆固醇，吃得过多，会增加新妈妈的胃、肠负担，不利于消化吸收，其蛋白质分解代谢产物还会增加肝脏的负担，在体内代谢后所产生的大量含氮废物，还都要通过肾脏排出体外，又会直接加重肾脏的负担。而且摄入的热量过多，还会导致肥胖。

同时，鸡蛋虽然营养丰富，但毕竟没有包括所有的营养素，不能满足孕妇在整个孕期对多种营养素的需求，吃得太多，其他食物的摄入量就会相应减少，容易造成体内营养素的不平衡。

新妈妈每天只需吃3~4个鸡蛋就足够了。

**Message**

生鸡蛋中含有的沙门氏菌等致病菌会影响人体健康，因此，新妈妈要吃充分熟透的鸡蛋。打蛋时也要注意不要让蛋液沾染到蛋壳上的污物。

## 347 产后饮食新观点：来点葡萄酒

葡萄酒含有人体所需的 8 种氨基酸及原花青素和白黎芦醇等。原花青素有保卫心血管的作用，而白黎芦醇则可以杀死癌细胞，有效地预防乳腺癌、胃癌等疾病，对人体有很好的保健作用。

新妈妈由于产后大量失血，身体会很虚弱，而优质的红葡萄酒中含有丰富的铁，可以起到补血的效果。且适量的红葡萄酒还可以健脾暖胃、活血化淤，有利于促进新妈妈子宫的收缩及恶露的排出。同时，其中的抗氧化剂还可以防止体内脂肪的氧化堆积，对新妈妈恢复身材很有帮助。

葡萄酒虽然对准妈妈有很多益处，但毕竟还是含有一定量的酒精，过量饮用会造成准妈妈身体不适，不利于哺乳。因此，准妈妈喝葡萄酒一定要适量，每天喝大约 50 毫升即可。

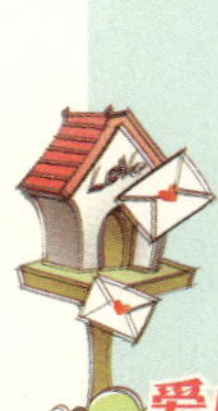

**爱心提示**

好的葡萄酒完全由葡萄发酵而成，味道甘酸、微甜，不含任何添加剂。那种喝起来比较甜的葡萄酒一般都加入了很多糖，不要选购。

# 塑身复型，风姿依旧

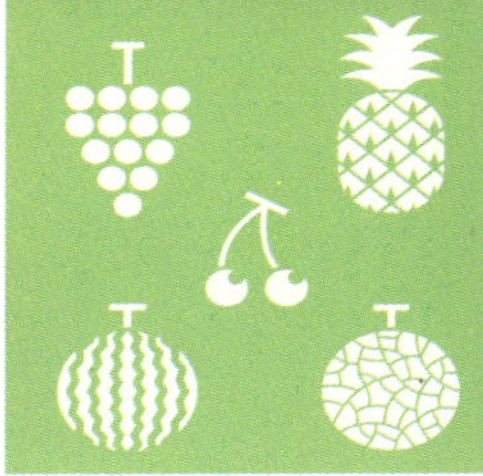

## 348 产后恢复黄金期

产后的两三个月至半年内，新妈妈的体内脂肪还处于游离状态，尚未形成包裹状态的难减脂肪，是新妈妈修复身材的最好时机。这段时间减肥，皮肤弹性的修复难度会比较小。而且，产后两三个月，新妈妈的月经一般就会恢复正常，内分泌及新陈代谢逐渐趋于平衡，这个时候选择正确的减肥方法，不但不会影响哺乳，还会让奶水更通畅。

但新妈妈一定要注意，减肥塑身的时间不可过早，在产后的两三个月开始就可以，如果在月子里就减肥，对新妈妈和宝宝的身体健康都会有影响。

**Message**

新妈妈减肥不能只关注体重是否下降，还要关注脂肪量，只有脂肪下降才表示减肥成功。新妈妈最好准备一台专业测脂仪来检测脂肪率的变化，以了解减肥方式是否有效。

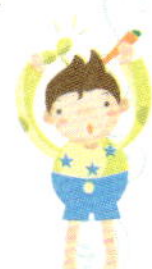



## 349 母乳喂养有助新妈妈身体恢复

母乳喂养不仅能给宝宝带来好处，对新妈妈的身体恢复也是益处多多。

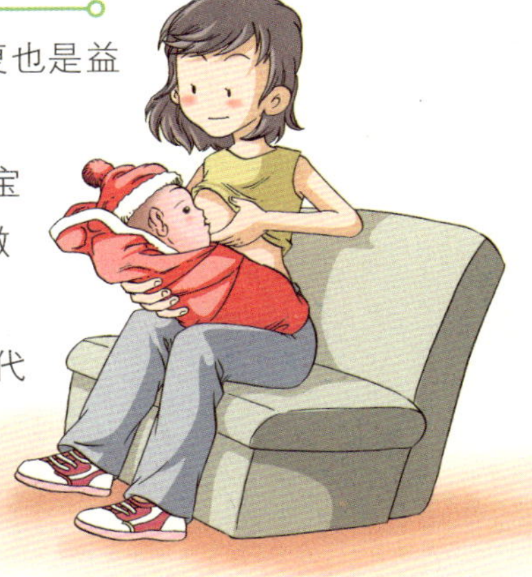

❶有助于新妈妈子宫恢复。分娩后 30 分钟之内让宝宝吸吮乳头会引起子宫收缩，减少出血。宝宝的吸吮动作刺激催产素的分泌，可促进子宫恢复到孕前的大小。

❷帮助新妈妈恢复体型。哺乳可以改变新妈妈的新陈代谢，消耗体内额外储存的脂肪，有助于新妈妈恢复正常的体型。

❸保护新妈妈不受一些疾病的侵扰。哺乳可以帮助新妈妈疏通乳腺，减少患乳腺癌的几率。同时还可预防卵

巢癌、尿路感染。

④令新妈妈身体放松、心情愉快。母乳中含有一种天然促进睡眠的蛋白质，能让宝宝安然入睡；而宝宝的吸吮动作也会使妈妈体内分泌有助于放松的激素，赶走劳累疲乏的感觉。

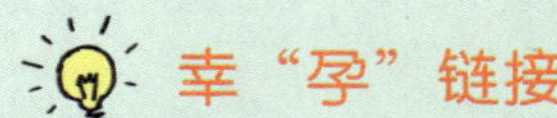


乳房形状的改变不是由哺乳造成的，而是由怀孕造成的。即使新妈妈不为宝宝哺乳，到了一定年龄，乳房依然会下垂。

## 350 新妈妈何时可以开始做运动

一般说来，产后运动分为2个阶段。

**第一阶段：** 从产后3天到3个月，主要做一些轻松简单的动作。

**运动项目：** 骨盆腔底部肌肉训练、腹部肌肉运动、腿部肌肉运动、胸部运动等。我们建议你最好在床上做，从最简单的运动做起，根据自己的身体状况决定运动量的大小，以不累不痛为原则。如果你是剖宫产，则需要推迟运动的时间，一般根据医生的指示，在伤口愈合良好之后再进行适量的运动。

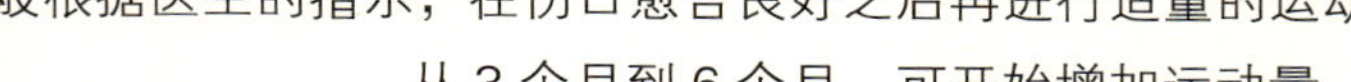

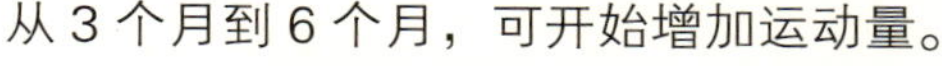

从3个月到6个月，可开始增加运动量。

**运动项目：** 最好进行全身肌肉力量的恢复训练，并加强腹部和骨盆腔底部肌肉锻炼，运动量还是根据个人体能而定。

## 351 产后运动的三大原则

①避免剧烈运动。激烈的运动很容易造成疲劳，还可能影响子宫的康复并引起出血，严重时还会使生产时的手术创面或外阴切口再次遭受损伤。

②选择轻、中等强度的有氧运动，并做到持之以恒。这样有利于减重，并能有效防止减重后体重出现反弹。有氧运动包括慢跑、快走、游泳、登山、骑脚踏车、有氧舞蹈等，且进行的时间至少要持续

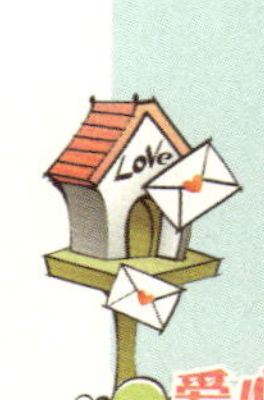


爱心提示

新妈妈每日最好做到少食多餐，这样不会给胃肠增加负担，食物中的能量也能很快地被身体利用。

12~15 分钟以上，若要有效燃烧脂肪，应持续进行 30 分钟以上，或是一天之内累积到 30 分钟以上才有效果。

3 切忌急功近利心态和懒惰好逸心态的交替。产后运动需持之以恒，不能半途而废；同时不要急于成功，要注意循序渐进。

## 352 睡前运动减掉小肚腩

抽出睡前的一点时间来做做减掉小肚腩的运动吧，长期坚持，就会收到意想不到的效果。

步骤一：身体放松，面朝上平躺在地板上或床上，膝盖微微弯曲抬起。这时，大腰筋处于松弛状态，脊椎骨则处于垂直拉伸的状态。

步骤二：大腿和膝盖用力，收拢两腿。一边慢慢吐气，一边将膝盖接近胸部。这时大腰筋收缩的重点是要运动骨盆、拉伸后背。

步骤三：脚尖与腿部呈 90 度弯曲，向腹部、臀部、大腿和膝盖内侧用力，保持这个姿势约 5 秒钟。

步骤四：一边吸气一边慢慢让腿回到步骤二的状态，最后再回复到最初的位置。

**Message**

腹部按摩也可减小肚腩。双手叠加置于腹部，顺时针和逆时针划圈按摩各 100 下，不但可以加速脂肪燃烧，而且还能促进肠胃蠕动，缓解便秘哦。

## 353 长期用腹带收腹不可取

有的新妈妈产后为了快速恢复体形，在月子里就带上束腹带，认为这样就可以把腰腹部的赘肉和撑开的胯骨收回去。其实，过早使用腹带对新妈妈的健康是不利的。

腹部是人体大血管密集的地方，把腹部束紧后，静脉就会受到压力而引发下肢静脉曲张或痔疮，还会使肠道受到较大的压力，饭后肠蠕动缓慢，出现食欲下降或便秘等。同时，紧束腹部会

**幸“孕”链接**

购买腹带时，要注意挑选材质柔软、透气性强的产品。尤其是在夏天，一定要经常松开腹带，让皮肤自然透气。

造成腹压增高，生殖器官受到的盆底支持组织和韧带的支撑力下降，从而引起子宫脱垂、子宫后倾后屈、阴道前壁或后壁膨出等症状。并且容易诱发盆腔静脉淤血症、盆腔炎、附件炎等妇科病。

因此，使用腹带要适时适度，使用一两个小时后就应解开，让腰腹放松一会儿。剖宫产的新妈妈可以在术后 7 天使用腹带以促进伤口愈合，但是拆线后就不要再长期使用。

## 354 阴道及盆底组织如何恢复

产后阴道及盆底组织的恢复状况，影响着将来夫妻生活的质量。以下 3 种锻炼方法可以使阴道及盆底组织尽快地恢复。

**卧式锻炼**

臀部放在床沿后仰卧，双腿挺直伸出悬空，不要着地，双手把住床沿，以防下滑，双腿合拢，慢慢向上举起，双膝伸直向上身靠拢，当双腿举至身躯的上方时，双手扶住双腿，使之靠向腹部。双膝保持伸直，然后慢慢放下，双腿恢复原来姿势。如此反复 6 次，时间在 10 ~ 15 分钟，每天 1 次。

**立式锻炼**

站立，双腿微分开，收缩两半侧臀部肌肉，使之相夹，向大腿部靠拢，膝部外转，然后收缩肛门括约肌，使阴道向上提。

**骨盆练习操**

半蹲，两膝微屈，两足分开 60 厘米左右，两手叉腰。吸气，将骨盆前推；呼气，将骨盆拉回，同时臀部尽量向后撅起。反复做 10 次。

## 355 小方法轻松应对皮肤松弛

生产后，新妈妈往往会出现皮肤松弛的现象，尤其是腹部，松弛现象更加严重。这是因为怀孕期间日益膨大的子宫迫使皮肤组织被长时间拉大，从而失去弹性，产后无法立刻回弹而形成的。那么，想要击退皮肤松弛，新妈妈可以按照以下方法来做：

1 不要长期卧床，多下来走动走动，无论是在室内还是室外。

2 早晨起来后先喝一杯温水，刺激肠胃蠕动，使内脏尽快进入工作状态。同时，水分充盈细胞可加速皮肤恢复弹性。

3 从产后第二或第三周开始，新妈妈可以用一些温和的按摩油，如杏仁油、霍霍巴油等对腹部、大腿及手臂等处的皮肤进行按摩，以打圈形式由下至上轻轻按摩约 15 分钟，有微热感最好。注意按摩腹部时一定要轻柔。

4 新妈妈可在平时有意识地深呼吸收紧腹部，以锻炼腹部肌肉。

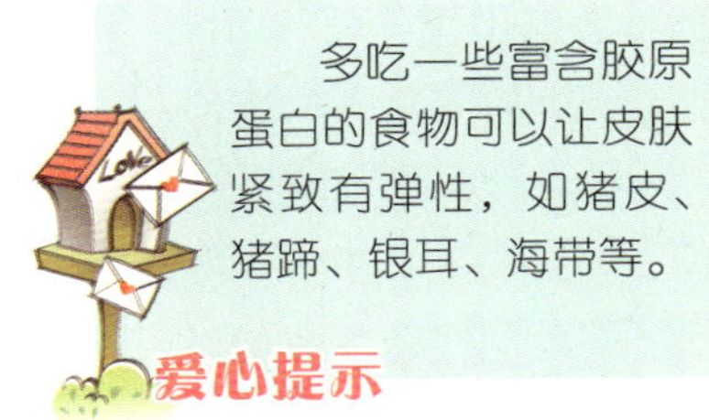

**爱心提示**

多吃一些富含胶原蛋白的食物可以让皮肤紧致有弹性，如猪皮、猪蹄、银耳、海带等。

## 356 鸡蛋清巧除妊娠纹

鸡蛋清具有促进组织生长、伤口愈合、美白紧致肌肤等作用，同时对于消除或者减轻产后妊娠纹，也具有良好的功效。具体做法如下：

方法一：洗净腹部后按摩 10 分钟，把鸡蛋清敷在肚子上，过 10 分钟左右擦掉，再做一下腹部按摩，这样可以让皮肤吸收更好一些。同时还可以加入一些橄榄油，其中的维生素 E 对促进皮肤胶原纤维的再生很有好处，维生素 A、维生素 C 对防皱也有一定的作用。

方法二：晚上睡觉前在腹部妊娠纹处敷好鸡蛋清后，用纯棉的白条布裹好，第二天放开再进行更换。

**Message**

取鸡蛋清时，可用针在蛋壳两端各扎 1 个孔，蛋清会从孔流出来，而蛋黄仍留在蛋壳里；也可用纸卷成漏斗状，把鸡蛋倒进漏斗里，蛋白会从漏斗口流出。

## 357 乳房恢复、哺乳两不误

新妈妈在哺乳期体力消耗大，体内储备的脂肪会逐渐减少，如果产后卵巢功能恢复得较慢，新妈妈的激素分泌就会减少，再加上不注意哺乳后的乳房保护，乳房就容易出现萎缩的情况。用以下 3 种方法来护理乳房，不但不影响哺乳，还可让新妈妈拥有完美的胸部。

**临睡前或起床前按摩乳房：**将一只手的食指、中指及无名指并拢，放在对侧乳房上，以乳头为中心，顺时针由乳房外缘向内侧划圈，两侧乳房各做 10 次。

**哑铃恢复操：**手拿哑铃，弯腰双手垂直往下，膝盖微弯作半蹲状，同时将双手打开与肩同宽。如此反复做 10 次，休息 1 分钟后再做 10 次。

**食用可以丰乳的食物：**B 族维生素和维生素 E 是促进和调节雌激素分泌的重要物质，因此要多吃富含这类营养的食物，如蛋、奶、豆类、瘦肉、葡萄、莲藕、芝麻等。

新妈妈生产后 2~3 天所分泌的乳汁叫初乳。初乳含多种抗体，有助于胎便的排出，防止宝宝发生严重的下痢，并可增强宝宝对疾病的抵抗力。

爱心提示

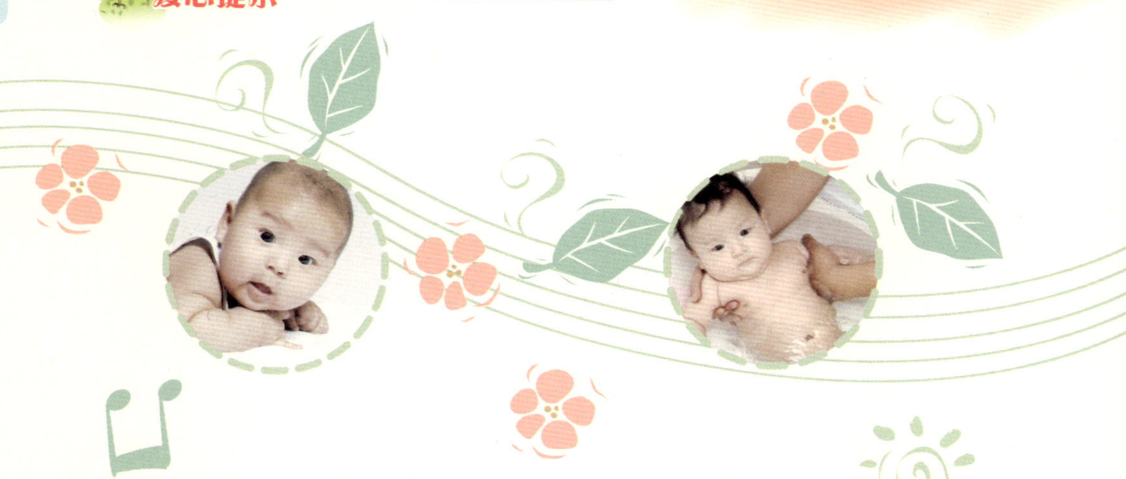

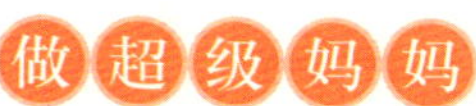


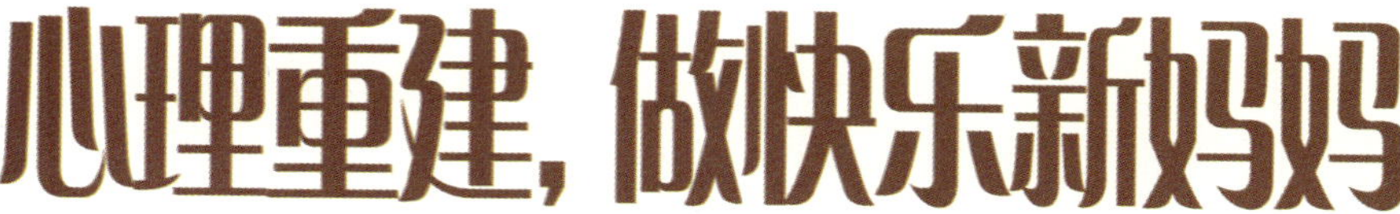

# 心理重建，做快乐新妈妈

## 358 情绪自测

很多新妈妈都会经历产后情绪上的波动，只是程度各不相同。新妈妈可以根据以下题目进行情绪自测，如果其中 5 项都符合自己的状况且这种状态持续了 2 周的时间，则要怀疑自己是产后抑郁了。

- 白天情绪低落、昏昏欲睡；夜晚情绪高涨，睡眠质量不佳或严重失眠。
- 时常感到疲惫不堪，对任何事情都提不起兴趣，感到生活索然无味。
- 心烦气躁，坐立不安；容易伤感落泪或无端地放声大哭。
- 精神焦虑不安或呆滞，常为一点小事而恼怒，或者几天不言不语、不吃不喝。
- 思想不能集中，语言表达紊乱，缺乏逻辑性和综合判断能力。
- 有明显的自卑感，常常不由自主地过度自责，对任何事都缺乏自信。
- 对未来不抱任何希望，常因绝望而感到痛不欲生。
- 食欲大增或大减，体重变化较大。
- 时常有自杀的意念或企图。

**幸“孕”链接**

产后抑郁多在产后 3 天内出现，持续 7 天左右，以后这种症状可逐渐减轻或消失，但也有的持续较长时间，并可诱发精神疾病。

## 359 全职太太更易患抑郁

当个全职太太，安安心心相夫教子，不再在压力巨大的职场中“摸爬滚打”，这是不少职场新妈妈的梦想。但是研究发现，全职太太应对逆境的能力远不如职业女性，更容易患上抑郁症、焦虑症。

全职太太脱离社会的时间比较长，人际交往圈往往比较狭窄，难以得到多支点的社会评价，更无法从中感知自己的变化和成长，变得敏感和缺乏自信。此外，由于缺少竞争对手、上下级等“外力”刺激，尽管她们拥有大把时间和精力，却难以积极发展兴趣爱好和一技之长，只能被永远做不完的家务所淹没，从而陷入心理困境。

全职太太应该努力经营自己的一技之长，不要埋没才华，同时稳固朋友圈，为自己提供各种信息和心理支持，并通过运动、旅游等丰富多彩的文体活动改变生活节奏。

**Message**

全职太太要通过多种方式培养或增加自己的兴趣爱好，如看书、画画、交朋友等，避免因孤独产生抑郁情绪。

## 360 新爸爸要做好新妈妈的“心理咨询师”

对新妈妈来说，新爸爸是她最亲密、最值得信赖的人，是她生活及精神上的支柱及坚强后盾。因此，新爸爸在情绪上为新妈妈进行及时疏导，对防治新妈妈产后抑郁具有非常积极的作用。

新爸爸要经常注意新妈妈的情绪变化，及时帮助她找到宣泄口，解除思想上的负担。当新妈妈情绪不好时，新爸爸要引导她说出心中的不快或担忧，并认真地聆听，认同她的感受，避免指责教育。新爸爸还要清楚新妈妈的特殊心理，用宽广的胸怀包容新妈妈的任性、不讲理、坏脾气，用自己的温柔体贴帮新妈妈重建生活的信心。

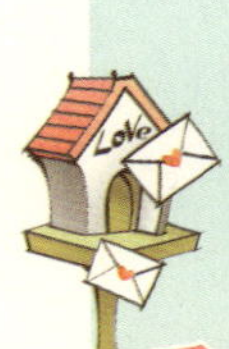


**爱心提示**

焦虑、抑郁等情绪会传染，如果新妈妈长期情绪低落，新爸爸也会受到影响，产生焦虑、失眠、自责等症状，患上产后抑郁。

## 361 疲倦，产后抑郁的主要因素

因为要照顾刚出生的宝宝，新妈妈在月子期间往往睡不好觉，身心俱疲。而疲倦，正是造成产后情绪低落与忧郁的主要原因。

新妈妈在分娩时，体力耗费相当大，加之出血，身体就会很虚弱。这时候，

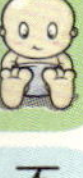

充足的休息是十分必要的。原则上，新妈妈每天应安静地睡 8 ～ 10 个小时，但是每天需要不定时地给宝宝喂奶、换尿布、哄他睡觉，这些事情在最初的几周往往让新妈妈手忙脚乱、疲惫不堪。因为休息不好，极度的疲乏就会使新妈妈感到生活没有乐趣，前途迷茫。长此以往必将导致新妈妈产生抑郁情绪。

因此，新妈妈要千方百计地寻找空闲时间来休息，可以配合宝宝的作息时间，宝宝睡觉的时候，新妈妈也可以睡一会儿或听听音乐，让自己放松下来。

**幸"孕"链接**

新妈妈临睡前可以在床头放一个剥开皮或切开的柑橘，其芳香的气味可以镇静中枢神经，帮助新妈妈入眠。

## 362 找个好帮手，让自己不再手忙脚乱

新妈妈可以请自家的长辈来帮忙，如自己的妈妈或婆婆，毕竟她们都是过来人，育儿的经验比新妈妈要丰富得多，而且，作为亲人，她们对新妈妈和宝宝的关心肯定是发自内心的，一定会照顾得细致周到。

如果让自己的亲人来帮忙有一定的不便，新妈妈还可以选择月嫂。月嫂经过专门的训练，掌握的知识往往更专业，同时也有较为丰富的"实战"经验，可以让新妈妈的月子期过得更轻松省心。需要注意的是，选月嫂除了要看重技术外，还要人品好、有爱心。

## 363 多吃鱼预防产后抑郁

新妈妈在分娩后，体内的激素迅速下降，这种突然的失衡会造成体内内分泌发生急剧变化从而诱发产后抑郁症状。而鱼类中富含一种叫做"Ω－3 脂肪酸"的物质，它是大脑构建的关键材料，食物中缺乏 Ω－3 脂肪酸，大脑中一种叫血清素的化学物质也会相应减少，血清素含量少会引起或加重抑郁症。因此，日常饮食中适量地摄取鱼类，可以很好地平衡新妈妈体内的激素分泌，抑制抑郁症状的发生。

一些海鱼中含有丰富的 Ω-3 脂肪酸，新妈妈可以将它们列入自己的食谱中，如秋刀鱼、鲭鱼、鲑鱼、石斑鱼等。

## 364 增加户外活动

新妈妈由于长时间不活动，血流速度缓慢，肌肉容易感到疲劳，情绪也会随之低落。而运动，可以驱散抑郁状态下释放的激素、葡萄糖和油脂，提高肾上腺髓质分泌儿茶酚胺的能力，而儿茶酚胺的增多能缓解抑郁症状，而且可通过释放一种叫做 β-内啡肽的脑化学物质，改善人体中枢神经的调节能力，并提高机体对有害刺激的耐受力，从而令人感到镇静和快乐。

同时，运动可以转移注意力，让新妈妈不再专注于自身的不良感觉，从而能够减轻原来的精神压力和消极情绪。

**Message**

新妈妈可以经常到室外走走或借助体育器材做一些简单的肢体活动，旁边一定要有人陪伴，以免发生意外。

## 365 有意给自己留点时间

宝宝的降生使新妈妈多了一份责任，突然增加的这名小家庭成员有时会让新妈妈一时无法适应角色上的转变，再加上每日需要照顾宝宝的吃、喝、拉、撒、睡，新妈妈常常会忙得不可开交、无所适从，精神压力大到濒临崩溃的边缘。这时，新妈妈就需要找到一种方法来适时地排遣不良的情绪，否则，长此以往，不可避免地会患上产后抑郁症。

从宝宝的啼哭声中脱离出来，回到自己的世界，是新妈妈暂时摆脱烦恼的有效途径，这和瑜伽中的“冥想”有异曲同工之效。也就是说，新妈妈可以在适当的情况下给自己找个独处的时间。可以选择天气好的一天，将宝宝交给新爸爸照顾，穿上自己喜欢的衣服，化个淡淡的妆，自己一个人逛逛商场，或者去书店、咖啡店坐坐，不去考虑宝宝或其他让自己烦恼的事情，这或许让新妈妈的心情轻松平静起来。

## 附录

# 孕十月母体与胎儿变化一览表

### 孕早期

**1**

| 胎儿的情形 | ● 胎芽 ● 身长＝约 0.2 厘米 |
|---|---|
| 胎儿的发育 | 受精卵呈桑果形状——胎芽 |
| 母体的变化 | ● 没有自觉症状。● 基础体温持续保持高温。● 黄体荷尔蒙的分泌增加。<br>● 受精卵立刻开始细胞分裂以增殖。 |
| 医生的劝告 | 月经迟来 2 周以上，就立刻去医院检查。 |

**2**

| 胎儿的情形 | ● 身长＝约 3 厘米 ● 体重＝约 4 克 |
|---|---|
| 胎儿的发育 | 开始形成头部、身体、手、脚、眼、耳、口 |
| 母体的变化 | ● 月经停止。● 开始害喜。● 下腹部与腰部发胀。● 乳房胀大，乳晕变化。<br>● 阴道分泌物增加。● 频尿。 |
| 医生的劝告 | ● 产前检查的期间是 4 周 1 次。● 注意身体的变化情形。<br>● 避免服用未经医生指定的药剂。● 避免剧烈的动作，必须充分休息。 |

**3**

| 胎儿的情形 | ● 身长＝约 9 厘米 ● 体重＝约 20 克 |
|---|---|
| 胎儿的发育 | 可以分辨男女性别。 |
| 母体的变化 | ● 害喜程度更严重。● 膀胱受压迫，频尿。● 带下增加。<br>● 乳腹部感到紧绷。● 没有食欲。 |
| 医生的劝告 | ● 注意 X 光与服用药剂。● 注意避免流产。<br>● 这时期的超声波检查十分重要，而且几乎都可听到心跳。 |

# 孕中期

| 4 | 胎儿的情形 | ● 身长 = 约 18 厘米 ● 体重 = 约 120 克 |
|---|---|---|
| | 胎儿的发育 | 形成胎盘。 |
| | 母体的变化 | ● 害喜程度减低。● 基础体温降低。● 可以看出下腹部膨胀。<br>● 子宫如婴儿头部大小，位于上方，所以可减少对膀胱的压迫。 |
| | 医生的劝告 | ● 注意胎教。● 摄取营养均衡的食物。● 充分休息。<br>● 害喜程度减轻，进入安定期。 |

| 5 | 胎儿的情形 | ● 身长 = 约 25 厘米 ● 体重 = 约 250 克 |
|---|---|---|
| | 胎儿的发育 | 全身长满胎毛，也开始长头发。 |
| | 母体的变化 | ● 分泌乳汁。● 出现皮下脂肪，体重增加。● 可以看出下腹部膨胀。<br>● 胎儿的活动渐趋频繁，可以感觉到胎动。 |
| | 医生的劝告 | ● 开始保护乳房。● 准备孕妇装。● 用超声波确认胎儿的心音。 |

| 6 | 胎儿的情形 | ● 身长 = 约 30 厘米 ● 体重 = 约 600 ～ 700 克 |
|---|---|---|
| | 胎儿的发育 | 胎毛增多，初长出头发、眉毛、睫毛。 |
| | 母体的变化 | ● 仍然持续安定期。● 可以感觉到胎动。● 出现食欲，体重逐渐增加。<br>● 乳房变大且膨胀，开始分泌淡淡的乳汁。 |
| | 医生的劝告 | ● 开 4 周接受 1 次产前检查。● 准备分娩用品与婴儿用品。<br>● 注意体重增加的情形与贫血。● 避免便秘。注意适度的运动与营养均衡。 |

| 7 | 胎儿的情形 | ● 身长 = 约 35 厘米 ● 体重 = 约 1000 ～ 1200 克 |
|---|---|---|
| | 胎儿的发育 | 大脑皮质发达，可以控制身体机能。 |
| | 母体的变化 | ● 腹部变大。● 出现腰痛、背痛。● 出现开始出现妊娠线。<br>● 足部浮肿、抽筋等症状。● 子宫底增高，心脏与呼吸器官受到压迫，会出现心悸、呼吸急促。 |
| | 医生的劝告 | ● 避免发生贫血。● 下半身的血液循环欠佳，容易发生起立性晕眩。<br>● 开始练习拉梅兹分娩法。● 腹部渐大，一不小心就容易跌倒，所以平常务必保持正确的姿势。 |

8

| 胎儿的情形 | ● 身长 = 约 40 厘米 ● 体重 = 约 1500 ～ 1800 克 |
|---|---|
| 胎儿的发育 | 全身显得越来越红，全身的胎毛减少。 |
| 母体的变化 | ● 胃、心脏受到压迫，而且会感到痛苦。● 母体开始准备分娩。● 乳晕、外阴的色素会变深。● 足部会出现静脉瘤、浮肿。● 会出现剧烈的腰痛。 |
| 医生的劝告 | ● 2 周接受 1 次产前检查 ● 容易出现妊娠中毒症，必须特别注意。● 注意早产的迹象。● 特别注意体重的异常增加。● 胎位容易变动，必须注意动作。 |

9

| 胎儿的情形 | ● 身长 = 约 45 厘米 ● 体重 = 约 2000 ～ 2500 克 |
|---|---|
| 胎儿的发育 | 性器官都完成了。 |
| 母体的变化 | ● 胃部受到压迫，一次不能吃太多。● 排尿的次数增加。● 全身无力，腰痛加剧。● 腹部会不规则发胀。● 阴道分泌物增加。● 偶尔分泌初乳。 |
| 医生的劝告 | ● 注意避免跌倒。● 再度检查一切分娩用品。● 充分睡眠与休息。● 偶尔会出现前驱阵痛，表示已接近分娩阶段。● 分泌物增加，所以应每天沐浴，保持干净。 |

10

| 胎儿的情形 | ● 身长 = 约 50 厘米 ● 体重 = 约 3000 克 |
|---|---|
| 胎儿的发育 | 长出头发与指甲。 |
| 母体的变化 | ● 经子宫整体位置下将，胃、胸部的憋闷感减轻。● 排尿的次数越来越多。● 阴道分泌物增加。● 腹部胀满、发硬。● 经常会脚抽筋。● 一日发生数次不规则的子宫收缩。 |
| 医生的劝告 | ● 时刻做好待产准备，避免单独外出。● 分泌物不断增多，坚持每日洗浴，保持身体清洁卫生。● 如间隔 15 分钟左右子宫有规律地收缩 1 次等分娩迹象时，立即去医院。 |

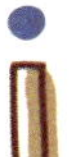
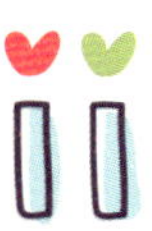
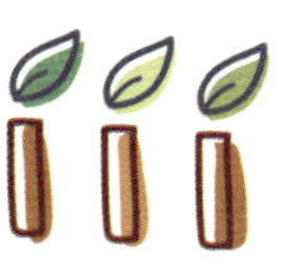
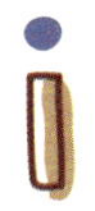
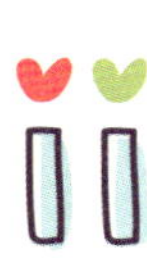
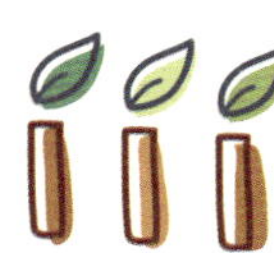

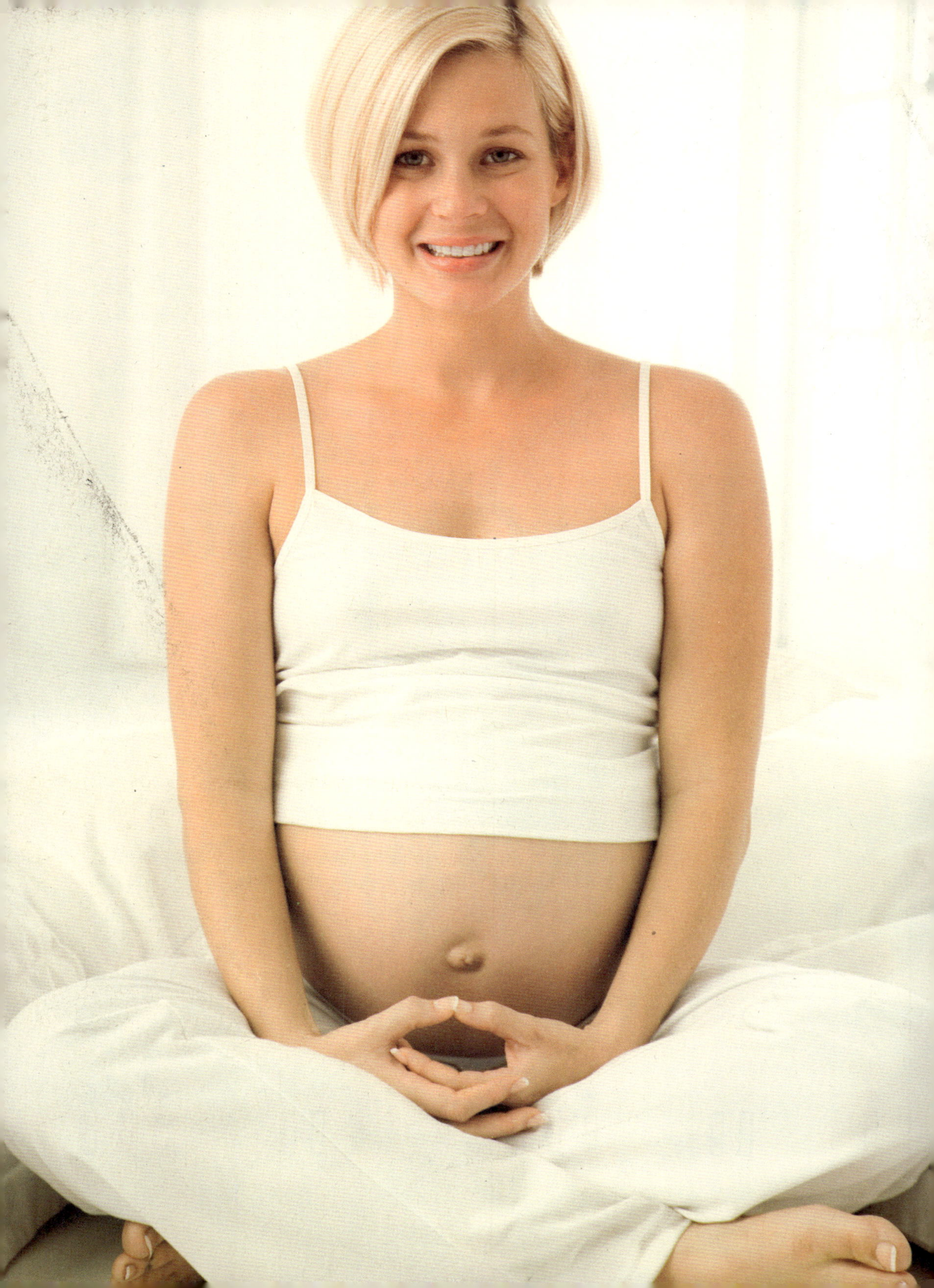